Guía Completa para Pacientes sobre la Cirugía para el Tratamiento de la Escoliosis

Un Análisis Detenido y Objetivo Acerca de Qué se Puede Esperar Antes y Durante la Cirugía de Escoliosis

Escrito por Dr. Kevin Lau D.C.
Prólogo escrito por el Dr. Siddhant Kapoor M.D.

LA SALUD EN SUS MANOS

/\C/\ Asociación Americana de Quiropráctica

Kevin Lau, D.C.

CERTIFICANDO, POR LA PRESENTE, QUE ESTE MÉDICO QUIROPRÁCTICO ES MIEMBRO DE LA ASOCIACIÓN AMERICANA DE QUIROPRÁCTICA, QUE APOYA LOS DERECHOS Y LA FINANCIACIÓN DEL TRATAMIENTO DE PACIENTES, Y QUE SE HA COPROMETIDO A ACATAR LOS PRINCIPIOS DEL CÓDIGO ÉTICO DE LA ACA, BASADO EN EL PRINCIPIO FUNDAMENTAL DE QUE EL OBJETIVO PRIMORDIAL DE LOS SERVICIOS PROFESIONALES DE UN QUIROPRÁCTICO DEBERÁ SER BENEFICIAR AL PACIENTE.

Keith S. Overland, DC
President

April 17, 2012
Date

EL PROPÓSITO DE LA ACA
Proporcionar liderazgo en la atención médica así como una visión positiva de la profesión quiropráctica y su enfoque natural respecto a la salud y el bienestar

LA MISIÓN DE LA ACA
Preservar, proteger, mejorar y promover la profesión quiropráctica y los servicios de los Médicos Quiroprácticos para el beneficio de los pacientes a los que atienden

LA VISIÓN DE LA ACA
Transformar la asistencia sanitaria desde un enfoque centrado en la enfermedad a un enfoque centrado en el bienestar

---

◢ SOSORT

SOCIEDAD INTERNACIONAL DE ORTOPEDIA Y TRATAMIENTO DE REHABILITACIÓN DE LA ESCOLIOSIS

En reconocimiento a su contribución al cuidado
y al tratamiento conservador de la escoliosis.

Kevin LAU, DC,
Singapur

Se declara por la presente
Miembro Asociado de SOSORT en 2012

Stefano Negrini, MD,
Italia, Presidente

Patrick Knott, PhD, PA-C,
Secretario General

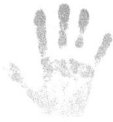

LA SALUD EN SUS MANOS

Guía Completa para Pacientes sobre la Cirugía para el Tratamiento de la Escoliosis

Acerca del Autor

El Dr. Kevin Lau D.C., graduado de la Universidad RMIT de Melbourne, Australia y del Clayton College de Alabama, Estados Unidos, combina su educación universitaria con una vida dedicada a la práctica de medicina preventiva y natural. Su increíblemente exitoso enfoque holístico para el tratamiento de la escoliosis tiene el propósito de librar su mente, su cuerpo e incluso su espíritu de todos los resquicios de la enfermedad.

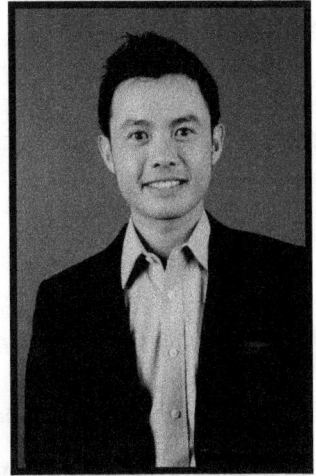

Esté atento a su serie más asombrosa compuesta por libros, diarios, herramientas y dispositivos para guiarle en su camino hacia la recuperación de la escoliosis. El Dr. Kevin Lau le ofrece volúmenes y libros nunca vistos y repletos de información sobre la escoliosis y presentadas de una manera muy adaptada al lector. Busque algunos de los tipos de tratamiento más naturales en su superventas de Amazon "Su Plan para la Prevención y Tratamiento Natural de la Escoliosis". Un acompañante perfecto de éste es el libro "Su Diario para el Tratamiento Natural de la Escoliosis", el compañero que necesita a lo largo del proceso de tratamiento. Para guiarle a través del mundo de la maternidad, el Dr. Lau le ofrece "Una Guía Esencial para la Escoliosis y un Embarazo Saludable", una compilación pionera e innovadora de práctica información sobre cómo manejar la concepción y el embarazo con escoliosis.

Siendo un hombre contemporáneo, el Dr. Kevin Lau también combina perfectamente la tecnología con sus prácticas sanitarias. El DVD de

Ejercicios para la Escoliosis es la compilación más completa de ejercicios de corrección que podrá encontrar. Pruebe también la innovadora aplicación ScolioTrack, el top de la lista de Apps Médicos de iTunes y el Escoliómetero, una vanguardista aplicación que le ayudará a realizar un seguimiento de su deformidad y a monitorizar su progreso.

Tras tratar a cientos de pacientes diagnosticados de escoliosis y otras tantas enfermedades, el Dr. Lau descubrió innovadores estudios que demostraban, sin lugar a dudas, los beneficios claros del tratamiento no quirúrgico de la escoliosis.

Siendo un ávido creyente de la ideología de que nosotros mismos tenemos el control de la salud y la enfermedad, la base principal del enfoque del Dr. Lau han sido sus propias experiencias vitales. Sus pacientes proceden de todos los estilos de vida, desde niños jóvenes hasta ancianos de noventa años. El Dr. Lau fue galardonado con el título de "Mejor Proveedor de Cuidados de la Salud" por parte del periódico de renombre de Singapur, el Straits Time Newspaper.

Durante el transcurso de su carrera y basándose en sus experiencias, el Dr. Lau ha ganado una gran pericia en el tratamiento de pacientes con escoliosis, diabetes, depresión, osteoartritis, presión sanguínea elevada/hipertensión, problemas cardíacos, dolores crónicos de cuello y de espalda y cansancio crónico, así como otras "enfermedades modernas".

El Dr. Lau sabe que la mejor medicina del mundo procede directamente de la naturaleza y no puede ser producida y comercializada a gran escala desde un laboratorio.

La Declaración de Objetivos del Dr. Kevin Lau

La verdadera cura para la escoliosis yace en la erradicación de su causa fundamental. Por la presente refuerzo mi compromiso con la investigación médica con el fin de desentrañar los factores que causan la escoliosis. Las investigaciones actuales se limitan al análisis de las técnicas de refuerzo y quirúrgicas que sólo tratan los síntomas y el impacto del trastorno. Las investigaciones realizadas con el fin de identificar y tratar la causa fundamental de la escoliosis aún ofrecen un amplio campo de acción.

A tal fin, prometo dedicar una porción de los beneficios procedentes de mis libros a la investigación centrada en la comprensión de la causa fundamental de la escoliosis, lo que ayudará a proteger a nuestras generaciones futuras de esta deformidad espinal tan extendida.

Prólogo

La especie humana está viviendo su momento más desconcertante e inquietante en la actualidad. La lucha por alcanzar el cénit nunca ha sido tan intenso como en este momento. Con el mecanismo ofrecido por Dios, la medicina y la ciencia moderna continúan haciéndose camino a través del mundo de la investigación, de los descubrimientos y de los asombrosos inventos creados. Para realmente formar parte de este escenario, contribuyendo a su eficacia y beneficiándose de él a nuestra voluntad, es imperativo que nuestro cuerpo y mente se encuentren en perfecto estado. Las enfermedades y afecciones forman una parte íntegra de nuestro estilo de vida, principalmente debido a los constituyentes poco saludables e inadvertidos que nos rodean así como los dones del estilo de vida moderno.

Cuando se trata del impacto que tienen los peligros ocupacionales y de nuestro estilo de vida sobre nuestra existencia, es nuestro cuerpo, el mecanismo físico y biológico creado por Dios, el que sufre el mayor impacto.

Y de ahí procede el desastroso precio que debe pagar el componente que literalmente sostiene a nuestro cuerpo en posición erguida. Las investigaciones recientes demuestran que los problemas de espalda, incluyendo la escoliosis, se están convirtiendo rápidamente en el motivo más frecuente causante de enfermedades fatales en los EE.UU.

La Guía Completa para Pacientes sobre la Cirugía para el Tratamiento de la Escoliosis es un esfuerzo para comprender la mecánica de la columna vertebral humana con total claridad. Se trata de un volumen completo sobre la escoliosis, una de las deformidades más habituales de la columna vertebral. La distorsión y las alteraciones provocadas por la deformidad son tratadas en detalle junto con otras dimensiones relacionadas con este trastorno. El autor explica todos los aspectos esenciales de la deformidad mediante un método paso a paso para que el lector pueda comprenderlos y correlacionarlos con sus propias vidas. Desde la razón por la que se desarrolla la curva en primer lugar, hasta evaluar su gravedad, analizar los métodos de tratamiento y finalmente tratando los aspectos concretos de la cirugía para la corrección de la columna vertebral, esta publicación lo abarca todo.

Dr. Siddhant Kapoor, M.B.B.S, D.N.B.
Cirujano Ortopédico

Primera Edición

Título original: The Complete Scoliosis Surgery Handbook for Patients

Copyright © 2013 por Health in Your Hands Pte Ltd

Diseño de portada realizado por Nemanja Stankovic
Diseño del libro realizado por Nicoleta Zamfir
Traducción al Castellano: C.B.V. Translationservices

Dr. Kevin Lau
302 Orchard Road #06-03,
Edificio Tong (Rolex Centre),
Singapur 238862

Para obtener más información acerca del DVD de Ejercicios, el AudioLibro y la Aplicación ScolioTrack para iPhone, Android o iPad complementarias visite:

www.HIYH.info
www.ScolioTrack.com

Impreso en los Estados Unidos de América

ISBN: 9789810901097

Aviso Legal

La información contenida en el presente libro tiene propósitos exclusivamente educativos. No se pretende que este libro sea empleado para diagnosticar o tratar ninguna enfermedad y en ningún caso deberá actuar como un sustituto de un asesoramiento médico, intervención o tratamiento apropiados. La responsabilidad de cualquier consecuencia resultante de la aplicación de dicha información recaerá exclusivamente en el lector. Ni los autores ni los editores se responsabilizarán por cualquier daño causado, o presuntamente causado, por la aplicación de la información contenida en el presente libro. Recomendamos que los individuos que padezcan un problema de salud diagnosticado o presunto pidan asesoramiento por parte de un profesional médico licenciado antes de implementar cualquiera de los protocolos incluidos en este libro.

Agradecimientos

Una oda a todos mis seres queridos, a mis estimados amigos y sobre todo a mis maravillosos pacientes que siempre han apoyado y creído en mi trabajo, mis consejos y mi asesoramiento.

Dedico "La Guía Completa para Pacientes sobre la Cirugía para el Tratamiento de la Escoliosis" a todos mis colaboradores, quienes me han ayudado a desarrollar mi teoría única sobre el funcionamiento, las deformidades y los tratamientos de la columna vertebral humana.

Créditos

Christina Bouzas (*Traductor, España*) – *Por su atención al detalle y su traducción profesional de este libro para la audiencia de habla Española.*

Nemanja Stankovic (*Diseñador Gráfico, RU*) – *Quién se esforzó para diseñar una portada y una contraportada extremadamente profesionales para el libro, otorgándole a esta novela una definición propia.*

Adriana Nicoleta Zamfir (*Diseñadora Gráfica, Rumanía*) – *Por otorgarle a este libro un diseño fácil para el lector, logrando que le resulte útil, incluyendo además una fusión artística perfecta a lo largo de toda la publicación.*

Jasmin Pannu (*Máster en Periodismo, India*) – *Por ayudarme a diseccionar y a encontrar las investigaciones más innovadoras y bien diseñadas. Su don para crear palabras me ayudó a transmitir conceptos difíciles de una manera fácilmente comprensible.*

Jennifer Carter (*Editora, Fisioterapeuta, EE.UU.*) – *Por sus meticulosos e incansables esfuerzos por proporcionar una fuente de información auténtica y de elevada calidad al lector y por su inquebrantable atención a los detalles.*

Dr. James Carter (*Editor, Doctor Médico, EE.UU.*) – *Por ayudarme a editar y a proporcionar la información más valiosa que pudiera querer saber el paciente.*

Dr. Siddhant Kapoor (*Editor, Doctor Ortopédico, Singapur*) – *Por verificar toda la información contenida en este libro y por ofrecer su inestimable conocimiento sobre la cirugía.*

Jee Choi (*Modelo, Corea*) – *Por demostrar claramente el método correcto para realizar los ejercicios contenidos en este libro.*

Jericho Soh Chee Loon (*Fotógrafo, Singapur*) – *Por todas sus fotografías de calidad profesional.*

Ritwij Sasmal (*Ilustrador, India*) – *Por toda su experiencia creativa, transmitiendo el tema y el concepto tratados a través de imágenes descriptivas correctamente diseñadas.*

Tabla de Contenidos

PRIMERA PARTE

Una Visión General de la Enfermedad

CAPÍTULO 1

¿Qué es la Escoliosis?

Ahora que se encuentra aquí, ya habiendo comprendido el propósito básico de este libro, es el momento de llevarle de la mano y mostrarle de qué trata exactamente. En este capítulo le explicaremos todo acerca de su columna vertebral, su estructura básica y, lo que es más importante, las diversas enfermedades y trastornos que la afectan. También le ofreceremos una introducción detallada a la escoliosis, una de las deformidades espinales más comunes. Comprenderá por qué es considerada como una afección que requiere un enfoque multimodal, incluyendo disciplinas tales como la ortopedia, la fisioterapia, los tratamientos quirúrgicos, los cuidados quiroprácticos y así sucesivamente, además de los principios esenciales de nutrición, ejercicio y las necesarias modificaciones del estilo de vida.

El Escenario Actual

Cada uno de vosotros habrá experimentado el estrés de su rutina diaria en algún momento de sus vidas. Al igual que otras especies, también se habrán sentido tentados a cumplir muchas más metas y a realizar más actividades en su rutina diaria de lo que su cuerpo puede soportar. En nuestro intento de progresar, alcanzar el éxito y ganar más dinero, todos solemos sobrecargar a nuestras mentes y a nuestros cuerpos más allá de los límites permisibles.

Si bien es cierto que la acción y la movilidad son elementos imperativos para la vida, presionar a nuestro cuerpo más allá de cierto punto realmente actúa contra natura. Como resultado de ello, se diluye su energía física y su mente pierde tanto poder como vigor y, lo que es aún más importante, su sistema fisiológico empieza a rebelarse.

Cuando se trata del cuerpo humano, es su columna vertebral; su espina dorsal, la que soporta el peso del tipo de vida que lleva. Compuesta por estructuras complejas, su columna vertebral virtualmente soporta la totalidad de su cuerpo, absorbiendo todos los estreses de sus diversas actividades diarias.

1) Nuestra Columna Vertebral

Comencemos echándole un vistazo a los elementos que componen nuestra columna vertebral. La columna vertebral humana está formada por una colección de huesos conocidos como vértebras que se disponen en una estructura columnar. Su columna se extiende directamente desde debajo de su cráneo hasta su cóccix, envolviendo y protegiendo a su médula espinal. También ofrece apoyo a su pecho, abdomen y pelvis.

Su columna vertebral es lo que facilita la movilidad física y la flexibilidad de su cuerpo, permitiendo que se mantenga de pie, se siente, se agache, se arquee y se gire siempre que lo desee. De hecho, es interesante saber que su columna vertebral soporta casi la mitad de su peso corporal.

Examinemos más de cerca la estructura básica de su columna vertebral, tras lo cual veremos cuáles son los problemas que le podrían generar su columna a causa de una enfermedad, una disfunción u otro problema.

Los Componentes Clave de su Columna Vertebral

YSu columna vertebral está compuesta por cinco secciones o partes principales. Partiendo desde la base de su cráneo estas partes son, en orden: las vértebras cervicales, torácicas y lumbares, seguidas del sacro y finalmente del cóccix. Para visualizarlo de alguna manera, su columna parece una pila de 33 huesos o vértebras colocadas una encima de la otra. Comenzando desde el cuello hacia abajo, lo primero que tiene son 7 vértebras cervicales o del cuello, referidas clínicamente como vértebras C1-C7. Continuado hacia abajo se encuentran las 12 vértebras torácicas o vértebras de la parte superior de la espalda, conocidas como vértebras T1-T12. Finalmente tiene las 5 vértebras lumbares, conocidas como vértebras L1-L5. A medida que continúa bajando se encuentran el sacro y el cóccix, que básicamente consisten en huesos fusionados a la base de su columna.

La siguiente tabla le ofrecerá una descripción clara de la situación de cada una de dichas partes junto con la función que desempeñan en su cuerpo.

Nombre	Situación	Número de huesos/vértebras	Referencia clínica	Papel clave
Vértebras cervicales	Cuello	7	C1-C7	Soportar la cabeza, permitiendo que asienta y que la sacuda, doble, gire y extienda
Vértebras torácicas	Pecho	12	T1-T12	Estas vértebras se encuentran sujetas a sus costillas y constituyen un marco principal para las mismas.
Vértebras lumbares	Parte baja de la espalda	5	L1-L5	Soporta la mayor parte del peso de la parte superior de su cuerpo..
Sacro	Pelvis	5 vértebras fusionadas juntas	S1-S5	Constituye la parte trasera de su pelvis.
Cóccix	Base de la columna	4 vértebras fusionadas juntas	NA	Remanente evolutivo de las colas existentes en otros vertebrados.

La Vértebra

Como ya hemos aprendido, las vértebras constituyen los componentes más críticos de su columna vertebral, siendo el cuerpo de la vértebra la principal zona de soporte de peso. Procuremos comprender ahora de qué están compuestas y cómo se pueden crear problemas por el desgaste normal o las lesiones de sus componentes.

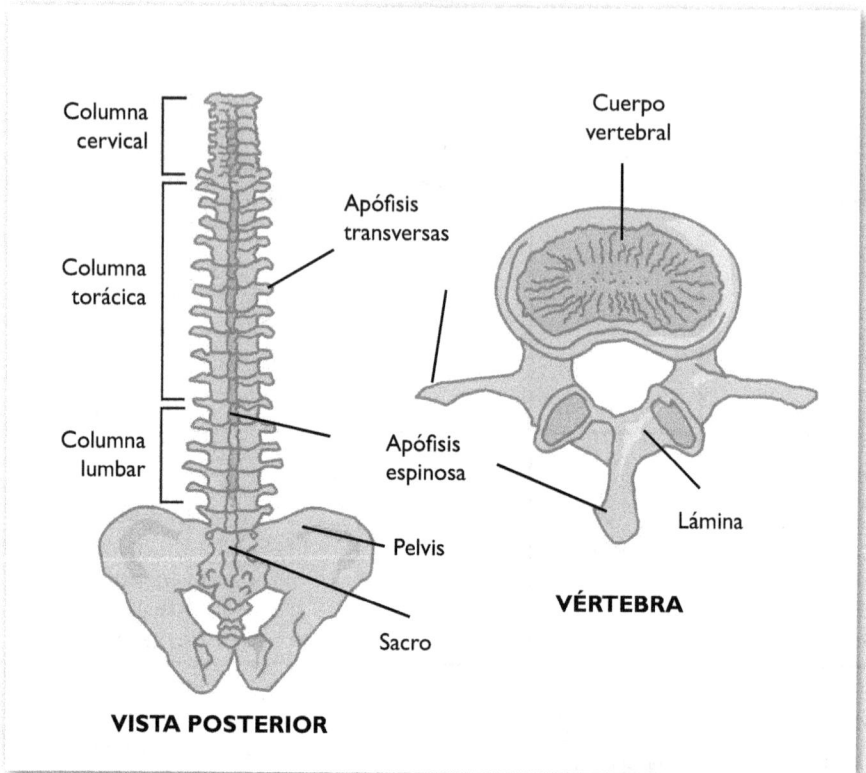

Columna cervical

Columna torácica

Columna lumbar

Apófisis transversas

Apófisis espinosa

Pelvis

Sacro

VISTA POSTERIOR

Cuerpo vertebral

Lámina

VÉRTEBRA

Cada vértebra está compuesta de, y rodeada de, una serie de partes y componentes. Comprendamos cada una de ellas antes de continuar:

- **Cuerpo Vertebral** – Esta es la parte ósea de mayor tamaño de la vértebra y que presenta aspecto de bloque. Soporta la mayor parte del peso de su columna vertebral.
- **Orificio Vertebral** – Este es el amplio espacio situado en el centro de la columna vertebral y que permite el paso de la médula espinal.
- **Lámina** – Cubre el orificio vertebral y se extiende desde el cuerpo vertebral formando un anillo que envuelve a la médula espinal, proporcionándole una protección posterior.

- **Apófisis espinosa** – Parte de la lámina que se extiende con forma de pico hacia la parte posterior de la espalda. Esta es la parte de la columna que siente al recorrer la espalda con sus manos.
- **Apófisis transversa** – Esta estructura se encuentra orientada perpendicularmente a la apófisis espinosa, proporcionado una zona de anclaje para los músculos de la espalda.
- **Pedículo** – Conecta la lámina con el cuerpo vertebral.
- **Articulaciones facetarias** – Parecidas a cualquier otra articulación que esté presente en su cuerpo, las articulaciones facetarias son las articulaciones de la columna vertebral. Cada vértebra tiene unidas cuatro articulaciones facetarias. Mientras que uno de los pares se encuentra orientado hacia arriba, el otro par se encuentra orientado hacia abajo. Cada una de las articulaciones facetarias encaja con la vértebra adyacente, proporcionando así una mayor estabilidad a la columna.
- **Discos intervertebrales** – Consisten en pequeñas estructuras que separan las vértebras, actuando como suaves almohadillas gelatinosas entre las mismas. Los discos intervertebrales o espinales tienen un diámetro redondo y se encuentran aplanados tanto en la parte superior como en la inferior, sujetos firmemente a las vértebras situadas encima y debajo suya. Estos discos permiten absorber la presión y además previenen que se produzca rozamiento entre los huesos. Cada uno de estos discos está compuesto por dos partes diferenciadas; el anillo fibroso y el núcleo pulposo. El anillo consiste en una capa externa dura y resistente, mientras que el núcleo pulposo consiste en la suave parte central del disco. Un disco espinal o intervertebral probablemente sea el amortiguador más importante y fuerte del que disponga el cuerpo. Soporta toda la presión y el estrés de su vida diaria, incluyendo el ejercicio y otras actividades físicas. En un adulto sano normal, el disco intervertebral se encuentra bien hidratado con un núcleo conformado por entre un 80 y un 85% de agua y con un anillo conformado por aproximadamente un 80% de agua. A través del proceso de envejecimiento normal y los consecuentes cambios bioquímicos que se producen en su cuerpo, es probable que el contenido total de agua se reduzca hasta un 70%. A pesar de que esta reducción de la cantidad de fluido se considera un proceso normal del envejecimiento, es degeneración más allá de este punto el que genera la base para la aparición de una Enfermedad Degenerativa del Disco.

Algunas Palabras sobre la Médula Espinal

Su médula espinal es un conjunto de nervios, asociado al cerebro, que recorre la cavidad hueca del centro de su columna vertebral y que forma parte del Sistema Nervioso Central (SNC). Estos nervios llevan a cabo la importante función de transmitir mensajes entre el cerebro y el resto del cuerpo. Con una longitud total de aproximadamente 45 cm., la médula espinal se extiende desde la base del cerebro hasta una zona próxima a su cintura. En conjunto, estas fibras nerviosas contienen dos tipos de neuronas motoras, explicadas a continuación:

Neuronas motoras superiores: Constituyen el componente primario de las fibras nerviosas localizadas en su médula espinal.

Neuronas motoras inferiores: Están presentes en los nervios espinales que se ramifican desde la médula espinal a intervalos regulares en la zona del cuello y de la espalda.

2) Problemas de la Columna Vertebral

A estas alturas ya sabemos que la columna vertebral es responsable de un gran número de las funciones que realizamos a diario. De hecho, podemos asumir con total seguridad que una columna vertebral sana es la piedra angular para tener una vida sana. Por ello es inevitable que un problema en cualquiera de la multitud de componentes que conforman la columna vertebral, incluyendo los discos, las vertebras o las articulaciones, conduzca a una serie de complicaciones y afecciones, desde defectos congénitos, lesiones e infecciones hasta tumores y otras afecciones tales como la espondilitis anquilosante y la escoliosis.

Dolor de los Discos Espinales

Los expertos clasifican todos los tipos de dolores y afecciones de los discos espinales en dos amplias categorías, a saber:

Dolor axial: Este es el dolor que procede directamente de un disco espinal. Ocurre cuando uno padece una Enfermedad Degenerativa del Disco, que básicamente está asociado al desgaste que sufren los discos espinales debido al proceso normal de envejecimiento. Se reducen tanto la amortiguación como el espacio existente entre las vértebras, conllevando a la aparición de pequeños desgarros en la parte exterior del disco que resultan en dolor espinal.

Dolor radicular: Este consiste en un dolor procedente de la raíz del nervio y que viaja a lo largo de uno de los nervios que sale de su columna. Experimentará dolor radicular si el núcleo suave interno se rompe o se filtra hacia el exterior del disco a través de desgarros presentes en el anillo, poniéndose en contacto con la raíz del nervio. Este fenómeno también se conoce como disco herniado o ruptura de disco. El núcleo puede romperse a ambos lados del disco y eventualmente puede comprimir a la raíz del nervio, fenómeno conocido como pinzamiento de nervio y que provoca dolor radicular. En algunos casos su dolor podría no ser el resultado de una compresión directa de la raíz del nervio. Pequeños fragmentos del núcleo presentes en el espacio epidular pueden desencadenar una reacción inflamatoria que además provoca la irritación de la raíz del nervio, tal como demuestra Jinkins en un estudio en el que observó un aumento del tamaño de la raíz del nervio en un 5% de los pacientes que sufrían dolor de piernas o de espalda. Hablando en términos coloquiales, este estudio implica que un nervio pinzado, tal como se explicó previamente, puede llegar a provocar dolor en la espalda e incluso en las piernas a pesar de que se pudiera pensar que dichas zonas no se encuentran relacionadas.

La siguiente tabla ofrece un resumen detallado de todas las enfermedades y los trastornos comunes que ocurren debido a su columna vertebral.

Vista Axial (superior) de un Disco Intervertebral

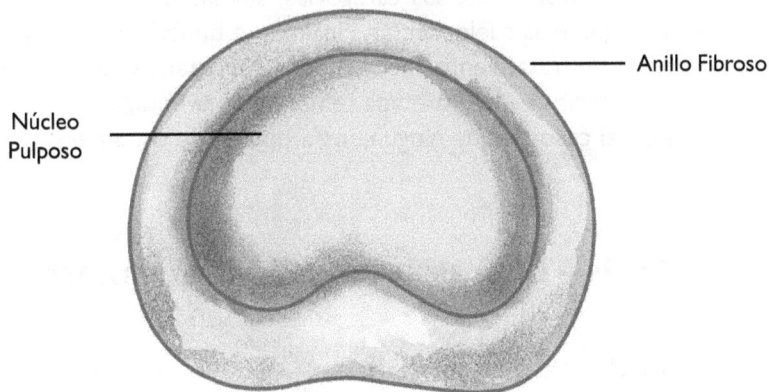

Anillo Fibroso

Núcleo Pulposo

El núcleo se filtra a través del anillo, poniéndose en contacto con/comprimiendo la raíz del nervio = Dolor radicular

Tipos de Trastornos de la Columna Vertebral					
Enfermedad discal degenerativa	Fracturas vertebrales	Coronal plane deformity, Sagittal deformities	Inflammatory disease	Lesiones de la médula espinal	Otros
Disco herniado (Cervical, Torácico y Lumbar)	Compresión fractura	Lordosis	Espondilitis	Tetraplegia	Espina bífida y Disrafismo espinal
Estenosis espinal (Cervical, Lumbar, Foraminal)	Fractura por estallido	Cifosis	Espondilitis Anquilosante	Paraplegia	Tumores espinales (benignos y malignos)
Inestabilidad espinal	Fractura por flexión-disrupción	Escoliosis			Espondilólisis
Espondilosis	Espondilosis	Hiperlordosis			Spondylolisthes
	Stable vs. unstable fracture				

Con el propósito de llevar a cabo un estudio selectivo, de aquí en adelante sólo nos centraremos en el caso de la escoliosis. Presentaremos información detallada acerca de varios aspectos de la enfermedad, desde sus antecedentes históricos, sus categorías, sus factores causantes y las personas a las que más suele afectar. Finalmente también se mencionarán varias opciones de tratamiento, incluyendo la importancia de implementar medidas correctivas desde una etapa temprana, y eventualmente recurrir a la cirugía en el caso de que ninguna otra opción de tratamiento resulte ser eficaz.

3) Escoliosis – El Trastorno de la Deformidad

Comprendiendo la Escoliosis

La Escoliosis se define como un trastorno musculo-esquelético que se caracteriza principalmente por una curvatura lateral anormal de la columna vertebral. La columna vertebral de un individuo con escoliosis se desvía lateralmente en una curva con una forma parecida a la letra "S" o a la letra "C".

En términos generales, la escoliosis se puede desarrollar tanto en la columna torácica (media espalda) o en la columna lumbar (espalda baja), con una prominencia de curva dependiente de la zona a la que afecte.

Este trastorno puede agravarse a causa de otras deformidades como la lordosis; curvatura o arco de la columna dirigidas hacia el cuerpo, o cifosis; abombamiento o curvatura de la columna hacia afuera.

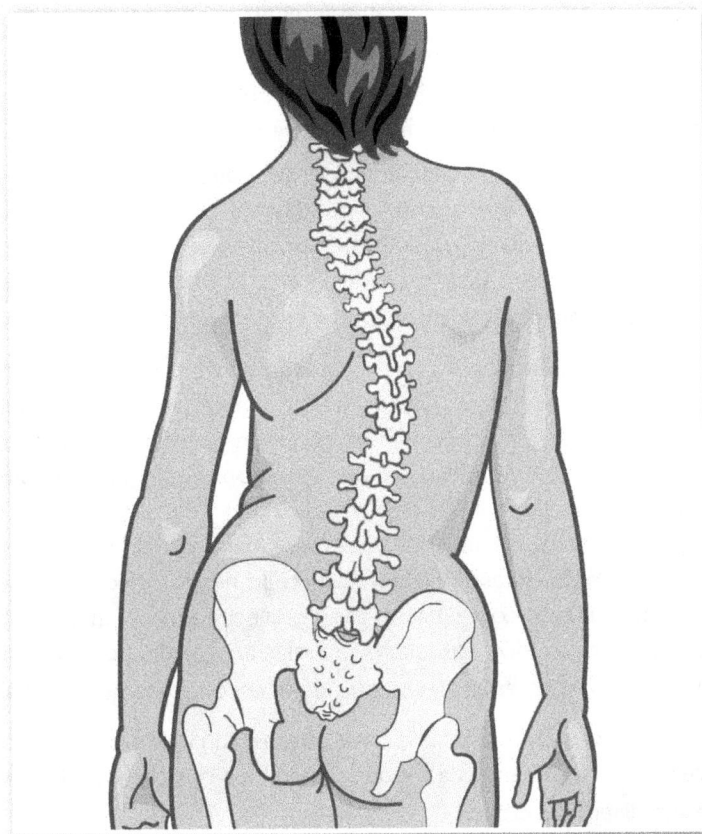

En términos simplificados, la escoliosis es un tipo de deformidad espinal, lo que significa que se trata de un estado en el que la columna vertebral se encuentra desviada de su forma normal, es decir, de su forma en línea recta. Esta condición médica deriva del nombre Griego "skoliosis" que significa "torcido". Aunque se hubiese considerado de manera distinta, la escoliosis ha sido un trastorno reconocido desde hace mucho tiempo, habiendo sido mencionado frecuentemente en los primeros historiales médicos.

Tratándose de un trastorno musculo-esquelético bastante común, se identifica con mayor frecuencia en el grupo de edades comprendidas entre los 10 y los 15 años, aunque también puede afectar a adultos y a niños más jóvenes. Las estadísticas demuestran que al menos un 2-3% de la población de los Estados Unidos padece de escoliosis, lo que suma un enorme total de 6 millones de individuos tan solo en los Estados Unidos. Según estimaciones llevadas a cabo por la Sociedad para la Investigación de la Escoliosis, una de cada nueve mujeres son propensas a padecer este trastorno, siendo esta probabilidad menor en el caso de los hombres. En el próximo capítulo estudiaremos en detalle los elementos causantes de la escoliosis y también trataremos los factores que hacen que ciertos grupos de adultos y de niños sean más propensos a desarrollar este trastorno.

En algunos casos, la curvatura de la columna podría realmente desarrollarse como una reacción secundaria a otro problema funcional del cuerpo. Algunos ejemplos comunes podrían ser los espasmos de los músculos de la espalda, una discrepancia entre la longitud de ambas piernas o una postura inapropiada mantenida durante un largo período de tiempo.

Sin embargo, los expertos siguen tratando de determinar si la escoliosis es realmente un trastorno espinal primario, al menos en sus fases iniciales. Aunque el verdadero mecanismo causante de la escoliosis aún no haya sido específicamente definido, las investigaciones han determinado una posible implicación de la falta de un desarrollo adecuado del centro de control postural automático del romboencéfalo o del tronco cerebral. Debido a este posible trastorno del desarrollo neurológico, el mecanismo humano es incapaz de coordinar el rápido crecimiento al que se enfrenta el cuerpo durante la adolescencia. Leerá más acerca del posible papel que juega nuestra genética en el desarrollo de la escoliosis en el Capítulo 2.

Consulte el siguiente diagrama para obtener una visión generalizada de la progresión de la enfermedad y de las posibles opciones de tratamiento durante sus diversas etapas.

Cómo le Afecta la Escoliosis?

Cuando uno padece escoliosis, su apariencia física podría delatar síntomas de este trastorno, especialmente si se observa con detenimiento. Ya que la escoliosis afecta principalmente al desequilibrio y a la asimetría física, el trastorno se manifiesta en forma de atributos físicos.

Entonces, qué le ocurre realmente a su apariencia cuando padece escoliosis? A continuación hemos enumerado algunos de los cambios y de las discrepancias simétricas de su cuerpo que usted u otros podrían detectar:

- Diferencias entre la longitud de sus piernas
- Diferencias entre la altura de sus hombros o de sus caderas
- Su cabeza podría no parecer estar situada en el centro de su cuerpo
- Prominencia de su caja torácica o de sus omóplatos, especialmente al inclinarse hacia delante
- Aparente curvatura de su columna vertebral
- Sus pantalones e incluso el dobladillo de sus pantalones no cuelgan de manera uniforme al final de los mismos

Los expertos creen firmemente que la escoliosis se convierte eventualmente en un trastorno que afecta al cuerpo entero. Abarca a todo su sistema y puede afectar a múltiples funciones corporales. De hecho, la escoliosis idiopática suele considerarse como un trastorno multifacético ya que afecta a 5 sistemas y órganos vitales, incluyendo el sistema digestivo, muscular, hormonal, óseo y neurológico.

Algunas de las áreas específicas afectadas podrían ser:

- Cualquier parte del sistema óseo, incluyendo las costillas (deformidad de las costillas), la columna vertebral y la pelvis
- El cerebro y el sistema nervioso central (SNC)
- El sistema hormonal y digestivo
- El corazón y los pulmones (dificultad respiratoria)
- Dolor crónico

La imagen que encontrará en la siguiente página representa con mayor claridad el aspecto de una columna vertebral curvada.

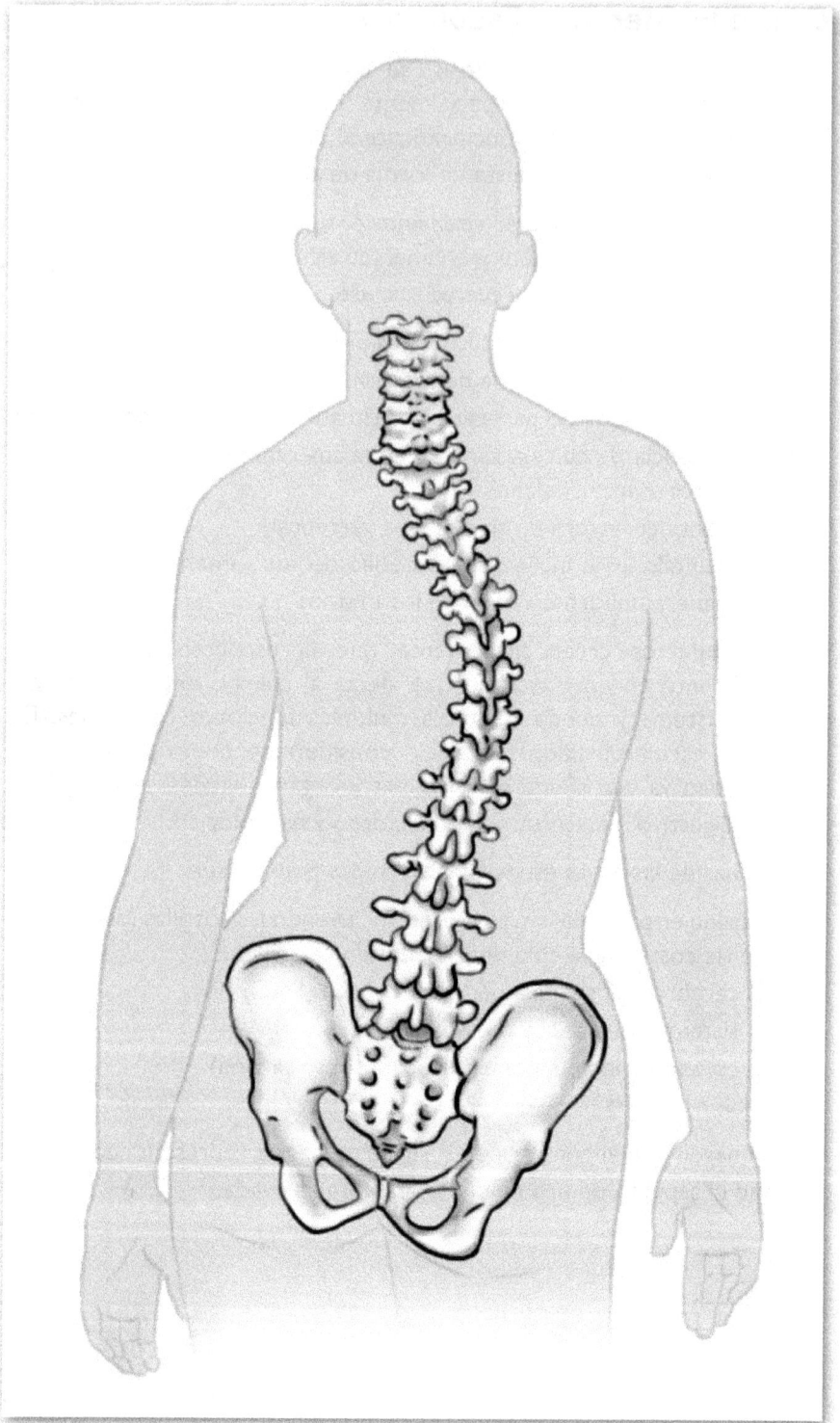

Historia del Tratamiento de la Escoliosis

La primera mención de un trastorno parecido a la escoliosis se encuentra en los anales de la historia con Hipócrates, nada más y nada menos que en el año 400 a.C. La presencia de una curvatura de la columna se observaba habitualmente en mujeres adolescentes, especialmente en aquellos casos en los que presentaban una menarquía retrasada.

Históricamente, la escoliosis frecuentemente fue objeto del convencional enfoque basado en "esperar y observar", en el que se esperaba un cese o, mejor aún, una inversión automática de esta curvatura de lenta progresión. Desafortunadamente, la escoliosis que se desarrolla en adolescentes jóvenes suele desestimarse como un proceso normal del crecimiento y sólo llama la atención cuando el individuo sufre dolor extremo, incomodidad o cuando empieza a aflorar la incapacidad. Hasta hace pocos años, los corsés solían ser la primera opción de tratamiento adoptada en esta fase inicial para restringir el progreso de la curvatura. Para que este mecanismo fuese eficiente, la persona afectada debía que llevarlo puesto durante un largo período de tiempo, a menudo restringiendo su nivel de actividad.

¿Por Qué es Importante la Prevención Precoz?

Para continuar con lo previamente mencionado, la ciencia nos ofrece amplia evidencia que indica que la escoliosis, hasta que progresa hasta cierto nivel, sigue encontrándose dentro del rango de prevención y de inversión. Ya que la fase más avanzada de progresión de la escoliosis presenta una fuerte correlación con los factores ambientales, podría ser posible inhibir o incluso revertir la progresión de la curvatura en las propias fases iniciales de desarrollo del trastorno.

Cuando el ser humano nace, su columna vertebral tiene el aspecto de una línea recta. Sin embargo, a medida que se establece esta particular deformidad espinal, la línea recta empieza a adoptar la forma de las palabras "S" o "C" del alfabeto común. Así que, ¿qué sería más fácil? ¿Prevenir que la línea recta se transforme en una curva con forma de "S" o de "C" a medida que se desvía lentamente? O, alternativamente, ¿lo sería cambiar la curvatura con forma de "S" o de "C" cuando ya se ha desarrollado, mediante el uso de corsés y eventualmente de cirugía? Por este motivo la ciencia moderna intenta hacer más hincapié en factores como la detección precoz, la manipulación física, la modificación de la dieta, un régimen de entrenamiento físico apropiado y, por supuesto, los cambios en el estilo de vida.

A continuación vamos a echarle un vistazo rápido a las 5 razones por las que el enfoque holístico, en el que se involucran medidas correctivas, podría resultarle de mucha más ayuda que emplear corsés o cirugía para el tratamiento de este trastorno:

1. Los corsés pueden ser muy incómodos.
2. Los corsés no le aseguran una inversión total de su trastorno.
3. La cirugía puede ser complicada y conlleva un riesgo inherente.
4. En el caso de adolescentes jóvenes, los corsés pueden afectar a su nivel de autoestima y pueden conducir al desarrollo de un complejo de inferioridad.
5. La recuperación total podría no ser posible con el uso de corsés o, en ocasiones, incluso con cirugía.

Existe otra razón importante por la que una intervención precoz y un enfoque holístico para el tratamiento de este trastorno son tan importantes. Ya que la escoliosis es un trastorno progresivo, la curvatura podría seguir avanzando incluso tras haber alcanzado la completa madurez esquelética.

Las investigaciones demuestran fehacientemente que sea cual sea su edad, la extensión de su curvatura o sus antecedentes genéticos, la detección precoz y las medidas correctivas iniciales mejorarán en gran medida sus probabilidades de curación si se realizan de manera sistemática.

Más adelante podrá leer acerca de las varias opciones de tratamiento disponibles, así como informarse de sus pros y sus contras para que pueda decidir cuál es la opción de tratamiento más adecuada para usted.

¡Datos Interesantes que Debería Saber!

Algunas personas aún creen que la escoliosis podría ser el resultado de factores tales como cargar con artículos muy pesados, participar en actividades atléticas, posturas incorrectas o una desigualdad mínima entre la longitud de las extremidades inferiores. Aunque esto no sea totalmente cierto, algunas investigaciones sí demuestran que estos factores podrían aumentar el grado de desalineación de la columna, consecuentemente agravando el trastorno.

→ Las chicas jóvenes son más propensas a padecer la enfermedad que los chicos.

→ La escoliosis existía y ya se había identificado en la época de Hipócrates

→ ¡Lo padeció una golfista!

Casos Reales de Escoliosis: La Cirugía

La escoliosis es un trastorno relativamente común y que puede afectar a individuos de todos los grupos de edad y con todo tipo de antecedentes médicos.

Tracy (hemos cambiado el nombre real para mantener su privacidad), una golfista ávida, tenía tan sólo 11 años cuando se le diagnosticó escoliosis durante una evaluación médica rutinaria llevada a cabo en su colegio. Es bastante increíble saber que Tracy, una golfista profesional y una estrella en el Tour LPGA, ha alcanzado la cumbre tras sufrir un grave caso de escoliosis progresiva y una cirugía igual de complicada.

Tras su primera evaluación, Tracy tuvo que llevar un corsé durante un largo período de 7 años y medio para ayudarle a rectificar su columna. Aunque llevase el corsé durante 18 horas al día, en cuanto se lo quitó a la edad de 18, su curvatura seguía progresando rápidamente, dejando la cirugía como la única opción viable de tratamiento. Se le realizó una cirugía correctiva durante el que se le insertaron en la columna 5 varillas y 5 tornillos. Se le colocó un corsé durante un período de 3 meses tras la cirugía e invirtió otros 6 meses en acudir a rehabilitación de golf tras su cirugía.

Con una columna equilibrada y un cuerpo más sano, hoy en día Tracy continúa jugando y sobresaliendo en el deporte de su elección, a pesar de las probabilidades que una vez estuvieron en su contra.

CAPÍTULO 2
¿Qué Causa la Escoliosis?

Ahora que ya sabe qué es la escoliosis, es el momento de saber por qué ocurre. En este capítulo hablaremos acerca de por qué ocurre la escoliosis y si existe la posibilidad de que le esté afectando. También aprenderá más acerca de qué tipo de individuos son los más vulnerables a padecer escoliosis y por qué.

¿Sabía que se cree que aproximadamente 1.5 de cada 100 habitantes de los Estados Unidos padecen escoliosis o presentan una curvatura espinal de más de 25 grados?

A estas alturas ya sabrá que el término escoliosis se emplea para definir una deformidad de la forma de su columna vertebral. Básicamente consiste en que su columna vertebral adopta una morfología "torcida", de manera que comienza a parecerse a las letras curvadas del alfabeto "S" o "C", en lugar de a una "línea recta". Estas son algunas de las preguntas que podrían pasarle por la cabeza. ¿Es una condición con la que se nace? ¿Está causado por el estilo de vida que uno lleve? ¿Se hereda de nuestros padres o de nuestros abuelos? ¿Juegan algún papel los nervios en esta enfermedad?

Es posible que estas preguntas le provoquen ansiedad por la escoliosis, por lo que siga leyendo para obtener todas las respuestas que busca.

Para comenzar, intentemos en primer lugar comprender cómo se percibía la escoliosis en tiempos históricos. En los siglos XVIII y XIX se creía que la escoliosis estaba provocada por el hecho de mantener una postura inapropiada o por deformidades posturales.

La mejor manera de comprender por qué ocurre la escoliosis es estudiarlo desde tres puntos de vista diferentes:

1. Causas fisiológicas y degenerativas tales como el envejecimiento, las enfermedades, los traumas y demás.
2. Causas neurológicas, desarrollados al nacer (congénitas) o en etapas más tardías de la vida.
3. Causas desconocidas o inidentificables (idiopáticas).

Antes de profundizar más en las causas que podrían provocar la escoliosis, es importante saber que tanto como un 80% de los casos de escoliosis presentan una naturaleza idiopática, lo que implica que no existe ninguna causa subyacente identificable. La incidencia de la escoliosis idiopática está tan extendida que incluso se puede subdividir en sub-categorías, a saber:

- Idiopática infantil
- Idiopática juvenil
- Idiopática adolescente
- Idiopática adulta

Resulta interesante señalar que la escoliosis idiopática se presenta principalmente en las mujeres jóvenes, especialmente durante los períodos de crecimiento característicos de la pubertad. Leerá aspectos acerca de cada una de estas sub-categorías en capítulos posteriores de este libro.

En las siguientes secciones debatiremos, en detalle, cada una de las posibles causas de la escoliosis, basándonos en la evidencia recopilada de pacientes con escoliosis, historiales médicos de sus miembros familiares, factores ambientales pre-disponentes y demás.

Causas Degenerativas y Fisiológicas

Su cuerpo experimenta cambios constantemente. Factores tales como la edad, los traumas, su estilo de vida y las enfermedades alteran constantemente su estado de salud. En esta sub-sección analizaremos las numerosas causas fisiológicas y enfermedades que pueden conducir al desarrollo de la escoliosis.

La degeneración y el envejecimiento son unos de los principales ejemplos de los cambios físicos que conducen al desarrollo de la escoliosis. Siendo una condición que se desarrolla principalmente a partir de los 50 años de edad, se caracteriza por la degeneración de discos y podría estar asociado a otras deformidades espinales.

Algunos de los incidentes específicos, enfermedades y anormalidades físicas que podrían estar relacionados con la escoliosis incluyen:

→ Fracturas o lesiones de la columna vertebral.

→ Osteoporosis.

→ Crecimientos anormales o tumores en la columna vertebral. La siringomielia, un trastorno caracterizado por el desarrollo de quistes a lo largo de la columna, es un claro ejemplo de cómo dichos crecimientos anormales pueden provocar la escoliosis.

→ Un patrón anormal de crecimiento o funcionamiento muscular, tal como se demostró en el caso de los trastornos de crecimiento de los músculos paravertebrales, podría ser un posible factor causante de la escoliosis idiopática.

→ Parálisis muscular y fracturas por estrés.

→ En algunos casos, anormalidades de la médula espinal o del tronco cerebral podrían jugar un papel importante en el progreso de la curvatura de la columna.

También existen investigaciones que sugieren que podría existir un desequilibrio de los músculos que rodean las vértebras. Debido a este desequilibrio, cualquier deformidad o distorsión espinal que existiese en etapas tempranas de la vida tendría una gran probabilidad de progresar considerablemente con la edad.

Por otra parte, existen otras causas fisiológicas que podrían conducir al desarrollo de una escoliosis temporal o no-estructural. En este tipo de escoliosis, la columna vertebral tiene un aspecto normal y la curvatura que presenta es el resultado de otros factores, tales como una diferencia entre la longitud de ambas piernas, espasmos musculares, apendicitis u otras afecciones parecidas. Leerá más acerca de este tipo de escoliosis en próximas secciones.

Causas Neurológicas

Existen numerosas investigaciones que demuestran que cualquier tipo de alteración del sistema de reflejo postural puede conducir al desarrollo de escoliosis[1,2]. Antes de que siga leyendo, examinemos con más detalle cuál es el concepto de equilibrio postural. Se cree que la escoliosis está estrechamente asociada al alineamiento y al patrón postural natural del cuerpo. Cualquier anormalidad, o incluso una desviación mínima del patrón postural normal y equilibrado, podría estar relacionada con la escoliosis a dos niveles distintos:

Es importante saber

Que existe una delgada línea entre las causas musculares y neuromusculares que provocan la escoliosis. Mientras que las causas musculares sólo están relacionadas con factores fisiológicos, las causas neuromusculares están relacionadas con una acción combinada o con una anormalidad de los nervios que podrían afectar al mecanismo muscular o vice-versa.

→ Un desequilibrio postural inicial podría conducir al desarrollo inicial de la escoliosis.

→ La magnitud del desequilibrio postural puede determinar el grado de curvatura de la columna.

A menudo considerado como el tercer tipo de factor causante de la escoliosis además de los factores fisiológicos e idiopáticos, los factores neurológicos pueden conducir a lo que se denomina escoliosis neuromuscular. Un gran número de trastornos o enfermedades neurológicas pueden provocar el desarrollo de este tipo de escoliosis. Concretamente, las enfermedades que podrían hacer que sea más vulnerable a desarrollar escoliosis incluyen:

• Parálisis cerebral
• Distrofia muscular
• Poliomielitis (Polio)
• Mielomeningocele
• Miopatías
• Espina bífida

Además, la escoliosis también puede estar provocada por varios factores degenerativos tales como la espondilosis. Otros factores tales como las lesiones de la médula espinal o las lesiones traumáticas cerebrales también podrían constituir factores relacionados.

En la mayoría de estos trastornos, los niños presentan troncos débiles, siendo incapaces de soportar el peso de sus propios cuerpos, por lo que la columna vertebral acaba adoptando una forma de "C" larga. En los niños nacidos con dichos trastornos, los síntomas iniciales de la escoliosis podrían tardar un tiempo en desarrollarse, pero acaban apareciendo invariablemente antes de alcanzar la adolescencia. Por ejemplo, casi un 80% de los niños nacidos con mielodisplasia comienzan a mostrar síntomas de escoliosis a los 10 años3. Este es un término que se otorga básicamente a un grupo de trastornos en el que la médula ósea no funciona de manera normal. Debido a esto, produce un número insuficiente de células sanguíneas en el cuerpo, resultando por tanto en más complicaciones.

Además, incluso los traumas cerebrales pueden resultar en el desarrollo de una curvatura espinal. Un claro ejemplo de esto es el Desequilibrio Cinemático causado por Tensión Suboccipital 4. Esta lesión afecta a la parte del cerebro responsable de la coordinación motora y de los estímulos sensoriales. Este defecto suele presentarse en recién nacidos que han sufrido un trauma de nacimiento causado por factores que incluyen: embarazos múltiples, partos múltiples, parto obstruido o prolongado, partos asistidos, cesáreas y demás.

¿Juegan algún papel la herencia y los genes?

Las investigaciones modernas han hecho cada vez más hincapié en la manera en la que podría influir la genética en el desarrollo de la escoliosis. La ciencia de la epigenética sugiere que un individuo que sea más vulnerable a la escoliosis puede reformar su código genético al modificar su estilo de vida, su dieta y su régimen de ejercicios.

Varios estudios se basan en evidencia concreta que demuestra que los genes sí juegan un importante papel en el desarrollo de la escoliosis. Un estudio publicado en la revista Nature Genetics defiende la posible existencia de una correlación directa entre el gen GPRI26 y el desarrollo de la escoliosis idiopática adolescente[5]. De hecho, los expertos sugieren que es muy probable que un individuo desarrolle escoliosis si lo ha padecido algún familiar suyo; hecho clínicamente denominado "componente familiar".

Los expertos también han hallado un particular defecto heredado que afecta a la percepción y a la coordinación. En niños que padecen escoliosis, es muy probable que este defecto contribuya al crecimiento anormal de su columna vertebral. A modo de ejemplo, el síndrome de Turner; una enfermedad genética que se desarrolla en las mujeres y que afecta al desarrollo físico y reproductivo, probablemente esté asociado a la escoliosis

Existen fuertes indicios obtenidos a partir de múltiples estudios de investigación que apuntan hacia el posible rol de la herencia como factor causante de la escoliosis. Los hallazgos de Wynne-Davies sugieren la existencia de un sólido patrón hereditario, apuntando tanto hacia genes autosómicos dominantes como hacia múltiples genes contribuyendo colectivamente al desarrollo de este trastorno[6]. Por otra parte, Cowell et al. sugieren que el trastorno está principalmente vinculado a la herencia, posiblemente asociado a algún gen ligado al sexo[7].

Sin embargo, resulta igual de sorprendente la observación del hecho de que, en el caso de gemelos idénticos, uno de los hermanos puede presentar la condición mientras que el otro permanece sin afectación[8].

Marcadores Genéticos

Investigaciones recientes apuntan al posible rol que juega una variación del gen CHD7, que puede hacer que ciertos individuos sean más propensos a desarrollar una escoliosis idiopática[9]. Además, los investigadores del Hospital Infantil Texas Scottish Rite, también apuntan hacia los genes CHLI y DSCAM como posibles marcadores de la escoliosis idiopática [10]. Según los expertos del hospital, ambos genes participan en el proceso de crecimiento de los nervios, estableciendo la dirección en la que debería crecer la columna vertebral. Una alteración de dicho mecanismo por una disfunción de las vías nerviosas podría rastrearse hasta la fase inicial de desarrollo de la escoliosis.

Los investigadores enfatizan que, hasta recientemente, la escoliosis ha sido considerada exclusivamente como una enfermedad ósea. Pero esta percepción está cambiando rápidamente gracias a estudios recientes que indican la presencia de posibles vías neurológicas que serían responsables de esta deformidad espinal.

Algunas enfermedades genéticas que podrían inducir al desarrollo de anormalidades físicas relacionadas con la escoliosis son las siguientes:

- Síndrome de Marfan
- Síndrome de Ehlers-Danlos
- Neurofibromatosis
- Enfermedad de Albers-Schonberg
- Ataxia de Friedreich
- Artritis reumatoide
- Osteogénesis imperfecta
- Síndrome de Cushing

De entre la población total afectada por escoliosis, existe una incidencia bastante elevada de casos en recién nacidos con deformidades espinales. Esta afección se denomina escoliosis congénita, una condición que puede conducir al desarrollo de una columna vertebral deforme. En tales situaciones, podrían existir problemas en el proceso de desarrollo de la columna vertebral. Unos ejemplos comunes de esto son las hemi-vértebras o las vértebras en cuña. Además, también existe la posibilidad de que las vértebras no se unan correctamente o que se unan formando bloques. Leerá más acerca de la escoliosis congénita en el Capítulo 3.

Hormonas, Enzimas y Procesos Corporales

Aunque el sistema endocrino conforme una unidad distinta del cuerpo humano, se han llevado a cabo investigaciones que indican que los desequilibrios hormonales podrían constituir un factor causante de la escoliosis. Consideremos el caso de la melatonina, que es una hormona secretada por el cerebro y relacionada con los patrones de sueño y de crecimiento. Debido a ciertos factores genéticos, los niveles de melatonina en sangre podrían reducirse, lo que a su vez podría afectar al tono y al desarrollo muscular durante el sueño. Al cabo del tiempo es probable que acabe provocando un efecto agravante en la curvatura de la columna. En uno de dichos estudios recientes llevado a cabo en gallinas, se observó que las inyecciones de melatonina administradas en el interior de la cavidad corporal, directamente en la glándula pineal de las gallinas deficientes, podrían prevenir el desarrollo de la escoliosis en esta especie[11].

Además, también se observó que una deficiencia de melatonina puede provocar efectos adversos en la actividad vestíbulo-espinal. Asimismo, dicho daño en la transmisión de señales desde el cerebro hasta los centros de control posturales posiblemente podría conducir a una desviación del patrón normal de actividades de los músculos de la espalda. Por otra parte, las investigaciones confirman la existencia de una correlación entre unos niveles elevados de la enzima conocida como metaloproteinasa de matriz tanto con la enfermedad degenerativa del disco como con la escoliosis.

Otras deficiencias que podrían estar asociadas a la escoliosis son las siguientes:

→ Magnesio. Se ha vinculado la carencia de nutrientes vitales, como el magnesio, con el desarrollo de un Prolapso de la Válvula Mitral (PVM) y con el desarrollo inicial y el progreso de la escoliosis.

→ Vitamina K. Una carencia de la vitamina K podría estar relacionada con períodos anormalmente largos de sangrado, con la osteoporosis y, eventualmente, con la escoliosis.

→ Vitamina D. Una deficiencia de vitamina D puede provocar Raquitismo, que a su vez podría conducir a desarrollar Pectus excavatum, el término clínico empleado para designar una caja torácica hundida, un trastorno que podría estar asociado a la escoliosis.

→ A menudo se han relacionado unos niveles bajos de la hormona estrógeno con la osteoporosis y la ostepenia, ambas estando relacionadas con la escoliosis.

Por tanto, hemos visto que las anormalidades hormonales también pueden inducir el desarrollo de la escoliosis en numerosos pacientes, al menos hasta cierto grado.

Pregúntese a sí mismo

- ¿Experimenta un dolor constante o un malestar en la espalda que no haya sido diagnosticado?
- ¿Sufre alguna de las enfermedades neurológicas o fisiológicas mencionadas anteriormente?
- ¿Padece alguna de dichas enfermedades algún familiar suyo?
- ¿Sufrió un accidente o una caída en el pasado reciente y aún siente dolor?
- ¿Presenta su apariencia física signos delatadores de escoliosis (estos se explicarán con más detalle en el Capítulo 4)?

En los próximos capítulos, leerá más acerca de cada uno de los posibles síntomas de la escoliosis y aprenderá cómo los puede identificar en sí mismo o en sus familiares.

Un Punto a Considerar

El estudio de la causa de la escoliosis es bastante multi-dimensional. Quizás una de las principales razones de ello es el hecho de que, incluso hoy en día, la escoliosis idiopática sigue siendo la forma más prevalente de este trastorno. De hecho, es la escasa claridad de la etiología del trastorno lo que provoca que el tratamiento se centre principalmente en medidas tales como los corsés y la cirugía, mientras que se promueven pocas medidas preventivas.

También es importante comprender que, debido a los complejos mecanismos del cuerpo humano, establecer una línea clara entre las numerosas causas de la escoliosis podría ser una tarea falible. Podría producirse una superposición de etiologías neurológicas y fisiológicas e incluso de vías genéticas, por lo que no debería suponer una causa de ambigüedad para el lector.

Algunos datos interesantes que debería saber:

→ No se puede prevenir la escoliosis, sin embargo, sí puede influir en la progresión de la curvatura.

→ Si ha padecido polio en su infancia, es más probable que desarrolle escoliosis u otras deformidades a medida que envejece.

→ Las atletas femeninas y las bailarinas de ballet tienen son más propensas a padecer escoliosis.

CAPÍTULO 3
Tipos de Escoliosis

E n efecto, el poder es saber: En el momento en que te preparas para combatir la escoliosis, un extenso conocimiento de su trastorno es extremadamente crucial. Antes de determinar la vía de tratamiento que va a seguir, su primer paso es saber qué tipo de escoliosis padece. Esto es exactamente lo que aprenderá en este capítulo. Hablaremos acerca de varios tipos de escoliosis, sus rasgos definitorios y cómo diferenciar los unos de los otros.

Escoliosis Estructural vs. No-Estructural

La escoliosis de diferentes tipos y trasfondos etiológicos invariablemente conduce a la presentación clave de una curvatura espinal. Sin embargo, a medida que han evolucionado las numerosas modalidades de tratamiento a lo largo de los años, ha quedado en evidencia que la detección precoz del trastorno, junto con el reconocimiento de su tipo básico, puede influir de manera eficaz en el patrón de corrección de la afección.

Tal como estudiamos en el capítulo previo, la causa básica de la curvatura espinal determinará la categorización de la enfermedad en distintos tipos de escoliosis. Por ejemplo, la escoliosis que ocurre debido a cualquier anormalidad espinal que se pudiera haber desarrollado antes del nacimiento se denomina escoliosis congénita.

Asimismo, la escoliosis que provoca cambios óseos en la columna vertebral se denominará escoliosis estructural. Mientras que aquellos síntomas resultantes de problemas no-espinales y sin la presencia de cambios óseos en la columna vertebral, se clasificarán como escoliosis no-estructural.

. Además, cada uno de estos tipos de escoliosis presentará nuevas subclasificaciones en función de diferentes criterios.

La lógica más importante y prominente que diferencia la escoliosis estructural de la no-estructural es la presencia de un componente de rotación. El elemento de rotación se encuentra presente en un individuo que padece escoliosis estructural, pero está ausente en el caso de una escoliosis no-estructural o funcional.

De hecho, aquí es interesante señalar que la escoliosis puede ser definida de varias maneras, en base a diversos criterios que principalmente incluyen:

- → Causa de la afección
- → Edad del individuo afectado
- → Ubicación de la curva

Las tablas incluidas al final de este capítulo le ofrecerán una lista clara de las diversas maneras que existen para clasificar la escoliosis.

Es interesante saber...

Que varios sub-tipos de escoliosis también pueden ser agrupados en más de una categoría, lo que podría conducir a una superposición de clasificaciones. Por ejemplo, la Escoliosis Idiopática Juvenil, que ocurre en niños, se clasifica principalmente como escoliosis idiopática. Sin embargo, también se puede estudiar bajo la categoría de escoliosis basada en la edad. Lo mismo ocurriría en el caso de la Escoliosis Idiopática Adulta. Esto no debería causarle confusión a la hora de clasificar la escoliosis. Simplemente tenga en cuenta que dicho trastorno puede ser clasificado en función de un gran número de factores que afectan a la deformidad.

Con el fin de llevar a cabo un estudio más detallado, hemos incluido descripciones de cada tipo de escoliosis en la siguiente sección.

Escoliosis Estructural

La escoliosis estructural consiste en la curvatura lateral de la columna vertebral junto con una rotación de la misma. Un ejemplo muy típico de esto es la escoliosis degenerativa, que ocurre en individuos adultos debido al proceso normal de envejecimiento. Las alteraciones de la estructura y del patrón de funcionamiento de varios componentes de la columna pueden conducir a este tipo de escoliosis. Previamente, en el Capítulo 1, ha aprendido acerca de las diferentes partes que componen la columna y la médula espinal.

Ya que la curvatura espinal, causada por varios tipos de escoliosis estructural, se establece debido a los propios problemas de la columna vertebral, esta deformidad suele ser irreversible. El trastorno puede ser tratado y manejado para controlar la progresión de la curvatura y para fomentar un estilo de vida apropiado, pero es poco probable que se pueda revertir dicha curvatura.

En la siguiente sección hablaremos acerca de los varios tipos clave de escoliosis estructural, incluyendo:

→ Escoliosis Congénita
→ Escoliosis Idiopática
→ Escoliosis Neuromuscular
→ Escoliosis Adulta

Escoliosis Congénita

La escoliosis congénita se presenta típicamente como una curvatura lateral de la columna vertebral que ocurre debido a algún defecto presente al momento de nacer. Se trata de una forma poco común de escoliosis, ya que se presenta en tan sólo uno de cada 10,000 recién nacidos. Sin embargo, los defectos presentes en recién nacidos no suelen ponerse de manifiesto hasta que el infante alcanza la adolescencia.

En el caso de infantes, existen tres tipos de deformidades que pueden provocar el desarrollo de una escoliosis congénita. A continuación explicamos cada una de ellas:

1. FALLO EN EL PROCESO DE SEPARACIÓN/SEGMENTACIÓN DE LAS VÉRTEBRAS

En las etapas más tempranas de desarrollo del feto, la columna vertebral se forma como una única columna de tejido. A medida que progresan los meses, esta columna comienza a segregarse por su cuenta, formando múltiples pequeños segmentos que eventualmente adoptan la forma de vértebras óseas. En algunos casos, este proceso de separación permanece incompleto, lo que podría resultar en una fusión parcial de la columna. Eventualmente se crea una barra ósea en la que dos o más vértebras se "fusionan" o se unen. Esta barra ósea perturbará aún más el patrón normal de crecimiento, conduciendo al desarrollo de una curvatura espinal a medida que el infante crece.

Consulte la imagen incluida al final de esta sección para obtener más información acerca de esto.

2. FALLO EN EL PROCESO DE FORMACIÓN DE LOS ELEMENTOS VERTEBRALES

Cuando no se forman los elementos vertebrales de un lado de la columna vertebral, tanto parcial como totalmente, aparece una deformidad congénita conocida como vértebras en cuña o hemivértebras. Se podría producir un grave problema de crecimiento si la barra ósea aparece a un lado de la columna vertebral y las hemivértebras al otro lado. Si no se trata esta condición, la curvatura podría crecer a un ritmo vertiginoso, causado graves problemas de crecimiento para el niño afectado.

3. CURVAS COMPENSATORIAS

A medida que se desarrolla la curvatura de su columna vertebral, ésta podría intentar equilibrar dicha curvatura mediante la creación de otras curvas en sentido opuesto en un intento de mantener una postura erguida. La curva compensatoria puede desarrollarse tanto por encima como por debajo de la zona afectada.

En algunos casos, la escoliosis congénita también puede ocurrir como resultado de trastornos específicos dependientes de género, como en el caso del Síndrome de Mayer-Rokitansky-Küster-Hauser (MRKH). Además, también se ha observado que los recién nacidos con escoliosis congénita presentan más probabilidades de padecer otras anormalidades congénitas, incluyendo anormalidades anatómicas del tracto genitourinario o defectos congénitos del corazón.

Además de lo ya mencionado, los niños que padecen el Síndrome de Rett también suelen mostrar síntomas de escoliosis. Este síndrome es un trastorno poco frecuente asociado a la mutación del cromosoma "X" y que se observa principalmente en mujeres jóvenes.

Vértebras en cuña, hemivértebras, vértebras en bloque y vértebras no segmentadas

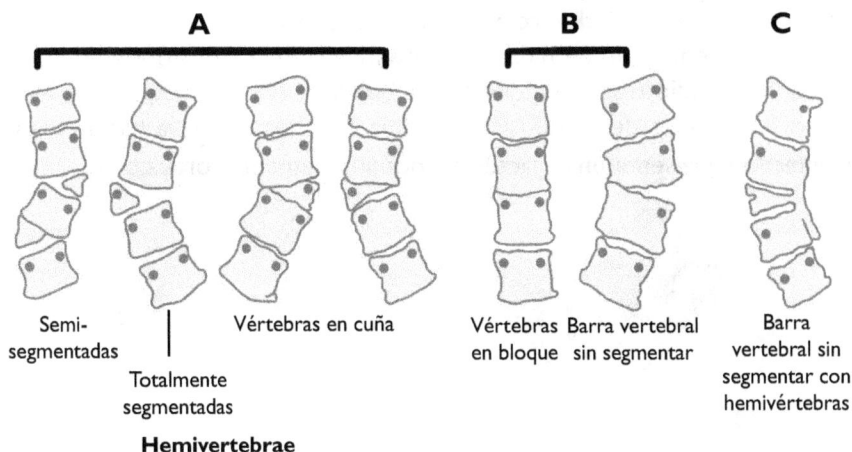

A   B   C

Semi-segmentadas | Vértebras en cuña

Totalmente segmentadas

Hemivertebrae

Vértebras en bloque   Barra vertebral sin segmentar

Barra vertebral sin segmentar con hemivértebras

Escoliosis Idiopática

Muy probablemente el tipo más común de escoliosis, esta categoría del trastorno no presenta ninguna razón o causa explicable. Cualquier caso de escoliosis que no presenta una razón o causa concreta se considera básicamente Escoliosis Idiopática. A lo largo de las décadas, diversos estudios han analizado varios posibles factores que pudieran explicar la etiología de la escoliosis idiopática, incluyendo: factores genéticos, óseos, químicos, neurológicos y musculares. Estudios de RMN, llevados a cabo en una serie de pacientes diagnosticados con escoliosis idiopática, muestran que aproximadamente de un 4% a un 26% de los pacientes padecen también algún tipo de anormalidad neurológica, tal como siringomielia y la malformación de Arnold-Chiari.

Aunque también puede ocurrir en adultos, la incidencia más común de escoliosis idiopática se observa en niños, especialmente en aquellos que parecen tener un crecimiento esquelético normal.

Cuando ocurre en niños, la escoliosis idiopática se sub-divide en tres sub-clasificaciones basadas en la edad a la que aparecen los primeros síntomas de escoliosis. A continuación hemos incluido breves descripciones de cada una de ellas.

Escoliosis Idiopática Infantil

La escoliosis que se desarrolla al momento de nacer y hasta los tres años de edad se denomina típicamente escoliosis idiopática infantil. Este tipo de escoliosis suele ser indoloro y se observa con mucha mayor frecuencia en niños jóvenes que en niñas, representando un 1% de todos los casos de escoliosis idiopática. Aunque puede que la causa sea inexplicable, en la mayoría de casos de escoliosis infantil, la columna se curva hacia el lado izquierdo y presenta un carácter predominantemente torácico.

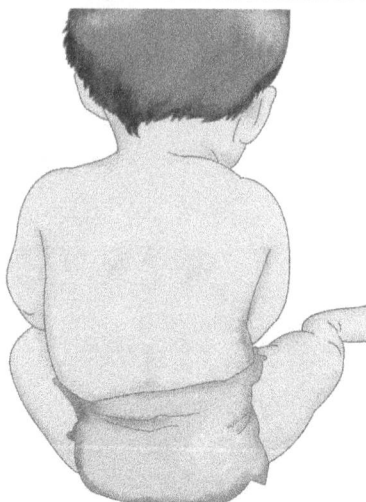

Escoliosis Idiopática Infantil de un niño de 20 meses

Sin embargo, las investigaciones también apuntan a la posibilidad de que la curvatura que se desarrolla durante los tres primeros años de vida pueda realmente resolverse al cabo del tiempo. En el año 1965, Lloyd-Roberts y Pilcher informaron que casi un 92 por ciento de los casos de escoliosis idiopática infantil podían resolverse en el primer año de vida.

También es frecuente observar que muchos de los niños pequeños que han desarrollado escoliosis o una curvatura espinal antes de los 5 años de edad pueden presentar también anormalidades cardiopulmonares.

Los expertos señalan las siguientes posibles causas que podrían provocar el desarrollo de una escoliosis idiopática infantil y de la curvatura espinal en forma de "S" en infantes

→ En algunos casos se ha relacionado el moldeado intrauterino con el desarrollo de la curva espinal. En este caso, las paredes uterinas del cuerpo de la madre ejercerían una presión anormal sobre un lado del cuerpo del feto o posicionarían al feto de manera anormal, lo que finalmente podría resultar en el desarrollo de una curva en su columna vertebral

→ Las presiones postnatales externas, que se ejercerían en situaciones en las que los infantes serían colocados apoyados sobre su espalda o su cabeza durante largos períodos de tiempo en sus cunas o camas. En dichos casos se ejercería un nivel anormal de presión sobre la espalda, lo que podría afectar gravemente a sus niveles de alineación. Por esta razón es frecuente que se asocie la escoliosis idiopática infantil con trastornos como la plagiocefalia o el aplanamiento craneal en infantes.

Aunque se sospecha que los factores anteriores podrían estar relacionados con este tipo de escoliosis, las causas concretas aún siguen presentando un carácter ampliamente hipotético y se requieren más investigaciones para confirmarlos.

Escoliosis Idiopática Juvenil

La Escoliosis Idiopática Juvenil se presenta entre los 3 y 9 años de edad. A diferencia de la escoliosis idiopática infantil, este tipo de escoliosis afecta más a las niñas que a los niños y presenta un mayor riesgo de que se produzca una rápida progresión de la curva si no se controla adecuadamente y a su debido tiempo. Un estudio controlado llevado a cabo en un total de 109 pacientes con escoliosis idiopática juvenil mostró que, a pesar de que la curva progresaba a una tasa de 1 a 3 grados por año antes de los 10 años de edad, aumentaba hasta una tasa de 4.5 a 11 grados al año a partir de dicha edad. También se ha observado frecuentemente que los niños con escoliosis idiopática juvenil tienen una mayor tendencia a presentar curvas torácicas progresivas hacia la izquierda y que están asociadas a parches vellosos anormales y a una incidencia relativamente mayor de padecer patologías intra-espinales, incluyendo trastornos como la siringomielia y la diastematomielia.

Siendo algo más común que la escoliosis idiopática infantil, la escoliosis idiopática juvenil representa aproximadamente entre un 12% y un 21% de todos los casos observados de escoliosis idiopática. Sin embargo, sí existe un patrón definido en la manera en la que la escoliosis idiopática juvenil afecta a los niños y a las niñas. En el grupo de edades comprendidas entre los 3 y los 6 años, casi el mismo número de niños que de niñas presentan una elevada probabilidad de desarrollar curvatura espinal. Sin embargo, en el próximo grupo, de edades comprendidas entre los 6 y los 10 años, más niñas que niños presentan probabilidades de ser afectados por este trastorno

El pronóstico en el caso de este tipo de escoliosis idiopática suele ser positivo, siempre que se inicie un diagnóstico preciso y precoz, así como un manejo adecuado del trastorno.

Escoliosis Idiopática Adolescente (EIA)

La escoliosis idiopática se desarrolla en adolescentes entre las edades de 10 y 18 años, con la presencia de una curvatura espinal lateral de más de 10 grados. El dato más importante acerca de la EIA es su mayor incidencia en el caso de chicas que en el caso de los chicos, probablemente debido al marcado y prematuro crecimiento físico, así como a la progresión que sufren las chicas jóvenes durante la pubertad. De hecho, entre un 60 y un 80% de los casos de EIA se observan en chicas jóvenes. La EIA es el tipo de escoliosis más común, presentándose en al menos un 4% de todos los niños de entre 9 y 14 años de edad. Además, la EIA se observa con mayor frecuencia en aquellos niños que presentan antecedentes familiares de dicha deformidad.

Sabía que...

La Escoliosis Idiopática Adolescente (EIA) presenta el mejor pronóstico de entre todos los tipos de escoliosis, lo que implica que, si se detecta en el momento indicado, su tratamiento y manejo podrían resultar tener un gran éxito.

También es importante señalar aquí que la curvatura espinal en la EIA, si no se trata, puede progresar rápidamente y conducir a una deformidad importante. Además, estas deformidades podrían provocar una gran angustia psicológica y discapacidades físicas en los adolescentes afectados. Asimismo, debido a la rotación de las vértebras, el trastorno afecta a la caja torácica, pudiendo eventualmente afectar a la función pulmonar y cardiaca, consecuentemente provocando síntomas graves como la falta de aliento.

Tipos de Escoliosis Idiopática – Datos Clave

Escoliosis Idiopática Infantil	Escoliosis Idiopática Juvenil	Escoliosis Idiopática Adolescente
Edad: Desde el nacimiento hasta los 3 años	Edad: De 3 a 9 años	Edad: De 9 a 18 años (edad adulta)
Más frecuente en niños que en niñas	Más frecuente en niñas que en niños	Más frecuente en niñas que en niños
Representa un 1% de todos los casos de Escoliosis Idiopática	Representa alrededor de un 12-21% de todos los casos de Escoliosis Idiopática	Tipo más habitual de Escoliosis Idiopática

Escoliosis Neuromuscular

Derivado del término "neuro", que significa nervios, este tipo de escoliosis ocurre debido a la presencia de una anormalidad durante el desarrollo de la columna vertebral provocada por ciertos trastornos neurológicos o cualquier tipo de debilidad muscular. En otras palabras, la escoliosis neuromuscular es el resultado de una falta de control de los nervios y de los músculos que soportan la columna vertebral.

Existe un patrón específico de funcionamiento muscular que actúa para mantener un soporte adecuado de la columna vertebral para su crecimiento, alineamiento y equilibrio. Existen un gran número de dichos trastornos neuromusculares que pueden alterar el funcionamiento normal del mismo, provocando la curvatura de la columna vertebral, tanto como un resultado final como una consecuencia asociada, que generalmente presentaría una naturaleza progresiva.

Una anormalidad de la función neuromuscular que provoca escoliosis idiopática tiene tres   clasificaciones:

→ Neuropática – Este es el término empleado para definir la escoliosis que ocurre debido a una función nerviosa anormal resultante de enfermedades tales como la parálisis cerebral.

→ Miopática – Este término se refiere a la curvatura que se desarrolla debido a la función muscular anormal resultante de enfermedades tales como la distrofia muscular.

A continuación hemos enumerado algunas de las enfermedades neuromusculares más comunes que podrían provocar este tipo de escoliosis:

- Parálisis cerebral
- Espina bífida
- Tumores de la médula espinal
- Neurofibromatosis
- Distrofia muscular
- Trastornos paralíticos

Dato importante...

La mayoría de estas enfermedades provocan cambios neuromusculares durante la infancia. Este es, incidentalmente, el momento en el que el cuerpo y la columna vertebral se encuentran en pleno proceso de crecimiento y de ajuste para satisfacer las necesidades del crecimiento físico.

Estudiemos algunos datos importantes acerca de la escoliosis neuromuscular:

→ Los niños que padecen este tipo de escoliosis suelen presentar una deficiente coordinación de su tronco, cuello y cabeza.

→ La cifosis, una curvatura anormal de la columna vertebral hacia delante, se presenta a menudo como trastorno co-existente.

→ Las probabilidades de que se produzca una progresión de la curvatura son mucho más elevadas si la misma se ha desarrollado en etapas tempranas. Asimismo, es más probable que una curva que ya era grave al realizar el diagnóstico inicial, progrese a un ritmo mucho más veloz.

→ Las curvas que se desarrollan en el caso de la escoliosis neuromuscular suelen ser más largas, extendiéndose hasta el final del cóccix.

→ También se podría presentar una oblicuidad pélvica en el caso de niños que padecen este tipo de escoliosis. En esta afección, la pelvis se encuentra inclinada, con un lado situado en una posición más elevada que el otro.

→ Las curvas torácicas de mayor tamaño (80° o más) y las curvas hiperlordóticas, o curvas hacia atrás, también podrían estar asociados a problemas pulmonares.

La progresión de la curva en la escoliosis neuromuscular suele ser mucho más veloz que en el caso de la escoliosis idiopática. Aunque algunos de estos niños podrían caminar y llevar a cabo actividades físicas normales, la mayoría acabarán dependiendo del uso de una silla de ruedas durante la adolescencia.

Escoliosis Adulta

Con la edad, los tejidos blandos de la columna vertebral y de otros componentes podrían experimentar cierto grado de desgaste, conduciendo a la formación de una curvatura en su columna. Los expertos definen la escoliosis adulta como una deformidad espinal en un individuo que, por lo demás, sería esqueléticamente maduro, presentando una curvatura de más de 10° según mediciones llevadas a cabo siguiendo el método de Cobb.

Con fines de estudio, podemos clasificar la escoliosis degenerativa en tres tipos distintos:

1. Escoliosis degenerativa pura

Cuando individuos que presentan una columna vertebral perfectamente alineada y sana desarrollan curvaturas simplemente como resultado del proceso normal de envejecimiento, el trastorno se denomina escoliosis degenerativa pura. Algunos expertos también se refieren a la escoliosis degenerativa pura como escoliosis degenerativa del adulto "de novo", literalmente implicando que la escoliosis degenerativa adulta se desarrolla debido a la edad avanzada del individuo afectado.

En el caso de la escoliosis adulta, la deformidad comienza a medida que envejecen los discos intervertebrales, conduciendo a la degeneración y finalmente concluyendo en una falta de competencia de los elementos espinales posteriores, especialmente de las articulaciones facetarias. Eventualmente, la rotación axial que se espera de los segmentos espinales relevantes provoca una inestabilidad espinal lateral y una posterior laxitud o una mayor elasticidad de los ligamentos espinales.

2. Curvas idiopáticas con degeneración

En niños diagnosticados con escoliosis infantil, juvenil o adolescente, la curvatura empeora aún más a causa del proceso normal de envejecimiento. A pesar de que dicha curvatura se haya originado durante la infancia, la degeneración asociada al proceso de envejecimiento podría empeorar la curvatura.

3. Causas secundarias

Existen un gran número de factores causantes en la vida de los individuos adultos que podrían conducir al desarrollo de una curvatura espinal, tales como tumores, fracturas, traumas o accidentes.

Escoliosis No-Estructural

La escoliosis no-estructural o funcional es otro tipo de trastorno. Mientras que la escoliosis estructural emana de un trastorno o una enfermedad espinal subyacente, la escoliosis no-estructural deriva de factores que podrían no estar directamente relacionados con problemas de la columna vertebral. En este caso, la curvatura de la columna vertebral resultaría de algún problema presente en otra parte del cuerpo, tal como una enfermedad en proceso de desarrollo, el estilo de vida del individuo afectado u otras diversas razones.

A grandes rasgos, podemos clasificar la escoliosis no-estructural en cuatro tipos diferentes, incluyendo:

→ **Compensatoria** – La principal causa subyacente de la escoliosis compensatoria, no-estructural es una discrepancia entre la longitud de ambas piernas. Este tipo de escoliosis ocurre como resultado de los esfuerzos que lleva a cabo su cuerpo para ajustar dichas discrepancias.

→ **Ciática** – Cuando su cuerpo intenta controlar y evitar el dolor provocado por un problema del nervio ciático mediante su inclinación hacia un lado, gradualmente podría desarrollar este tipo de escoliosis.

¿Qué es un Nervio Ciático?

El nervio ciático es el nervio más largo y grueso del cuerpo humano. El dolor experimentado a lo largo de dicho nervio puede provocar un malestar severo, así como entumecimiento u hormigueo, en alguna de las extremidades inferiores..

→ **Inflamatoria** – Este tipo de escoliosis no-estructural se debe a condiciones inflamatorias tales como la apendicitis o los espasmos musculares.

→ Postural – Hábitos posturales inadecuados observados durante un largo período de tiempo pueden conducir al desarrollo de este tipo de escoliosis no-estructural, que podría corregirse mediante métodos específicos de manejo.

A diferencia de la escoliosis estructural, la escoliosis funcional o no-estructural puede ser reversible. En otras palabras, la columna vertebral puede recuperar su alineamiento normal en el caso de que se puedan controlar los factores agravantes.

Tipos de Escoliosis en Función de la Ubicación de la Curva

Además de todos los criterios de clasificación ya mencionados, la ubicación y el tipo de curva también son factores empleados para clasificar la escoliosis. Podemos distinguir entre tres tipos de escoliosis en base a estos criterios:

1. Escoliosis torácica: Este tipo de escoliosis se observa en aquellos casos en los que la curvatura espinal afecta a la región torácica. La curva se observa típicamente desviada hacia el lado derecho del cuerpo, aproximadamente en el centro de la espalda.

2. Escoliosis lumbar: Tal como sugiere su nombre, la mayor parte de la escoliosis se concentra en la región lumbar o en la zona inferior de la espalda. En este caso la curvatura se observa principalmente desviada hacia el lado izquierdo de la columna vertebral.

3. Escoliosis toracolumbar: En este caso, la curvatura predomina en la zona de unión de la región torácica y lumbar de la columna vertebral.

Tablas y Diagramas

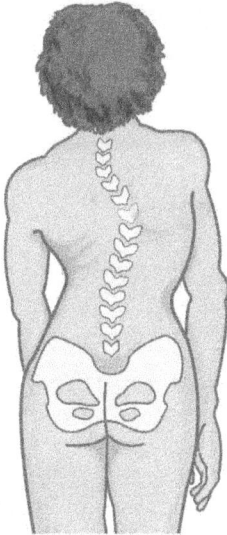

Curva torácica

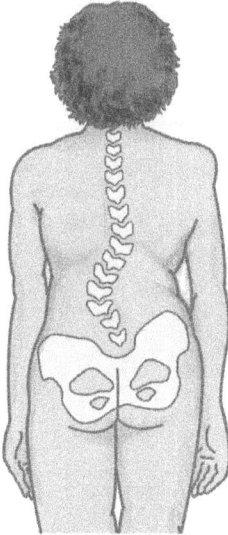

Curva lumbar

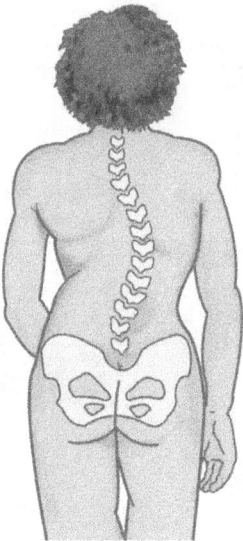

Curva
toracolumbar

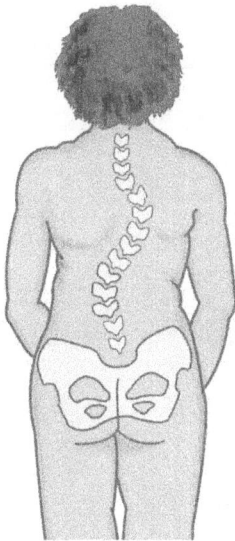

Doble curva
mayor

Tipos de Escoliosis

(1) Escoliosis Estructural (En función de la causa, curvatura irreversible)

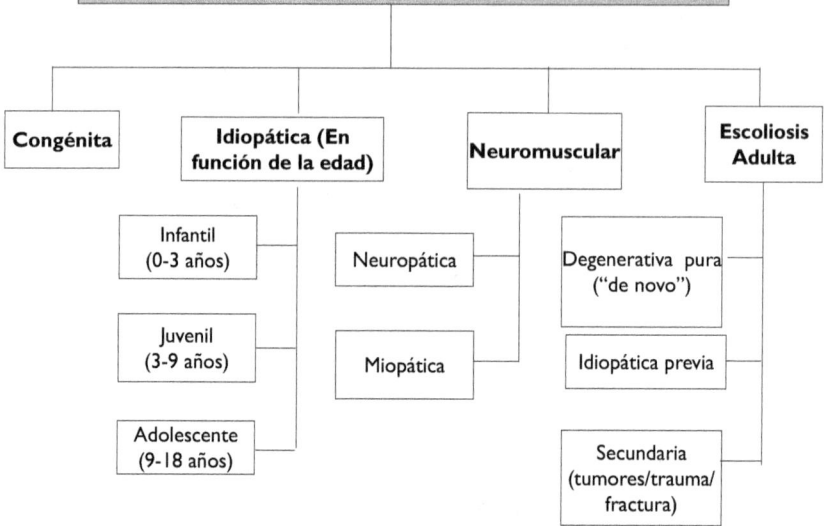

- **Congénita**
- **Idiopática (En función de la edad)**
  - Infantil (0-3 años)
  - Juvenil (3-9 años)
  - Adolescente (9-18 años)
- **Neuromuscular**
  - Neuropática
  - Miopática
- **Escoliosis Adulta**
  - Degenerativa pura ("de novo")
  - Idiopática previa
  - Secundaria (tumores/trauma/fractura)

(2) Escoliosis No-Estructural (En función de la causa, curvatura reversible)

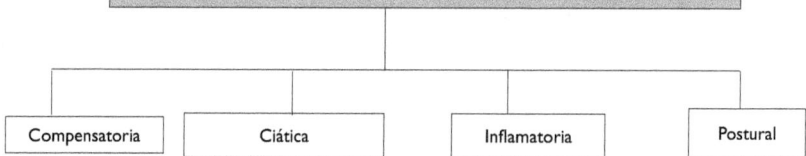

- Compensatoria
- Ciática
- Inflamatoria
- Postural

(3) En función de la ubicación de la curva

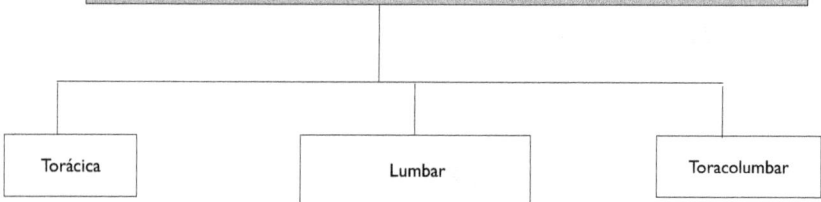

- Torácica
- Lumbar
- Toracolumbar

CAPÍTULO 4

Reconociendo la Enfermedad

En este capítulo hablaremos acerca de los principales signos de la escoliosis, tanto los comunes como los menos frecuentes. Le enseñaremos cómo reconocer los cambios iniciales que ocurren en el aspecto físico tanto de los niños como de los adultos que padecen escoliosis. También analizaremos el dolor asociado a la escoliosis y las varias formas en las que se puede presentar. Leerá más acerca de los signos menos frecuentes pero más críticos de la enfermedad, tales como la dificultad respiratoria y el dolor de pecho, que indican la necesidad de comenzar un tratamiento médico de inmediato.

Anormalidades Físicas

Un desequilibrio del aspecto físico es una señal clave de la escoliosis, definida por un cambio obvio de la postura y de la curvatura de la columna vertebral, tanto en niños como en adultos. Los expertos describen estos cambios como una dirección anormal de la curvatura espinal o desequilibrios que tienen el potencial de afectar cada parte del sistema corporal.

Saber que la escoliosis puede afectar y cambiar nuestro cuerpo es el primer paso a la hora de reconocer esta enfermedad. Dicho de otro modo, la deformidad espinal tiene el potencial de:

→ Cambiar su aspecto físico

→ Cambiar la manera en la que lleva a cabo sus actividades diarias, incluyendo cómo se sienta, se mantiene de pie y camina

→ Cambiar totalmente su manera de vivir

En las siguientes secciones le ofreceremos una guía detallada y fácil que podrá emplear para reconocer esta afección, desde sus signos físicos, las características del dolor y otros síntomas menos frecuentes como la dificultad respiratoria y el dolor de pecho. Más adelante, en los capítulos finales, también podrá analizar la gravedad de sus síntomas y en qué estado de progresión de la enfermedad debería considerar optar por una corrección quirúrgica de su deformidad.

A pesar de que los signos iniciales de la escoliosis pueden ser bastante comunes en todos los grupos de edad, existen algunos cambios esqueléticos que son más prominentes y fáciles de detectar en niños jóvenes y en adolescentes. A continuación enumeramos los 10 principales signos de cambios en el aspecto físico, específicamente del sistema óseo, que podrían ocurrir en el grupo de edad más joven.

Los 10 Principales Cambios Provocados por la Escoliosis

1. Uno de los omóplatos tendrá una posición más elevada y será más prominente que el otro

2. Los hombros podrían tener un aspecto redondeado

3. Una cadera podría ser más prominente que la otra

4. Un brazo podría aparentar ser más largo que el otro

5. Una pierna podría aparentar ser más corta que la otra, especialmente al estar tumbado

6. La ropa podría colgar de manera desigual

7. El pecho podría tener un aspecto hundido

8. Cintura asimétrica

9. La caja torácica podría ser más prominente hacia un lado del cuerpo

10. Pliegues abdominales anormales

Notas Importantes

El cuerpo entero está conectado directa o indirectamente gracias a la columna vertebral. Por tanto, cualquier cambio que sufra la columna vertebral alterará la alineación de todo el cuerpo, provocando anormalidades, lesiones, una disminución de las funciones corporales y dolor en cualquier articulación.

Examinemos más de cerca los síntomas previamente mencionados:

→ ¿Por qué tienen los hombros un aspecto desigual?

→ En el lado convexo de la curvatura espinal, el hombro parece encontrarse en una posición más elevada en comparación con el lado cóncavo de la misma.

→ ¿Por qué parece que el cuerpo entero se encuentra desalineado?

→ En la estructura esquelética de un adulto normal y sano, la parte superior del cráneo debería estar perfectamente alineada con el centro del hueso pélvico. Esto no ocurre en individuos que presentan escoliosis, debido a la curvatura lateral de la columna vertebral que provoca la consecuente desalineación de todo el cuerpo.

→ ¿Por qué está más elevada una de las caderas?

→ Esto ocurre especialmente cuando existe una curvatura prominente en la parte baja de la espalda, constituyendo uno de los rasgos más prominentes de la escoliosis.

→ ¿Qué le ocurre a la piel que cubre el cóccix?

→ Una señal clara de afecciones como la neurofibromatosis podría presentarse en la piel que cubre el cóccix, con la presencia de un pequeño parche de piel rojizo, escamoso o con más vello de lo habitual

Sabía que...

Ya que los primeros cambios físicos que se presentan como resultado de la escoliosis son detectados por un miembro de la familia o por un amigo, es muy común que el trastorno se confunda con un problema muscular. Consulte con su médico de cabecera en el momento en el que detecte cualquier síntoma relevante de escoliosis, ¡de lo contrario podría sufrir un deterioro rápido y drástico de su afección!

En los siguientes capítulos, leerá más acerca de las pruebas específicas que han sido desarrolladas para detectar la presencia de escoliosis, especialmente basadas en los cambios que ocurren en la estructura esquelética.

Además de lo anteriormente mencionado, en bebés y en recién nacidos, la escoliosis se reconoce específicamente como:

→ Una protuberancia visible hacia un lado de la espalda o del pecho del bebé

→ La tendencia que presenta el bebé de acostarse de manera continuada sobre el mismo lado

Es importante saber que...

Con mucha frecuencia, las señales tempranas de escoliosis pueden pasar desapercibidas en niños, sólo para volverse más visibles a medida que empeora la curvatura en etapas más tardías. Por lo tanto, es importante prestar atención a la mínima señal detectada durante exámenes físicos rutinarios llevados a cabo en la escuela y buscar atención médica adicional. La detección precoz puede incluso ayudar a que los especialistas frenen o ralenticen la progresión de la curvatura.

Signos Iniciales en Adultos

Además de los anteriores signos observados en la edad de grupo juvenil, también existen algunos cambios físicos y anormalidades que aparecen específicamente en adultos. Estos aparecen debido a la compresión del sistema nervioso por parte de la columna vertebral. En este caso, puede que detecte alguno de estos síntomas:

- Incontinencia urinaria o pérdida de control de la vejiga
- Incontinencia intestinal o pérdida del control intestinal
- Debilidad o entumecimiento de las piernas, pies y dedos de los pies
- En el caso de los hombres, disfunción eréctil o la incapacidad de mantener una erección

Alguno de los otros síntomas que podrían ser exclusivo para adultos incluyen:

- En el caso de las mujeres, un tamaño desigual de los senos
- Diferencia de la altura entre ambos lados de la caja torácica

También pueden detectarse diferencias visibles en la textura o la apariencia de la piel, especialmente a ambos lados de la columna vertebral.

Todo Sobre el Dolor

Antes de profundizar más en la relación que existe entre la escoliosis y el dolor, dediquemos unos minutos a comprender en qué consiste el dolor:.

Puede sentir dolor, ¿pero podría tratarse simplemente de una sensación de malestar? ¿Es simplemente algo que no puede tolerar o es un síntoma de otra anormalidad presente en su cuerpo, o incluso un síntoma de una enfermedad o de una lesión que se podría presentar en el futuro cercano?

Los expertos definen el dolor como una sensación desagradable, enviada al cerebro a través de neuronas sensoriales. Además de ser una simple sensación, también incluye los siguientes tres aspectos:

- → Conciencia física del dolor
- → Percepción del malestar
- → Percepción subjetiva/individualizada del malestar

La Escoliosis y el Dolor

Siempre y cuando su curvatura se encuentre en sus fases iniciales de desarrollo, en la mayoría de los casos la escoliosis no será dolorosa, sea cual sea la edad del paciente. Esta es exactamente la razón por la que la escoliosis puede pasar desapercibida al comienzo de su desarrollo, hasta el punto en el que aparecen los síntomas físicos, tal como se explicó previamente. Sin embargo, en algunos casos, la escoliosis también provoca la aparición de dolor, tanto debido a contracciones o espasmos musculares anormales como a problemas secundarios provocados por la curvatura.

¿De dónde procede el dolor por escoliosis? ¿Se trata de un dolor óseo o muscular? ¿Se trata de un dolor neuropático o es un dolor referido? Según los expertos, el dolor está íntimamente ligado a los músculos. Dicho de otro modo, el dolor de la escoliosis procede de los músculos que rodean a la zona dañada y que se encuentran constantemente contraídos sin la posibilidad de relajarse jamás. Estos músculos, debido a su estado de contracción mes tras mes, acaban doloridos y finalmente resultan en el dolor escoliótico.

Características del dolor

El dolor de espalda y el constante dolor muscular suelen aparecer como uno de los síntomas iniciales y más frecuentes de la escoliosis. Estos tipos de dolor pueden presentar uno o más de las siguientes características

- El dolor empeora cuando se encuentra de pie/sentado y mejora cuando se tumba sobre su espalda o de lado
- Dolor constante, independientemente de la posición en la que se encuentre
- El dolor viaja a través de su columna vertebral hasta sus caderas, piernas o incluso sus brazos, tanto si se encuentra de pie como caminando

En trastornos específicos tales como la escoliosis degenerativa, el dolor asociado presenta sus propios aspectos típicos. El dolor que resulta de la escoliosis degenerativa generalmente presenta uno o más de los siguientes rasgos:

→ Se desarrolla a lo largo del tiempo y comienza asociado a la actividad física.

→ Es más intenso por la mañana y se reduce gradualmente con la actividad.

→ Empeora durante la segunda mitad del día.

→ Resulta más doloroso estar de pie o caminar que estar sentado, debido a la presión ejercida sobre las articulaciones facetarias de la columna vertebral.

→ Resulta más doloroso estar de pie o caminar, experimentando dolor especialmente en la zona de las piernas

Resulta interesante señalar que a menudo existe un debate acerca de si el dolor por escoliosis existe de verdad o si es simplemente un malestar percibido por el paciente como un dolor crónico. Pues bien, las investigaciones apuntan a que el dolor de la escoliosis ocupa el octavo puesto en una escala de dolor de diez puntos, mientras que un dolor dental suele ocupar el sexto puesto en su peor estado.

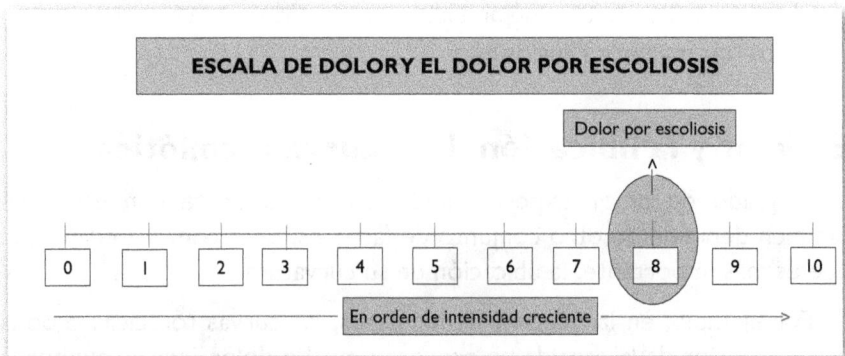

ESCALA DE DOLOR Y EL DOLOR POR ESCOLIOSIS

Dolor por escoliosis

0 1 2 3 4 5 6 7 8 9 10

En orden de intensidad creciente

Tipos de Dolor

Todos los tipos de dolor experimentados por el paciente con escoliosis son ampliamente agrupados por los expertos en dos grupos. Estos grupos cubren toda la gama de los aspectos físicos de este trastorno junto con cualquier factor psicológico relacionado.

Dolor Sintomático

Este tipo de dolor está relacionado con las causas que realmente afectan a la columna vertebral. El dolor emana de cualquier componente de la columna, de los músculos de la espalda e incluso de algunos órganos internos. Este dolor puede producirse debido a factores tales como el contacto entre huesos y la compresión de nervios o de órganos.

Dolor Psicosomático

En algunos casos, un paciente que sospecha padecer de escoliosis tiene un miedo intrínseco de que su diagnóstico resulte positivo. A causa de su temor, su cerebro comienza a crear síntomas dolorosos simplemente como resultado de su aprehensión, a pesar de que no exista ninguna causa biológica verdadera del dolor. Este tipo de dolor emana de y es propagada por la mente, en comparación con el dolor sintomático en el que el dolor procede del cuerpo. El dolor que resulta de dichas causas psico-emocionales tiende a responder mucho mejor a los conocimientos y a la terapia cognitiva que a los tratamientos clínicos en sí.

El dolor y la ubicación de la curva escoliótica

El grado de dolor experimentado por un paciente con escoliosis también depende de otro conjunto de factores, tales como la edad, y, lo que es más importante, la ubicación de su curvatura

Por ejemplo, en la mayoría de los casos, las curvas torácicas o de la parte superior de la espalda no provocan mucho dolor, incluso aunque la curvatura sea de 90-100°. Por otra parte, las curvas lumbares de más de 45° tienden a provocar dolor en la mayoría de los casos.

La Función Pulmonar Anormal y el Dolor de Pecho

Existen un gran número de problemas que pueden afectar a cualquier conjunto de órganos y a sus funciones a través del cuerpo, incluyendo los conductos respiratorios, el corazón, los pulmones y los vasos sanguíneos. Simplemente con fines de referencia, mientras que la dificultad respiratoria es conocida clínicamente como disnea, la hiperventilación es el término otorgado por los expertos para describir una respiración rápida y excesiva.

Cuando uno presenta una escoliosis torácica de 70° o más, la curvatura anormal comienza a invadir el espacio que alberga a su corazón y a sus pulmones. Si este proceso continúa durante un largo período de tiempo, la capacidad pulmonar y cardíaca podría verse comprometida, conduciendo a una dificultad respiratoria y a dolor de pecho.

Las investigaciones demuestran que, si no se tratan, tanto como un 0.2% a un 0.5% de casos de escoliosis pueden eventualmente alcanzar un punto en el que este espacio quede restringido dentro de la caja torácica, afectando al óptimo rendimiento pulmonar y cardíaco. En esta etapa, sus pulmones se verán forzados a trabajar mucho más de lo requerido, lo que resultará en alguna forma de dificultad respiratoria e incluso en dolor de pecho.

La dificultad respiratoria consiste principalmente en un síntoma de la tercera fase de la escoliosis (consultar tabla a continuación). Esto implica que no aparece inmediatamente tras el desarrollo inicial de la curvatura espinal. En su lugar, comenzará a desarrollarse sólo en el momento en el que empeore dicha curvatura, cuando la misma acabe provocando la torsión de su caja torácica. Este movimiento puede crear una gran presión sobre su corazón y sus pulmones, resultando en dificultad respiratoria aguda o en disnea. En otras palabras, debido a este fenómeno, su pecho realmente acaba perdiendo espacio, impidiendo su capacidad de respirar libremente

Sabía que...

En promedio, un adulto sano y normal con un peso aproximado de 70 kilogramos (150 libras) respira a una tasa de 14 respiraciones por minuto en estado de reposo.

Se han llevado a cabo estudios que demuestran que existe otro mecanismo asociado entre la ubicación de la curvatura y la dificultad respiratoria. Por ejemplo, en el caso de pacientes con una curvatura torácica de 50° o más, los riesgos de experimentar dificultades respiratorias e incluso la muerte son relativamente mayores.

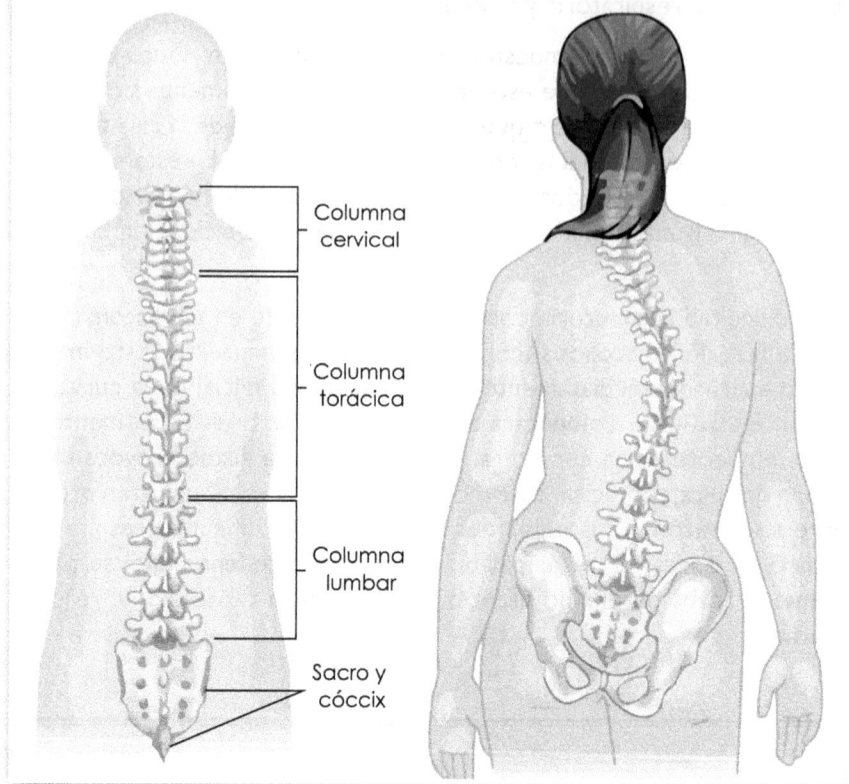

La Escoliosis y la Dificultad Respiratoria

Columna
cervical

Columna
torácica

Columna
lumbar

Sacro y
cóccix

A estas alturas, también ayuda saber que la dificultad respiratoria y el dolor de pecho se pueden presentar incluso como un síntoma o un resultado de la escoliosis años después de que se haya determinado el diagnóstico inicial. Los individuos jóvenes diagnosticados con escoliosis en una etapa temprana de su vida, a menudo reportaban una dificultad respiratoria o un dolor de pecho repentino 10-12 años después de haber sido diagnosticados y tras asumir que se había detenido la progresión de su curvatura.

SÍNTOMAS DE LA ESCOLIOSIS – 3 ETAPAS

Etapa 1 - Desarrollo inicial	Inmediatamente visible	No
Cambio postural leve	Provoca dolor	No
Curvatura espinal	Se puede detectar	Sí, mediante una examen médico
Desequilibrio/desalineación del cuerpo	Atención médica	Puede ser controlado

Etapa 2 - Progresión	Inmediatamente visible	En ocasiones
Postura inclinada aparente	Provoca dolor	Aparición de dolor leve
Curvatura espinal prominente	Se puede detectar	Sí, mediante un examen médico
Progresión del desequilibrio/desalineación del cuerpo	Atención médica	Puede ser controlado

Etapa 3 - Curvatura Aguda/Grave	Inmediatamente visible	Sí
Cambios físicos drásticos	Provoca dolor	Crónico, constante
Desarrollo de la discapacidad física	Se puede detectar	Sí
Dificultad respiratoria, dolor de pecho	Atención médica	Uso de corsés, terapia física, cirugía

CAPÍTULO 5

Detección y Diagnóstico

Ahora que ya sabemos cuáles son los síntomas delatores iniciales que podrían indicar la presencia de escoliosis, continuaremos con las herramientas diagnósticas que se emplean durante las evaluaciones de este trastorno. También hablaremos acerca de los pros y contras del concepto de evaluación y trataremos varios aspectos de las distintas herramientas de evaluación..

La Evaluación – El Proceso, los Aspectos, los Pros y Contras

Evaluación es el término clínico otorgado al grupo de procesos llevados a cabo para detectar la presencia de una enfermedad durante una exploración médica. En términos de escoliosis, la evaluación se refiere al examen físico llevado a cabo para identificar un trastorno de escoliosis en casos no reconocidos de las masas.

El objetivo clave del proceso es confirmar o contradecir la evaluación del análisis postural y relacionar la deformidad externa observada con la gravedad interna de la distorsión espinal.

La Asociación Americana de Enfermedades Crónicas define el proceso de evaluación como, "Una presunta identificación de una enfermedad o de un defecto inidentificado mediante la aplicación de pruebas, exámenes médicos y otros procedimientos de rápida aplicación".

Es importante saber que...

El proceso de diagnóstico comienza con el reconocimiento del trastorno a partir de los síntomas físicos iniciales. Posteriormente se continúa con el proceso de detección mediante el empleo de pruebas de movimiento físico y eventualmente se mide la curvatura.

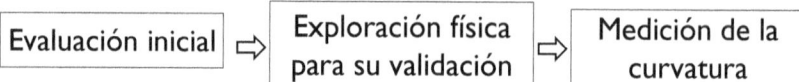

Evaluación inicial	⇨	Exploración física para su validación	⇨	Medición de la curvatura

Mientras que en el anterior capítulo tratamos la primera parte de dicho proceso, en este capítulo nos centraremos en el proceso de evaluación médica, y en el siguiente hablaremos acerca de cómo se mide la curvatura de la columna vertebral.

Proceso de Evaluación de la Escoliosis – Su Propósito

El proceso de evaluación de la escoliosis se basa principalmente en los movimientos físicos; se lleva a cabo con mayor frecuencia en los colegios, ya que estos son los lugares en los que existe una mayor probabilidad de acceder a la mayoría de los niños.

Llegados a este punto, es útil sopesar por qué es tan importante este proceso en la detección de la escoliosis. Los expertos señalan que la evaluación física de cualquier presunto caso de escoliosis presenta el principal objetivo de excluir cualquier otra posible causa de la deformidad espinal. Consistiendo básicamente en un diagnóstico de exclusión, la evaluación inicial permitirá que el profesional médico descarte otras causas secundarias de la curvatura y de los síntomas asociados. A modo de ejemplo, algunas de las causas secundarias que se deben descartar mediante los procesos de detección incluyen:

- Trastornos heredados del tejido conectivo, tales como el Síndrome de Ehlers-Danlos y de Marfan
- Trastornos neurológicos tales como la Siringomielia, el Síndrome de la médula anclada y la parálisis cerebral
- Problemas musculoesqueléticos tales como la displasia congénita de cadera, el síndrome de Klippel-Fiel y similares

La Evaluación en los Colegios – Características

Un gran número de estados de los EE.UU. ha establecido guías para los programas obligatorios o voluntarios para la evaluación de la escoliosis en colegios. En las siguientes secciones trataremos en detalles varios aspectos del proceso de evaluación y resaltaremos los puntos clave de las investigaciones. Además, también trataremos varios aspectos de la eficiencia, los pros y contras y la necesidad de dichos programas de evaluación, especialmente en los colegios.

Está comprobado que la incidencia de la Escoliosis Idiopática Adolescente (EIA) es mucho más elevada que la de las demás formas del trastorno. Esto reitera la necesidad de diagnosticar y de evaluar a los niños en edad escolar cuando aún son adolescentes.

Históricamente, los niños en edad escolar han sido evaluados de escoliosis en base a diferentes grupos de edad, incluyendo:

→ Primer caso – De 10-15 años de edad, tanto chicos como chicas
→ Segundo caso – De 10-12 años de edad en el caso de las chicas, y de 13-14 años de edad en el caso de los chicos

A continuación explicaremos cada uno de estos casos en detalle.

Primer Caso

Llevar a cabo la evaluación en el grupo de edades comprendidas entre los 10 y 15 años posibilita la detección de las curvas espinales en una etapa muy temprana. Esto evita muchas de las complicaciones de salud que podrían sufrir estos niños. Sin embargo, este proceso suele resultar ser muy caro y requiere mucho tiempo.

Segundo Caso

Llevar a cabo una evaluación de manera tan selectiva ayuda a que el equipo de profesionales de la salud se centre únicamente en los niños en situación de alto riesgo. Sin embargo, también permanece elevada la posibilidad de pasar por alto posibles casos de escoliosis.

Entretanto, en las situaciones en las que no se lleva a cabo ningún tipo de evaluación, existen grandes ahorros de recursos y de tiempo. No obstante, esto puede resultar ser mucho más caro a la larga en términos de futuras complicaciones de salud y de la progresión de la curvatura.

Un dato interesante...

Con unos programas de evaluación tan extendidos y generalizados, ¿no resulta extraño que haya tantos niños sin diagnosticar? Pues bien, los expertos atribuyen este fenómeno al estilo de la vestimenta y a la moda. Con tantos jóvenes usando ropa tan holgada y de moda, especialmente durante sus años adolescentes, ¡es muy probable que una curvatura de progresión lenta pase desapercibida!

Un Debate

Durante las últimas décadas, la evaluación de la escoliosis se ha convertido prácticamente en un elemento integral de las exploraciones médicas rutinarias en los colegios, especialmente para determinar la presencia de escoliosis idiopática adolescente. En los capítulos anteriores le mostramos la importancia de la detección precoz de la escoliosis en este grupo de edad para evitar la futura progresión de la curvatura.

Los informes periódicos de investigación y las directrices emitidas por varias agencias gubernamentales soportan la necesidad de llevar a cabo evaluaciones regulares de la escoliosis y de informar de las curvaturas para su ulterior tratamiento. La Academia Americana de Cirujanos Ortopédicos recomienda una evaluación regular en el caso de niñas del grupo de edades comprendidas entre los 11 y los 13 años y de niños del grupo de edades comprendidas entre los 13 y los 14 años. Asimismo, una directiva emitida por el Grupo de Trabajo de Servicios Preventivos de los EE.UU en 1996, instruye a los médicos a que permanezcan alertas por la presencia de curvaturas prominentes en adolescentes durante sus evaluaciones médicas rutinarias.

Sin embargo, existe otro inconveniente que resulta de tal nivel de alerta elevada y de la enorme importancia atribuida a las evaluaciones rutinarias. Esta desventaja se presenta en la forma de un exceso de derivaciones médicas procedentes de los colegios debido a la detección de curvas insignificantes en adolescentes. No obstante, existen una serie de estudios que demuestran que el exceso de derivaciones médicas ocurre incluso en aquellos casos en los que se emplean un número elevado de herramientas diagnósticas, lo que implica, por tanto, que las evaluaciones físicas por sí solas no justifican el exceso de los casos de derivaciones médicas.

Asimismo, también existen contradicciones entre dichas directrices y pautas. Por ejemplo, la Academia Americana de Pediatría estipula que se debe llevar a cabo la Prueba de Inclinación hacia Delante durante las exploraciones médicas rutinarias a los 10, 12, 14 y 16 años de edad. Sin embargo, debido a las contradicciones que acabamos de mencionar, estas recomendaciones no son respaldadas por ninguna evidencia existente.

También se recomiendan las exploraciones rutinarias fuera del ámbito escolar de niños en edades vulnerables. La Academia Americana de Pediatría sugiere que tanto los chicos como las chicas saludables y en edades comprendidas entre los 10 y 18 años acudan al médico una vez al año. Idealmente se espera que dicha visita al médico por parte de niños saludables incluya una exploración física que implique una inspección rutinaria de la espalda, prestando especial atención a cualquier curvatura anormal.

Exploración física

En el anterior capítulo vimos cómo los síntomas iniciales de la escoliosis podían indicar la presencia de una deformidad espinal. Un cambio postural obvio o un desequilibrio aparente de la estructura ósea apuntará hacia la necesidad de un método de evaluación de la escoliosis más sistemático y orientado a los resultados.

Con este fin, una exploración física detallada, junto con la realización de pruebas neurológicas, es el primer paso que se lleva a cabo tras haber concluido el análisis postural. Cuando se lleva a cabo en presuntos casos de escoliosis, la exploración física se centrará en detectar lo siguiente:

- Problemas de desequilibrio aparentes
- Limitación del movimiento
- Debilidad muscular
- Dolor o malestar
- Reflejos de las extremidades
- Problemas de sensibilidad

Durante dichas exploraciones físicas el médico le evaluará desde tres puntos de vista claves, incluyendo:

- Vista anterior
- Vista posterior
- Vista lateral

La exploración deberá tener lugar con exposición completa del cuerpo (hasta un límite aceptable) y se determinará la presencia de cualquiera de los siguientes aspectos:

→ Asimetría visible de la columna vertebral

→ Asimetría en la altura de los hombros, del nivel de la cintura, de la cavidad torácica, de la caja torácica y de los niveles de los pezones

→ Signos de descompensación troncal, que podría ocurrir debido al hecho de que el tronco se encuentra en una posición descentrada sobre la pelvis

→ Palpación para detectar prominencias paraespinales asimétricas, lo que implica que el examinador deberá intentar localizar cualquier nivel o estructura anormal presente en los músculos que transcurren a lo largo o paralelos a la columna vertebral

→ Aparente discrepancia entre la longitud de ambas piernas

Además, su médico también podría pedirle que caminase sobre sus dedos y sus talones, lo que pondrá de manifiesto signos existentes de incluso una debilidad motora leve de los grupos musculares de las extremidades inferiores.

Asimismo, cualquier patrón de evaluación física de la escoliosis debería incluir, idealmente, una valoración de la etapa de Tanner. Esto es crítico debido al hecho de que la verdadera progresión de la curvatura suele ocurrir durante la etapa 2 o 3 de Tanner.

¿Qué es Una Etapa de Tanner?

Las etapas de Tanner o la escala de Tanner es una escala que mide el desarrollo físico en niños, adolescentes y adultos (vea la imagen a continuación). Define las medidas físicas de desarrollo en función de las características sexuales externas primarias y secundarias, tales como el desarrollo del vello público, el tamaño de los pechos y de los genitales, etc.

Además de lo previamente mencionado, también es muy probable que le examinen para determinar la presencia de trastornos neurológicos, incluyendo pruebas de reflejos, de la función muscular y de la sensación nerviosa.

A continuación será sometido a la Prueba de Inclinación hacia Delante y se tomarán sus medidas empleando un escoliómetro para mayor validación y cuantificación de los resultados.

Las etapas de Tanner

I
Preadolescente
sin vello púbico

I
Preadolescente

II
Escaso, pigmentado, largo, liso, principalmente sobre los labios vaginales y la base del

Papila

Aréola
Florecimiento de los senos

III
Más oscuro, grueso y rizado

III
Agrandamiento continuado

IV
Adulto, pero con una distribución reducida

IV
La aréola y la papila forman un montículo secundario

V
Adulto tanto en términos de cantidad como de tipo, con una extensión del vello púbico hasta la zona media de

V
Seno maduro

Prueba de Inclinación hacia Delante

La Prueba de Inclinación hacia Delante suele ser la primera técnica precisa de diagnóstico empleada tras la detección de cualquier signo inicial de escoliosis en la postura o incluso por la presencia de una leve curvatura visible. También es la prueba de evaluación empleada con mayor frecuencia en colegios y por pediatras para la detección de la presencia de una curvatura espinal, especialmente en aquellos casos en los que el análisis postural inicial muestra indicios de escoliosis.

La Prueba de Inclinación Hacia Delante suele llevarse a cabo durante los años de la escuela secundaria con el fin de coincidir con la fase de rápido crecimiento en adolescentes. Se basa en la exploración de la topografía superficial de su espalda.

¿Cómo se lleva a cabo la prueba?

1. Deberá inclinar su tronco hacia delante formando un ángulo de 90°, con los brazos colgando a ambos lados.

2. Los pies deberán permanecer juntos, con las rodillas adoptando una posición rígida

3. La totalidad de la espalda del paciente deberá estar expuesta, permitiendo la plena visibilidad de la columna vertebral para la exploración.

¿Qué buscará el examinador?

→ Asimetría en la altura de los hombros

→ Asimetría en la distancia entre ambas caderas y el suelo

→ Longitud desigual entre ambos brazos y el suelo

→ Un desequilibrio entre los niveles de la caja torácica, aspecto generalmente conocido como "giba costal", básicamente provocada por la rotación de las vértebras

→ Asimetría en la prominencia escapular

→ Músculos paravertebrales lumbares (de la parte baja de la espalda) unilaterales prominentes

→ Cabeza descentrada

→ Desviación lateral generalizada de la columna vertebral

Qué función tiene esta prueba para los no profesionales...

Para cualquiera que no sea un profesional médico, la prueba de inclinación hacia delante es un método rápido, conveniente y fácil de usar para detectar síntomas concretos de la escoliosis. A pesar de que no pueda medir el grado de la curvatura, le ofrecerá un diagnóstico parcialmente confirmado de escoliosis en el caso de que detecte alguno de los rasgos previamente enumerados

Prueba de inclinación hacia delante (FBT)

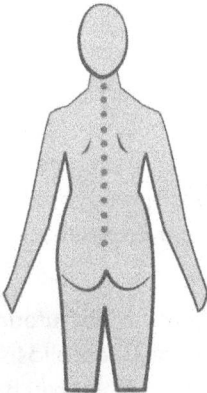

| Normal: El torso es simétrico, la cabeza y la pelvis se sitúan en una línea recta, los hombros están equilibrados | Posible escoliosis: La cabeza se encuentra desviada hacia un lado del surco interglúteo y no formando una línea recta con respecto al mismo; hombros asimétricos | Posible escoliosis: Joroba, generalmente hacia el lado derecho de la región torácica; omóplatos asimétricos | Posible escoliosis: Joroba, generalmente hacia el lado izquierdo de la región lumbar; cintura asimétrica |

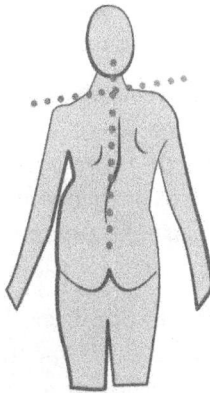

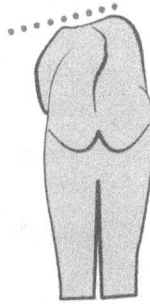

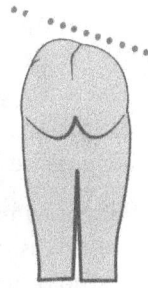

Lo que Indican los Estudios

Abundan las controversias y los debates acerca del uso y de la eficacia de la Prueba de Inclinación hacia Delante. Los puntos más típicos a debatir son:

- ¿Logra esta prueba descartar eficazmente otras afecciones presentes?
- Tiene en cuenta también otras posibles anormalidades, además de la aparente curvatura o la inclinación de la postura?
- ¿Tiene en cuenta que una curva podría estar presente en todas las partes de la columna, especialmente en la columna lumbar y cervical?

Veamos más en detalle estos aspectos controvertidos.

Generalmente considerado como el siguiente paso a tomar durante un análisis postural simple, la Prueba de Inclinación hacia Delante suele ser considerada muy precisa y lo suficientemente fiable.

Además, también es considerada como una de las herramientas de evaluación más fáciles de usar, una herramienta que pueden aplicar tanto los profesores como los padres sobre los individuos jóvenes sin la necesidad de asistencia o de otros instrumentos o dispositivos. Las investigaciones muestran que dicha prueba supone un tipo de evaluación relativamente barato, rápido y fácil de llevar a cabo.

Históricamente, la Prueba de Inclinación hacia Delante ha disfrutado de un status dependiente como medida diagnóstica para la escoliosis. Un estudio llevado a cabo por Karachalios et al. informa que la prueba presenta una sensibilidad de un 84% y una especificidad de un 93%. Por otra parte, el primer argumento que se presenta frente al empleo de la Prueba de Inclinación hacia Delante es que conduce a un diagnóstico erróneo en un 15% de los casos. Además, podría no tener en cuenta la curvatura de la columna lumbar o de la parte baja de la espalda. Teniendo en cuenta el hecho de que se trata de una ubicación bastante común de la curvatura, suele conducir a un costoso error de diagnóstico. Asimismo, también se ha señalado que la prueba de Adams podría no ser capaz de detectar una curvatura en niños obesos.

El Uso del Escoliómetro

Habiendo detectado síntomas indicadores de escoliosis durante la Prueba de Inclinación hacia Delante, el médico podría emplear un escoliómetro con el fin de lograr dos objetivos:

→ Validar los resultados obtenidos con la Prueba de Inclinación hacia Delante y cuantificar las asimetrías del lado derecho e izquierdo detectadas mediante la prueba

→ Medir el grado real de la curvatura

Un escoliómetro consiste básicamente en un dispositivo empleado para evaluar la escoliosis tras haberse realizado la Prueba de Inclinación hacia Delante. Cuantifica la medida de la rotación troncal.

También conocido como inclinómetro, se trata de un dispositivo manual, no-invasivo y fácil de usar que mide el grado de asimetría del tronco.

Generalmente, se considera como positivo cualquier resultado de más de 5 grados para cualquier prominencia paraespinal (lumbar/torácica).

Cómo Funciona?

El escoliómetro, básicamente una versión del nivel de carpintero, ofrece una lectura conocida del Ángulo de Rotación Troncal (ART). Por norma general, un médico que emplee un escoliómetro seguirá los siguientes pasos:

→ El paciente se inclinará, paralelo al suelo, con los hombros al mismo nivel que las caderas y con las manos prácticamente tocando los dedos de los pies.

→ El examinador ajustará la altura de la posición de inclinación del paciente hasta un nivel en el que la deformidad esté más pronunciada; altura que variará para cada individuo. Esta deformidad es comúnmente conocida como "giba" de la zona torácica o lumbar.

→ El examinador enfocará su vista al nivel de la espalda.

→ Suavemente, colocará el escoliómetro sobre la deformidad y, formando un ángulo recto con el cuerpo, medirá la lectura correspondiente al punto más elevado de la deformidad (ápice), primero sobre la zona torácica media y posteriormente sobre la zona lumbar media.

→ El proceso de medida se repite dos veces, pidiéndole al paciente que retorne a una posición erguida entre las repeticiones.

Números marcados en el dispositivo = La diferencia en grados angulares de altura entre ambos lados del tórax, debido a una rotación apical del tronco (ART).

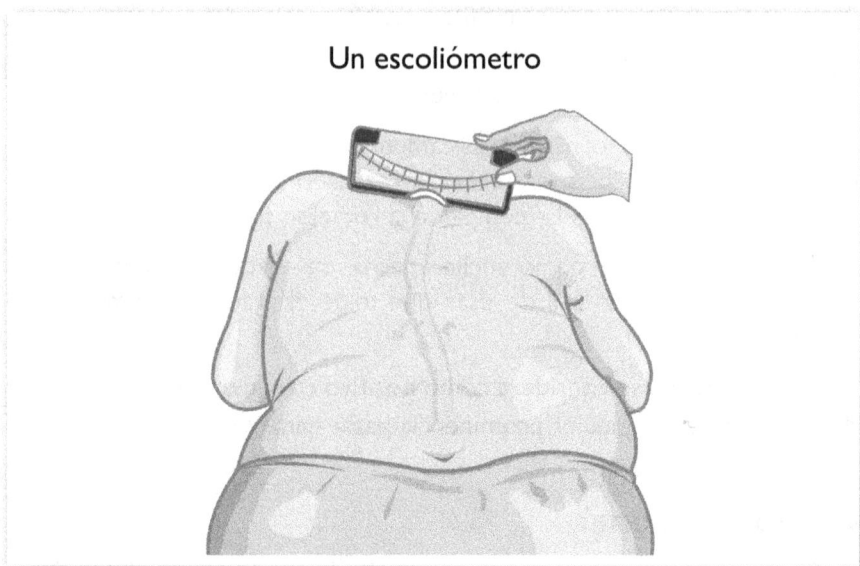

Un escoliómetro

Resulta interesante el hecho de que exista una posibilidad de que la escoliosis no detectada mediante la Prueba de Inclinación hacia Delante sea diagnosticada más adelante gracias al uso del escoliómetro. Un estudio examinó a un total de hasta **954** estudiantes de sexto curso y se halló que **136** de los casos que resultaron ser anormales empleando el escoliómetro, habían obtenido resultados normales mediante la evaluación con la Prueba de Inclinación hacia Delante. Investigaciones similares también han demostrado que existe una posible correlación entre los resultados de la Prueba de Inclinación hacia Delante y el Ángulo de Cobb, que se puede emplear para documentar el grado de progresión de la curvatura. Sin embargo, también existe evidencia que demuestra que, a pesar de que el escoliómetro presente una tasa más elevada de diagnósticos acertados, no puede ser empleado como una alternativa a las tomografías computarizadas (TC) axiales para medir la rotación vertebral.

Otro factor que probablemente apoye el uso del escoliómetro es el hecho de que, además de ser conveniente de usar, también proporciona directrices para las derivaciones médicas, estandarizando así la totalidad del proceso de evaluación de la escoliosis.

FA tal fin, puede que encuentre el uso de las siguientes aplicaciones móviles como ScolioTrack y la App Escoliómetro conveniente y útil para la monitorización de la escoliosis desde su propio hogar. Siendo de mi propia creación y con la ayuda de un equipo de programadores, estas aplicaciones han sido especialmente diseñadas para incluir las funciones de un escoliómetro en dispositivos iPhone, iPad y Android. Mientras que el App Escoliómetro ayuda a medir la curvatura, el ScolioTrack App presenta también otras funciones tales como la creación de gráficos y de registros fotográficos de la espalda del usuario. De hecho, se ha demostrado que dichas aplicaciones son lo suficientemente fiables y precisas como para ser empleadas en un entorno clínico y que son una de las maneras más seguras e innovadoras de monitorizar su propio trastorno de escoliosis.

Para más información, demonstraciones de video y enlaces de descarga, visite la siguiente página web: www.HIYH.info.

Derivaciones médicas

Tras haber sido evaluado mediante la Prueba de Inclinación hacia Delante y el escoliómetro, es útil saber qué casos calificarán para una posterior derivación médica para la toma de medidas de la curvatura. Le recomendarán que consulte con un especialista si cumple con uno o más de los criterios enumerados a continuación, según los resultados obtenidos durante la Prueba de Inclinación hacia Delante o empleando el escoliómetro:

→ Curvatura espinal aparente
→ Uno de los lados de la parte superior o inferior de la espalda aparenta ser más prominente durante la Prueba de Inclinación hacia Delante
→ La lectura del escoliómetro es de 7 grados o más a cualquier nivel de la columna vertebral
→ Presenta una espalda muy redondeada que es incapaz de aplanar, incluso durante la hiperextensión de su cabeza y de su cuello
→ Otros signos relevantes tales como hombros o caderas desiguales o pliegues a nivel de la cintura

Pruebas Genéticas

Las pruebas genéticas suelen ser consideradas como el primer paso hacia el uso de la tecnología de pronósticos como un método de controlar la escoliosis en comparación con medidas tales como el empleo de corsés y la cirugía.

La investigación médica ha experimentado un inmenso progreso y ha ofrecido, al campo del diagnóstico, marcadores genéticos concretos capaces de predecir la predisposición genética de un individuo a desarrollar una fuerte curvatura espinal.

En el año 2009, se publicaron varios informes de científicos y expertos que identificaron marcadores genéticos específicos capaces de predecir el estado de la curvatura de la escoliosis en un paciente concreto tras cierto número de años. Mediante una serie de estudios basados en el genoma, los genetistas que trabajaron en la materia lograron identificar marcadores de polimorfismos de nucleótidos simples en el ADN que probablemente estén asociados al desarrollo y a la progresión de la escoliosis idiopática adolescente (EIA)..

Resulta interesante señalar que el empleo de este tipo de análisis genético para predecir el nivel de progresión de la escoliosis presenta un gran potencial para transformar toda la metodología de tratamiento de la escoliosis. Entre otros aspectos, es muy probable que genere un gran impacto en la medida en la que se aplican los corsés o incluso la cirugía para el tratamiento de pacientes con escoliosis.

Un Punto a Recordar

Aunque las investigaciones sí puedan indicar que sus genes le hagan más vulnerable, aún no existe evidencia concreta de la existencia de una correlación directa. Por tanto, que se le hayan diagnosticado estos marcadores genéticos no implica necesariamente que desarrollará seguro un trastorno de escoliosis.

Qué implica esto para el individuo no profesional?

Para los no profesionales, los avances de las pruebas genéticas para la detección de la escoliosis facilitan la detección de la curvatura. Sin embargo, debemos señalar que dichas pruebas genéticas no son empleadas como una herramienta de evaluación básica para diagnosticar la presencia de escoliosis. En cambio, dichos marcadores específicos de ADN se emplean para predecir la medida en la que progresará la curvatura en el futuro.

Scoliscore™ – Un Gran Avance

Ahora que ya conocemos los aspectos básicos de las pruebas genéticas para la detección de la escoliosis, profundicemos más en la prueba específica.

Axial Bio-Tech ha desarrollado una prueba genética, conocida como Scoliscore™, un ensayo molecular basado en el ADN que, según sus creadores, es capaz de predecir si un niño concreto es vulnerable a desarrollar escoliosis y hasta qué punto. Además de proporcionar un alivio psicológico a los pacientes escolióticos, también se considera que la prueba permite ahorrar dinero, dada la gran probabilidad que presenta de reducir el coste del tratamiento y de las visitas médicas innecesarias. Sin embargo, también presenta una desventaja. Los expertos señalan que, hasta el momento, la prueba podría sólo ser útil en el caso de adolescentes Caucásicos del grupo de edades comprendidas entre los 9 y los 13 años y que presenten una curvatura de 25 grados o menos. Como probablemente resulte obvio, no se puede aplicar dicha prueba en pacientes con escoliosis infantil o idiopática juvenil.

Se puede emplear Scoliscore™ en chicos y chicas jóvenes de entre 9 y 14 años de edad y con una curvatura espinal de entre 10 y 25 grados. Tras obtener los resultados de dicha prueba, se clasifica a los pacientes con escoliosis en tres grupos principales:

- Aquellos con bajo riesgo de progresión
- Aquellos con un riesgo de progresión moderado
- Aquellos con una curvatura con una probabilidad muy elevada de progresar más allá de los 45 grados

Para llevar a cabo la prueba se debe tomar una muestra de la saliva del paciente, que posteriormente será analizada frente a los marcadores de ADN registrados. Tras su obtención, se clasifican los resultados en un rango de entre 1 y 200, siendo un valor de 50 un punto de bajo riesgo y considerando un valor de entre 180-200 de riesgo elevado, aumentando la probabilidad de requerir cirugía en el futuro.

Estudios de Imagen

Los estudios de imagen se emplean para detectar la medida de desarrollo de la curvatura en un individuo evaluado por escoliosis.

Su médico de cabecera podría sugerir distintos tipos de estudios de imagen en función de la situación. Por ejemplo, opciones tales como las radiografías se sugieren para determinar la magnitud de la curvatura cuando ya se ha determinado un resultado positivo del trastorno mediante pruebas básicas de evaluación tales como la Prueba de Inclinación hacia Delante o el escoliómetro.

Asimismo, los especialistas sugieren una RMN a los pacientes propensos a presentar curvas torácicas hacia la izquierda, un dolor inusual, síntomas neurológicos anormales u otros síntomas que podrían indicar la afección de la médula espinal debido a la presencia de tumores, espondilolistesis o siringomielia.

Algunos de los estudios de imagen más comunes incluyen:

- Radiografías
- Tomografías computarizadas (TC)
- Resonancias magnéticas (RMN)
- Mielografías
- Discogramas

Siga leyendo mientras explicamos brevemente algunos de los estudios más importantes.

Radiografías

Tras haber evaluado inicialmente al paciente y tras haber detectado un posible caso de escoliosis, éste será derivado para la realización de una radiografía; que sigue siendo el estudio de imagen más económico y común empleado. Tratándose básicamente de un estudio de imagen indoloro y no-invasivo, una radiografía consiste en la absorción de radiación electromagnética, bombeada para atravesar el cuerpo, por parte de una película fotográfica. Al presentar una longitud de onda corta de menos de 100 angstroms, la radiografía tiene la capacidad de penetrar masas sólidas de distinto grosor. Estas imágenes se emplean posteriormente para diagnosticar e identificar la curvatura y su extensión.

Una radiografía típica de un caso de escoliosis

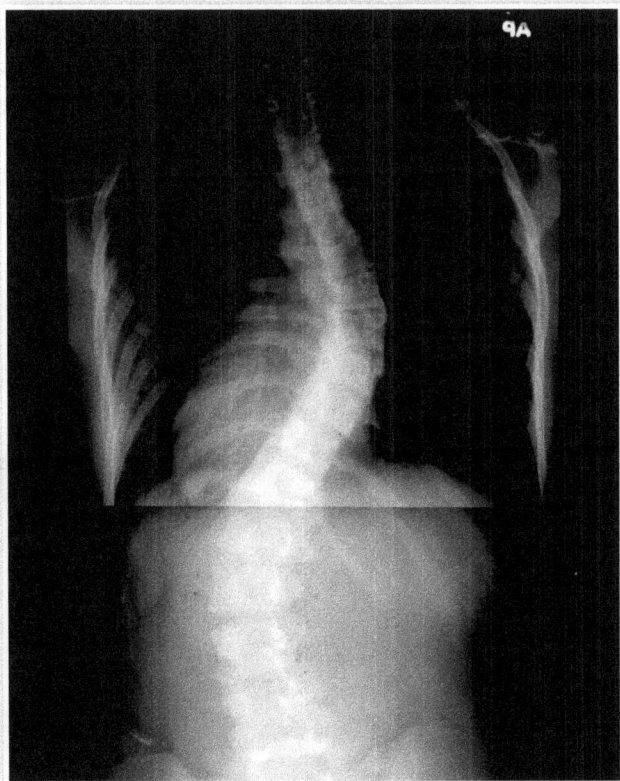

Además de identificar el grado así como la magnitud de la escoliosis, una radiografía también ayudará a identificar otras deformidades espinales, tales como la cifosis y la hiperlordosis. En el caso de individuos adolescentes, una radiografía también ayudará a determinar la madurez del esqueleto, lo que constituirá un buen indicador para el médico del probable grado de progresión futura de la curvatura.

Cómo se hace?

Para un caso de escoliosis, se le pedirá que se mantenga de pie con una máquina de rayos X colocada justo en frente suya. Se le pedirá que permanezca inmóvil mientras se capta la imagen de rayos X. Empleando dosis bajas de energía electromagnética con longitudes de onda cortas, la máquina captará las imágenes que posteriormente serán analizadas.

Resonancia Magnética (RMN)

Siendo un estudio de imagen avanzado, no se suele sugerir el uso de la RMN para realizar un diagnóstico inicial, al contrario, se recomienda tras haber llevado a cabo un primer estudio radiográfico. En el caso de pacientes con escoliosis, este tipo de estudio tiene la capacidad de identificar anormalidades de la médula espinal y del tronco cerebral.

Aplicación de una RMN

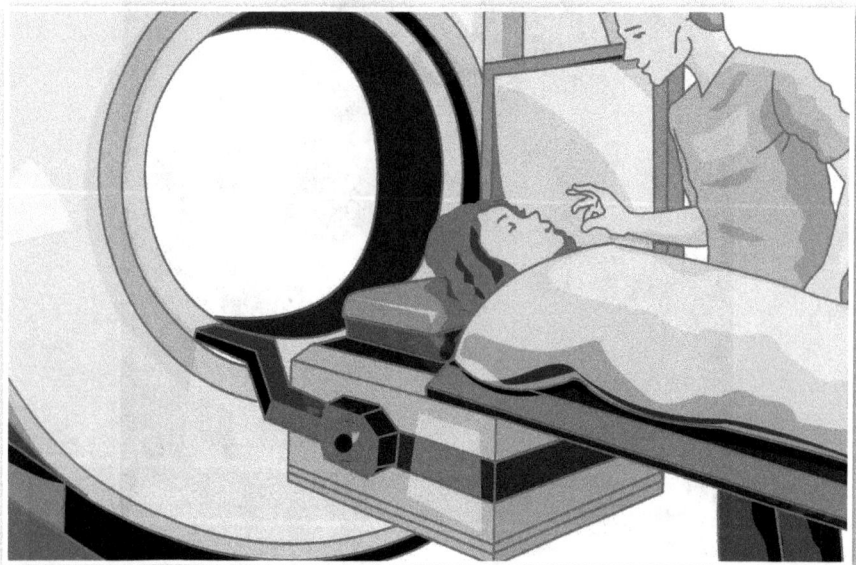

Uno de los motivos por los que se suele preferir una RMN para la detección de la escoliosis es el hecho de que, además de los huesos, también proporciona imágenes claras de los tejidos blandos. Por lo tanto, cualquier deformidad espinal provocada por este trastorno podrá ser reconocida y tratada adecuadamente.

Cómo se hace?

Durante una RMN, se le indicará que se tumbe sobre una mesa estrecha, que posteriormente pasará a través de una estructura con forma de túnel. Empleando ondas magnéticas, la máquina captará imágenes de su columna que posteriormente serán clínicamente examinadas. Dependiendo del nivel de las estructuras a ser escaneadas, la RMN podría durar entre 20 y 90 minutos.

Tomografía Axial Computarizada

Conocida también como TC, este estudio de imagen, clínicamente denominado tomografía axial computarizada, emplea un ordenador que produce una imagen tridimensional y detallada de las estructuras corporales. Básicamente combina rayos x con tecnología informática para ofrecer un análisis mucho más fiable y detallado de la escoliosis.

Es importante señalar que...

Debe informar a su médico si sufre claustrofobia. Podría ser mejor candidato para una TC que para un RMN, ya que la TC emplea un dispositivo totalmente abierto, mientras que la RMN requiere que soporte un entorno de tipo túnel durante un breve período de tiempo. (Consulte la frase en negrita incluida dentro de este cuadro: la TC y la RMN no son intercambiables, ambas tienen sus propias indicaciones).

Dado que la TC ofrece una imagen transversal de su columna, permitirá que su médico visualice el interior de su cuerpo para determinar la presencia y la extensión de cualquier deformidad espinal. La TC es considerada, con diferencia, como uno de los mejores estudios de imagen disponibles, presentando una gran capacidad de producir imágenes descriptivas del hueso.

Cómo se hace?

Se le indicará que se tumbe sobre una mesa que posteriormente se moverá lentamente a través del escáner de TC; un dispositivo de gran tamaño y con forma de donut. El proceso produce imágenes tridimensionales de la columna, gracias al uso de rayos x, que posteriormente serán analizados.

Ventajas y Desventajas de los Distintos Estudios de Imagen

	VENTAJAS	DESVENTAJAS
Radiografías	Económicas, se pueden llevar a cabo rápidamente, menor exposición a la radiación	No puede detectar tejidos blandos y cambios de la médula espinal
RMN	Ofrece imágenes detalladas de los huesos y de los tejidos blandos, incluyendo la médula espinal	Caro, resulta difícil de realizar con pacientes claustrofóbicos
TAC	Se puede combinar con otras pruebas tales como mielogramas o discogramas para obtener resultados precisos, menor exposición a la radiación, se puede llevar a cabo con pacientes claustrofóbicos	En ocasiones podría ser menos descriptiva que una RMN, no se recomienda para mujeres embarazadas

Otros Análisis

A) ANÁLISIS DE SANGRE

A pesar de que aún se están empezando a emplear los análisis de sangre para el diagnóstico de la escoliosis y que sigan siendo poco frecuentes, sí existen y definitivamente suponen una opción complementaria de diagnóstico. Para llevar a cabo un análisis de sangre para el diagnóstico de la escoliosis, se debe obtener una muestra de sangre de aproximadamente 10ml a partir de la cual se obtendrán células sanguíneas.

La lógica básica de los análisis de sangre recae en la manera en la que responden nuestras células a la melatonina. Las investigaciones han demostrado que el patrón de transmisión de las señales de la hormona melatonina varía en gran medida en aquellos individuos con una escoliosis idiopática.

B) Análisis bioquímico

Esta prueba en particular presenta una base bioquímica para la cual se lleva a cabo un análisis de sangre con el fin de medir los niveles de dos proteínas presentes en la sangre, a saber, la Osteopontina (OPN) y la proteína CD44 soluble (sCD44). Las investigaciones señalan que el nivel de OPN en sangre está asociado al desarrollo de la escoliosis idiopática. De hecho, los casos quirúrgicos (con un ángulo de Cobb de ≥ 45°) exhiben los valores más elevados en comparación con los pacientes que presentan una escoliosis leve

Asimismo, la sCD44 es una molécula protectora que puede prevenir que la OPN desencadene la progresión de la escoliosis o de una deformidad espinal mediante su unión a las moléculas libres de OPN. Por este motivo los casos quirúrgicos presentan los valores más bajos de sCD44.

Los Distintos Niveles de la Evaluación – A Simple Vista

Siguiendo un diagnóstico positivo tras cada paso, se recomendará el siguiente paso.

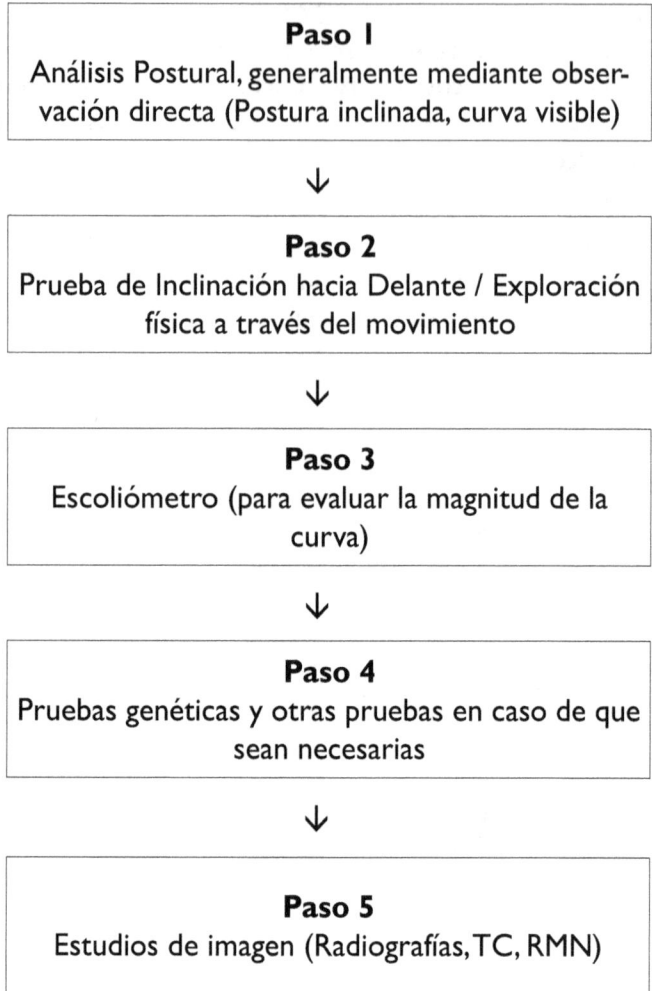

Paso 1
Análisis Postural, generalmente mediante observación directa (Postura inclinada, curva visible)

↓

Paso 2
Prueba de Inclinación hacia Delante / Exploración física a través del movimiento

↓

Paso 3
Escoliómetro (para evaluar la magnitud de la curva)

↓

Paso 4
Pruebas genéticas y otras pruebas en caso de que sean necesarias

↓

Paso 5
Estudios de imagen (Radiografías, TC, RMN)

CAPÍTULO 6
Grado de Severidad

En este capítulo aprenderá en detalle acerca de la unidad de medida más importante de la curvatura de la escoliosis; el grado de curvatura. Aprenderá acerca de los diversos grados de escoliosis, cómo medirlos empleando el Método de Cobb y finalmente, cómo clasificar la curvatura. Tanto el proceso de medición como el de clasificación de la curva se llevan a cabo con el fin de decidir qué modalidad de tratamiento emplear.

A estas alturas ya sabemos cómo se desarrolla la curvatura espinal y cómo provoca una inclinación aparente y notable en la postura del individuo afectado, reflejada principalmente a nivel de los hombros y de la pelvis. También es posible que comience a apreciar un cambio en su apariencia y en la forma en la que camina, se mueve o se sienta. La escoliosis se basa fundamentalmente en el desarrollo de una curvatura en la columna vertebral debido a varias causas pueden ser clínicamente analizadas e identificadas. Un desequilibrio visible en una exploración física conduce a un elaborado patrón de evaluaciones médicas y el uso de una amplia gama de herramientas clínicas junto con diversos tipos de estudios de imagen. Cada uno de estos pasos, tal como acabamos de leer en el último capítulo, buscan proporcionar un mayor nivel de validación para confirmar el diagnóstico positivo de escoliosis.

Tras haber confirmado el diagnóstico, el enfoque de la atención médica pasa a centrarse en la medición precisa y cuantificable, y en la clasificación de la curvatura. En esta fase, el grado de la curvatura se transforma en el epicentro de la atención médica. Mientras que en un principio la atención médica se centraba en la confirmación o en la negación del diagnóstico de escoliosis mediante la evaluación, durante esta fase se centra en la cuantificación de la curvatura. El rumbo que tomará la totalidad del plan de tratamiento depende plenamente del resultado de esta medida de la curvatura. El hecho de que una evaluación, detección y cuantificación precoz de la curvatura pueda influir en gran medida en los resultados del tratamiento, acentúa aún más el rol crítico de la medición del grado de la curvatura.

Por lo tanto, el único objetivo del proceso de medición y de clasificación de la curvatura es desarrollar un plan de cuidados y elegir una opción entre las numerosas modalidades de tratamiento disponibles.

Todo Acerca de los Grados

Tras haberse evaluado y confirmado su existencia, la escoliosis trata principalmente de los grados, de su clasificación, de su progresión, etc…

La totalidad del plan de tratamiento de la escoliosis se basa en los tres siguientes factores:

→ La causa original de la curvatura (congénita, idiopática, trauma, degenerativa, etc.)
→ El grado actual de la curvatura
→ El alcance de la progresión de la curvatura (basado en varios rasgos clínicos además de pruebas genéticas y otras)

Puede consultar los capítulos 2 y 3 para aprender más acerca de cómo pueden afectar la causa y el origen de la curvatura a las modalidades de tratamiento. El grado de la curvatura es el principal factor que decidirá el plan de tratamiento. El plan de tratamiento también se verá influenciado por la probabilidad que tiene la curvatura de progresar en el futuro (alcance de la progresión). En la siguiente sección explicaremos todo acerca del grado de la curvatura, además de los métodos que existen para medir y cuantificar dicha curvatura.

Antes de ofrecer cualquier análisis clínico, resulta útil saber que el grado de curvatura forma la base sobre la que la comunidad médica define la escoliosis.

Cuál es el grado de una curva en la escoliosis?

En la escoliosis, grado es el término empleado para designar una unidad de medida que define la magnitud de la curvatura de su columna vertebral. El grado de curvatura identificará la fase de su escoliosis, lo que le ofrecerá una indicación más clara del próximo ciclo de tratamiento requerido.

Grupos de investigación tales como La Sociedad para la Investigación de la Escoliosis definen la escoliosis como una curvatura lateral de la columna mayor a 10 grado, medida sobre una radiografía vertical y empleando el método de Cobb. En las siguientes secciones podrá leer más información detallada acerca del método de Cobb.

Dado que la escoliosis puede oscilar entre una curva leve e insignificante a una curva muy grave de la columna, resulta importante comprender todo acerca del grado de su curvatura espinal para conocer su estado de salud exacto.

Midiendo la Curva

Se emplean una gran variedad de herramientas, métodos estadísticos y técnicas geométricas para medir el grado de la curva presente en la columna vertebral. Estas herramientas se aplican sobre radiografías tomadas de la columna vertebral para evaluar el grado de dicha curvatura. El objetivo primordial de este procedimiento es formar una base para las futuras modalidades de tratamiento empleadas, en función de la evaluación de la magnitud en la que podría progresar la curva.

El Método de Cobb y el Método de la Tangente Posterior de Harrison son dos métodos que podrían ser empleados para tomar las medidas. Mientras que el Método de Cobb puede ser empleado en ambos casos, tanto en una deformidad sagital como en una coronal, el segundo método sólo puede ser empleado para medir una deformidad sagital.

Además de medir la curvatura, existen métodos disponibles que emplean la rotación de la columna como una medida del grado de la curvatura. Para ello, se observan los pedículos de la vértebra presentes en el ápice de la curva para valorar en qué medida sobrepasan la línea media. La línea media consiste básicamente en una línea vertical hipotética dibujada a lo largo del centro del cuerpo vertebral. Idealmente, ambos pedículos de una vértebra no-rotada deberían estar situados a distancias iguales con respecto a la línea media. En este caso se empleará una escala de 0 a 4 para describir la proximidad relativa de los pedículos a dicha línea media

El Método de Cobb

El Método de Cobb sigue siendo el procedimiento estandarizado más ampliamente aceptado y universalmente seguido para medir el grado de la curvatura de la escoliosis. El ángulo de Cobb, cuyo nombre procede del cirujano ortopédico que lo inventó, se mide identificado la vértebra final de la porción curvada de la columna vertebral. Se dibujan una serie de líneas rectas y perpendiculares para medir el ángulo de dicha curvatura. En 1935, Lippman introdujo este procedimiento mediante la realización de dibujos perpendiculares sobre las líneas de los platillos del cuerpo vertebral para analizar las curvas escolióticas sobre radiografías anteroposteriores. Eventualmente el método fue popularizado por Cobb en 1984.

A continuación hemos enumerado los pasos a seguir para medir el ángulo de Cobb.

Pasos del Método de Cobb

Se requiere a un experto para medir la gravedad de su curvatura mediante el empleo del método de Cobb. Para emplear el método de Cobb se suelen llevar a cabo los siguientes pasos.

PASO 1

Se toma una radiografía de cuerpo entero, y en posición erguida, de la columna vertebral desde un punto de vista posteroanterior (PA), irradiando desde la parte posterior hasta la parte anterior del cuerpo. Para llevar a cabo este tipo de radiografía, el médico le pedirá que se mantenga en una posición totalmente recta, con la espalda dirigida hacia la máquina de rayos X. La imagen tomada cubrirá la totalidad de su espalda, extendiéndose desde la parte superior de su cuello hasta su pelvis. En algunos casos, el médico podría decidir tomar también una radiografía anteroposterior (AP), es decir, con la parte anterior de su cuerpo dirigida hacia la máquina de rayos X.

PASO 2

Se identifican las vértebras finales de la curvatura. Estas son las vértebras que se encuentran al comienzo y al final de la curva.

PASO 3

Su médico dibujará, a mano, dos líneas rectas sobre la película de rayos X. Dibujará una primera línea sobre la placa superior de la vértebra, en la posición más alta de la curva estructural, y una segunda línea en la parte inferior de la vértebra en la posición más baja.

PASO 4

Dibujará líneas perpendiculares a ambos lados de las líneas previamente dibujadas. Estas líneas se cruzará con las anteriores formando un ángulo determinado.

PASO 5

El médico medirá el grado de dicho ángulo, que realmente consiste en la lectura del Método de Cobb. Por lo tanto, el ángulo medido será nombrado ángulo de Cobb. Seguidamente se documentará el ángulo obtenido en el informe radiográfico, que consistirá en un resumen conciso de cada uno de los hallazgos.

El Ángulo de Cobb

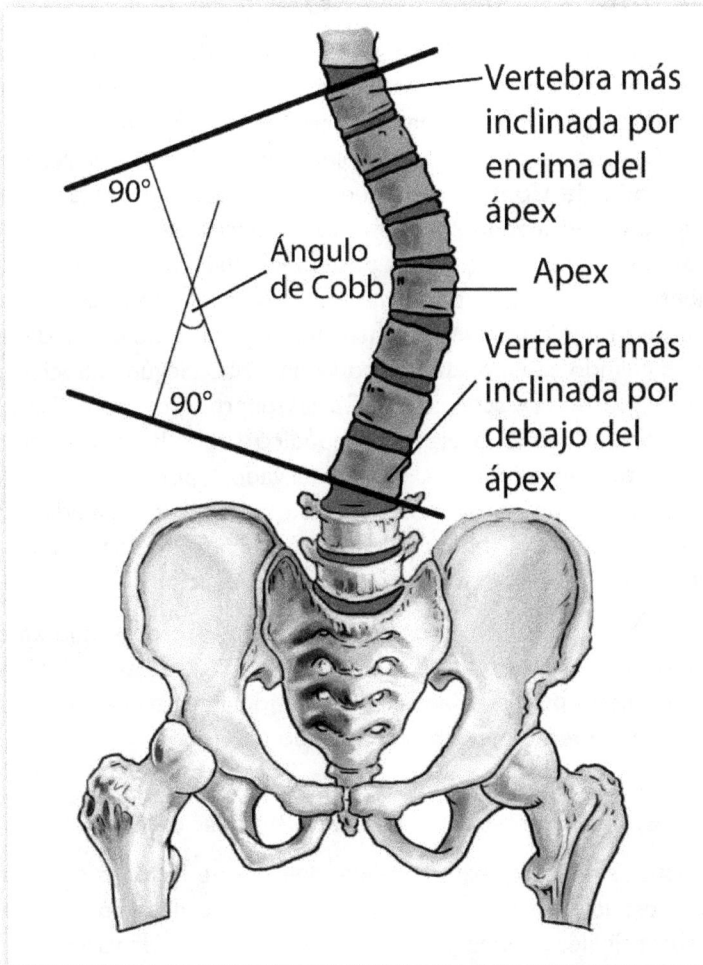

90°

Vertebra más inclinada por encima del ápex

Ángulo de Cobb

Apex

90°

Vertebra más inclinada por debajo del ápex

Interpretación

Los resultados del Método de Cobb suelen ser interpretados de la siguiente manera:

- Ángulo de menos de 20 grados = Escoliosis leve
- Ángulo de entre 25 y 70 grados = Escoliosis moderada
- Ángulo de más de 70 grados = Escoliosis grave
- Ángulo de más de 100 grados = Escoliosis muy grave

Variaciones y Margen de Error

Aunque el método de Cobb siga siendo uno de los métodos más comunes para la medición de la magnitud de la curvatura, los expertos señalan que podría no ser capaz de representar plenamente el aspecto tridimensional de la deformidad espinal. Existen estudios relacionados con el método de Cobb que demuestran múltiples fuentes de error y subsecuente variabilidad intraobservador, que varía entre 2.8 y 10 grados. Los expertos advierten que las posiciones del cuerpo pueden variar ligeramente cada vez que se toma una radiografía con este fin. Por lo tanto, resulta muy importante mantener un margen de error de entre 3 a 5 grados cuando se emplea el método de Cobb. Según la Sociedad para la Investigación de la Escoliosis (SRS), las diferencias entre las medidas tomadas por un mismo cirujano ortopédico sobre la misma radiografía al cabo del tiempo (diferencia intraobservador) podrían alcanzar los 5 grados, mientras que las diferencias entre las medidas tomadas por dos cirujanos ortopédicos distintos (diferencia interobservador) pueden variar en hasta 10 grados, tal como se explica a continuación.

Tal como se sugiere, existen diversos otros factores que afectan al grado de variabilidad, como por ejemplo la magnitud de error o el número de lecturas que se pueden obtener del mismo paciente cuando la curva es medida repetidamente mediante el método de Cobb:

- Varias veces y por el mismo observador
- Por distintos observadores para el mismo paciente

Ya existen suficientes estudios que indican que factores tales como la inmadurez esquelética, la osificación incompleta o el desarrollo anómalo de las vértebras finales pueden provocar un mayor grado de variabilidad en la medición de los ángulos en pacientes con escoliosis idiopática adolescente. Uno de estos estudios reportó una variabilidad intraobservador de +/- 9.6 grados y una variabilidad interobservador de +/- 11.8 grados entre varias lecturas.

Medida de los Centroides Vertebrales

Resulta interesante que las investigaciones recientes debatan acerca de la fiabilidad de la medida de los centroides vertebrales para la medición del grado de deformidad, aunque aún se requieren más estudios para validar esta premisa.

Ya sabemos cómo el método de Cobb mide los platillos vertebrales para evaluar el estado de su curvatura. Sin embargo, el ángulo superficial vertebral puede ser difícil de medir debido a las variaciones presentes en la arquitectura de los platillos vertebrales. La medición de los centroides vertebrales de la lordosis lumbar (CLL) tiene el objetivo de afrontar este problema. En esta técnica, los contornos de los cuerpos vertebrales L1, L2 y L5 forman la base para determinar el ángulo de la lordosis. Este método es considerado como un planteamiento eficaz para la medición del ángulo de lordosis de un paciente.

El Método de Medida de los Centroides Vertebrales

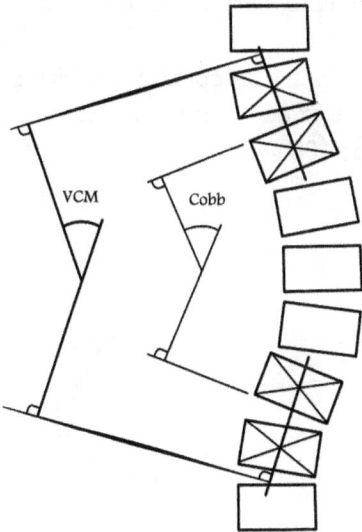

Comparación de las curvas escolióticas obtenidas con el método de medida de los centroides vertebrales y la técnica de Cobb. Abreviatura: VCM: Medida de los Centroides Vertebrales.

Clasificando la Curva

Tras haber completado la evaluación, el diagnóstico y la medición inicial de la curvatura, puede prepararse para clasificar su curvatura. Una curva escoliótica puede ser clasificada en función de varios criterios y de varias maneras.

En esta sección le ofreceremos un resumen de algunos de los métodos empleados con mayor frecuencia por los cirujanos especialistas en deformidades espinales para clasificar una curva escoliótica tras haber finalizado la medición de la misma.

El primer método, y el más empleado, para clasificar la curva se basa en el grado obtenido por el método de Cobb. Tal como mencionamos previamente, en función del resultado obtenido con el método de Cobb podemos clasificar el grado de escoliosis en cuatro categorías:

→ Escoliosis leve: Un ángulo de 20 grados o menos no es considerado como una deformidad seria y podría no requerir más que un seguimiento básico.

→ Escoliosis moderada: Una medida de entre 25 y 70 grados no supone un riesgo inmediato, pero podría provocar graves complicaciones de salud en el futuro.

→ Escoliosis grave: Cuando la curvatura sobrepasa los 70 grados, puede restringir su capacidad respiratoria y reducir sus niveles de oxígeno. Esto ocurre básicamente debido a la diferencia entre los tamaños de su hemotórax, resultante de la deformidad por escoliosis.

→ Escoliosis muy grave: Sus pulmones y su corazón podrían sufrir un remodelado debido a la escasez de espacio en el caso de que el ángulo de la curva supere los 100 grados.

El Sistema de Clasificación de Lenke

El Sistema de Clasificación de Lenke básicamente ofrece una visión más completa al abordar la escoliosis desde una perspectiva multidimensional, lo que permite una planificación más eficaz del proceso de corrección de la curvatura. Este método identifica seis patrones primarios de curva e incluye factores adicionales que modifican a cada una de dichas curvas (consulte la imagen).

Echémosle un vistazo más de cerca al funcionamiento del sistema. El especialista tomará radiografías estándar o rayos X de su columna vertebral. En el caso de que ya se empleasen rayos X para medir el grado de deformidad de su columna mediante el método de Cobb, se podrían emplear las mismas películas. Se tomarán radiografías de su columna en cada posición y posteriormente se evaluarán las imágenes obtenidas. Tras completar este paso, se clasificarán cada una de las curvas espinales en función de

→ La región de la ubicación de la curva en la columna vertebral

→ El grado de la curva

→ La deformidad observada en un plano sagital

El Sistema de Clasificación de Lenke para la Escoliosis

Tipo de Curva (1-6)

Modificador de la Columna Lumbar	Tipo 1 (Torácica Principal)	Tipo 2 (Doble Torácica)	Tipo 3 (Doble Mayor)	Tipo 4 (Triple Mayor)	Tipo 5 (TL/L)	Tipo 6 (TL/L - MT)
A	1A*	2A*	3A*	4A*		
B	1B*	2B*	3B*	4B*		
C	1C*	2C*	3C*	4C*	5C*	6C*
Posible criterio estructural sagital (Para determinar el tipo específico de la curva)	Normal	Cifosis TP	Cifosis TP y TL	Cifosis TL	Normal	Cifosis TL

T5-12 modificador de la alineación sagital: –, N, or +
– : <10°
N: 10-40°
+: >40°

Tipos de Curva – Sistema de Clasificación de Lenke

Tipo	Torácica Proximal	Torácica Principal	Toracolumbar/ Lumbar	Descripción
1	No Estructural	Estructural (Mayor)*	No Estructurall	Torácica Principal (TP)
2	Estructural	Estructural (Mayor)*	No Estructural	Torácica Doble (TD)
3	No Estructural	Estructural (Mayor)*	Estructural	Mayor Doble (MD)
4	Estructural	Estructural (Mayor)*	Estructural (Mayor)*	Mayor Triple (MT)5
5	No Estructural	No Estructural	Estructural (Mayor)*	Toracolumbar/Lumbar (TL/L)
6	No Estructural	Estructural	Estructural (Mayor)*	Toracolumbar/Lumbar – Torácica Principal (TL/L –TP)

* MAYOR = MAYOR MEDIDA DE COBB, SIEMPRE ESTRUCTURAL
MENOR = TODAS LAS DEMÁS CURVAS CON CRITERIOS ESTRUCTURALES
TIPO 4 – MT O TL/L PUEDE SER UNA CURVA MAYOR

CRITERIOS ESTRUCTURALES
(Curvas Menores)
Torácica Proximal - De lado Inclinado Cobb ≥25°
-T2-T5 Cifosis ≥ +20°

Torácica Principal - De lado Inclinado Cobb ≥25°
-T10-L2 Cifosis ≥ +20°

Thoracolumbar / Lumbar - De lado Inclinado Cobb ≥25°
-T10-L2 Cifosis ≥ +20°

UBICACIÓN EN EL ÁPICE
(Definición de la Sociedad para la Investigación de la Escoliosis)

CURVA	APEX
TORÁCICA	Disco T2-T11/12
Thoracolumbar	T12-L1
Thoracolumbar / Lumbar	L1/2 Disco-L4

MODIFICADORES

Modificador de la Columna Lumbar	CSVL hasta el Ápice Lumbar		Perfil Torácico Sagital T5+T12	
A	CSVL entre pedículos		- (Hipo)	<10
B	CSVL toca el/los cuerpo(s) apical(es))		N (Normal)	10°-40°
C	CSVL totalmente medial		+(Hiper)	>40°

Tipo de Curva (1-6)+ Modificar de la Columna Lumbar (A, B, C)+
Modificador Torácico Sagital (–, N, +)
Clasificación (e.g. 1B+): ....

La tabla anterior ofrece una descripción detallada de la clasificación de la escoliosis basada en el método de Lenke.

El Sistema de Clasificación de King

El método de clasificación de King, que clasifica la curva escoliótica en uno de cinco patrones diferenciados, se emplea para ayudar a determinar el tipo de tratamiento quirúrgico requerido.

De acuerdo con el sistema de Clasificación de King, la Escoliosis Idiopática se clasifica en 5 tipos diferenciados, empleando los siguientes dos parámetros para definir la gravedad de la curva:

- Lecturas del Método de Cobb
- Lecturas del índice de flexibilidad obtenido a partir de radiografías en plano inclinado

Las curvas se clasifican de la siguiente manera:

Tipo 1 – Una curva con forma de S que cruza la línea media de las curvas lumbar y torácica

Tipo 2 – Una curva con forma de S en la que las curvas lumbar y torácica cruzan sobre la línea media

Tipo 3 – Una curva torácica en la que la curva lumbar no cruza sobre la línea media

Tipo 4 – Una curva torácica larga en la que la 5ª vértebra lumbar se encuentra centrada sobre el sacro. La 4ª vértebra lumbar forma un ángulo en la dirección de la curva

Tipo 5 – Una curva torácica doble en la que la 1ª vértebra torácica (T1) forma un ángulo convexo con respecto a la curva superior

Existen dos desventajas primordiales asociadas al uso de este método. Estas desventajas incluyen:

- Que se excluya el perfil sagital en el momento de la evaluación
- Que el sistema no tiene en cuenta las curvas dobles y triples

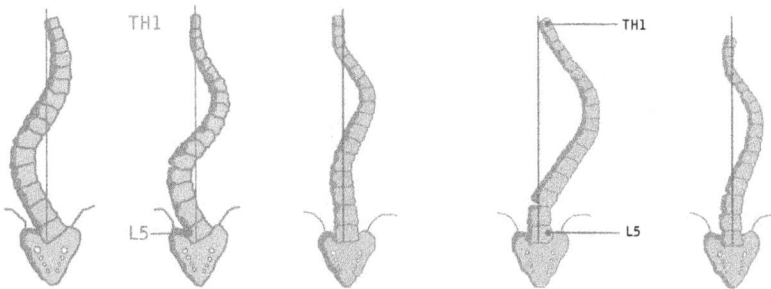

El Sistema de Clasificación de King

Lo Que su Médico Podría No Contarle...

→ Que el Método de Cobb puede ser un método popular y común para cuantificar la deformidad, pero que la evaluación de la curva requiere también el empleo de otros métodos de clasificación.

→ Que los grados de la curvatura no tienen importancia, incluso aunque le puedan indicar que no requiere ninguna intervención en ese momento a excepción de una simple observación.

→ Que los grados siempre pueden ayudarle a elegir una opción de tratamiento para detener la progresión de la curvatura, siempre y cuando se mida adecuadamente.

→ Que se pueden obtener medidas erróneas durante las lecturas. Por lo tanto, piénselo dos veces antes de entrar en pánico si resulta que tiene un grado de curvatura bastante elevado.

CAPÍTULO 7
Progresión de la Curva

ras haber medido y clasificado su curva, sólo estará a un paso de conocer el tipo exacto de tratamiento que requiere para su escoliosis. En este capítulo examinaremos los factores que serán considerados por su médico a la hora de estimar la medida en la que es probable que progrese su curvatura. También hablaremos acerca de los eventuales factores de riesgo de presentar curvas escolióticas progresivas.

Acerca de la Progresión de la Curva

Es esencial tener un conocimiento apropiado acerca de la probabilidad de progresión de su curva, dado que es muy probable que progrese rápidamente hasta el punto en el que se alcance la madurez esquelética completa durante la adolescencia. Las investigaciones colectivas de las últimas décadas demuestran que la forma en la que progresa la curva escoliótica está fuertemente correlacionada con factores tales como la magnitud y el patrón de la curva, la edad del paciente, la señal de Risser y, en el caso de las mujeres, la fase de menarquía.

Entonces, ¿cuándo se dice que ha progresado la curva de su escoliosis? Los expertos definen progresión como un aumento de 5 grados o más del ángulo de Cobb. Comencemos estudiando algo más en detalle la progresión de la curva.

Important to know

Cuando se intenta comprender el fundamento de la escoliosis, existe una línea muy delgada entre las causas de la curva y los factores responsables de la progresión de dicha curva. Mientras que las primeras consisten en las razones por las que un individuo podría desarrollar una curva, los segundos consisten en los factores que son responsables de cualquier progresión futura de la curva.

Ser evaluado y diagnosticado de escoliosis es tan sólo el primer paso hacia el tratamiento. Antes de que su médico pueda comenzar cualquier tipo de tratamiento, debe saber exactamente en qué medida es probable que deteriore su curva. Hacia el final de este período de diagnóstico, su médico empleará ciertos indicadores que le darán una estimación de la probabilidad que tiene su curva de empeorar. Exhaustivas investigaciones muestran que los factores que definen el riesgo de progresión con mayor precisión son el potencial de crecimiento y la magnitud de la curva, aunque también existen otros factores .

Aunque esta estimación sea tan sólo aproximada y no pueda predecir la progresión de manera totalmente precisa, puede ofrecer un punto de vista tentativo sobre el posible comportamiento de la curva en el futuro cercano. En las siguientes secciones le describiremos los 4 principales indicadores o señales empleados por los médicos para determinar el futuro de la curva.

Factores – la correlación

Cada uno de los factores que trataremos a continuación consiste en un factor tanto de manera independiente como en correlación con otros factores. Por ejemplo, aunque la edad sea un factor crucial a la hora de indicar si la curva seguirá progresando, la progresión dependerá también de si es hombre o mujer y de cuál es la medida actual de su curva. Por lo tanto, cada uno de los siguientes factores tiene tanto importancia individual como un impacto combinado a la hora de decidir cuánto seguirá progresando la curva.

Progresión de la Curva – Los 4 Factores Más Importantes

Read on for a detailed explanation and insight into the four main factors or indicators that point towards the possible scope of curve

La Curva – Ubicación y Gravedad

Las investigaciones apuntan claramente hacia el hecho de que la magnitud inicial del ángulo de Cobb es uno de los indicadores más importantes de la progresión a largo plazo de la curva. La medida del ángulo de Cobb también indica si es probable que la curva siga progresando tras haber alcanzado la madurez esquelética. Existen diversos estudios que indican que un ángulo de Cobb de 25° es una magnitud umbral para una progresión a largo plazo de la curva. Por lo tanto, un individuo al que le hayan detectado una escoliosis de más de 25° presenta una mayor probabilidad de experimentar una ulterior progresión de la curvatura. De hecho, en este caso los factores tales como la edad, el sexo o la madurez esquelética en el momento en el que se midió la curvatura, podrían resultar ser menos importantes que la lectura del ángulo de Cobb. Echémosle un vistazo a continuación a algunos aspectos importantes.

Grado/Magnitud de la curva

→ Si la curva mide menos de 30 grados tras haber alcanzado la madurez esquelética, es poco probable que vaya a progresar mucho.

→ Si la curva mide entre 30 y 50 grados, es probable que progrese a una tasa de 10 a 15 grados durante toda la vida del paciente

→ Si la curva mide más de 50 grados tras haber alcanzado la madurez esquelética, es probable que progrese a una tasa de más de 1 grado al año

→ Las curvas de entre 25 y 30 grados en edades adolescentes (de 13 a 19 años de edad) tienen una mayor probabilidad de experimentar una rápida progresión con ulterior crecimiento.

Ubicación de la curva

→ Las curvas torácicas tienen una mayor probabilidad de progresar en comparación con las curvas toracolumbares o lumbares.

→ Las curvas torácicas de menos de 50 grados en el momento de la detección, tienen una mayor probabilidad de presentar una progresión lenta que las curvas de más de 50 grados.

→ Una curva con un ápice sobre la vértebra T12 presenta una probabilidad de progresión mucho mayor que las curvas lumbares aisladas.

→ Lumbar curves of more than 30 degrees at skeletal maturity will progress much more than the curves of a lesser degree

→ Las curvas lumbares de más de 30 grados, y tras haber alcanzado la madurez esquelética, progresarán mucho más que las curvas con menos grados

→ Las curvas de patrón doble tienen una mayor probabilidad de progresar que las curvas de patrón simple.

Edad en el momento del diagnóstico – Crecimiento esquelético inminente

La regla de oro de la escoliosis sostiene que cuanto mayor sea la edad del niño, menor será la tendencia de progresión de la curva. Por ejemplo, si comparamos a dos chicas jóvenes (una de 13 años y otra de más de 15 años) diagnosticadas con una curva de menos de 19 grados; es probable que la curva progrese a una alarmante tasa de un 10% en el caso de la chica más joven, y de tan sólo un 4% en el caso de la chica de mayor edad.

Cuando un adolescente es diagnosticado de escoliosis, el riesgo de progresión permanece elevado si aún existe un gran potencial de crecimiento. Existen varios informes de investigación que sugieren que el rápido crecimiento esquelético que se produce durante la adolescencia es uno de los principales factores que influyen en la progresión de la curva escoliótica.

Se espera que la columna vertebral crezca con la edad, y que siga creciendo hasta haber alcanzado la plena madurez esquelética. Por lo tanto, la correlación que existe entre la edad y la madurez esquelética es muy fuerte.

Intentemos comprender cuál es la lógica subyacente en este caso. La tasa a la que podría progresar la curva de un individuo joven depende del estado de su madurez esquelética, lo que implica que un adolescente o un joven, que sigue siendo esqueléticamente inmaduro, tendrá una mayor probabilidad de presentar una mayor tasa de progresión de la curvatura que un individuo que ya haya alcanzado la madurez esquelética.

Qué es la madurez esquelética?

Madurez esquelética es el término empleado para designar el proceso de crecimiento de la estructura ósea o del sistema esquelético de un individuo. Se dice que una persona ha alcanzado el punto de madurez esquelética cuando su crecimiento vertebral alcanza el máximo de su progresión prevista. Ya que el ritmo de crecimiento y de desarrollo en los seres humanos nunca es uniforme y siempre presenta episodios de aceleración y deceleración, la evaluación de la madurez esquelética resulta muy importante en el campo de la medicina. Es sobre la base de dicha evaluación sobre la que se deciden, de manera apropiada, los métodos óptimos de tratamiento.

En el caso de la escoliosis, podemos valorar la madurez esquelética de un individuo empleando uno de los siguientes dos métodos:

→ El Método de Risser
→ Valoración de la fusión de las epífisis de la mano y de la muñeca

Cuando un individuo alcanza el punto de madurez esquelética, esta suele ser medida mediante parámetros tales como la osificación de la apófisis ilíaca y el cese del crecimiento vertebral. La osificación de la apófisis ilíaca ocurre cuando se considera que ya se ha completado el desarrollo óseo de la región pélvica. Este paso suele indicar que el individuo ha alcanzado la madurez ósea completa. Esta osificación, durante la cual los huesos humanos se forman finalmente como estructuras sólidas, podría no siempre servir como una señal indicadora de una madurez esquelética plena. Incluso aunque así se determine mediante la escala de Risser, a menudo existe la posibilidad de que el momento de la osificación completa no coincida con el momento del cese del crecimiento vertebral..

Madurez Esquelética y Osificación

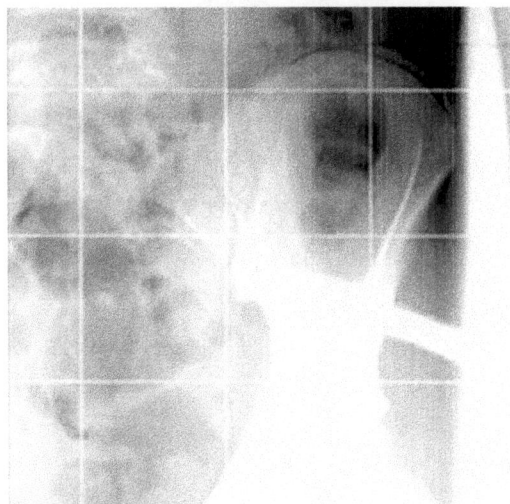

El estado de osificación de la pelvis (Señal de Risser) corresponde a la madurez esquelética y puede ser analizado m ediante rayos X.

Grado de Risser-Ferguson

El grado de Risser-Ferguson consiste básicamente en una escala de 0 a 5 que ofrece una estimación útil del grado de crecimiento esquelético que aún debe experimentar un individuo. Esta medida se lleva a cabo mediante la gradación del progreso de la fusión ósea de la apófisis ilíaca, donde se gradúa la zona que se encuentra sobre la parte superior del hueso de la cadera en función de la cantidad de hueso que esté fusionada. Mientras que un grado bajo en la escala de Risser indica que aún se va a llevar a cabo mucho crecimiento esquelético, un grado elevado en la escala implica que el crecimiento esquelético prácticamente ya ha alcanzado la madurez y que es poco probable que la curva espinal siga progresando mucho más. Lea la siguiente sección para aprender más acerca de cómo calcular la madurez esquelética mediante el empleo del método de Risser.

Es posible emplear el método de Risser para medir la madurez esquelética por el hecho de que la apósifis ilíaca se osifica de manera muy prevista y estandarizada, de adelante hacia atrás, a lo largo de la cresta ilíaca.

El grado de Risser se categoriza de la siguiente manera:

- Grado 0 = Sin osificación
- Grado 1 = Hasta un 25% de osificación
- Grado 2 = De un 26% a un 50% de osificación
- Grado 3 = De un 51% a un 75% de osificación
- Grado 4 = De un 76% a un 100% de osificación
- Grado 5 = Fusión ósea completa de la apófisis

Consulte la siguiente imagen para una mayor comprensión de la clasificación.

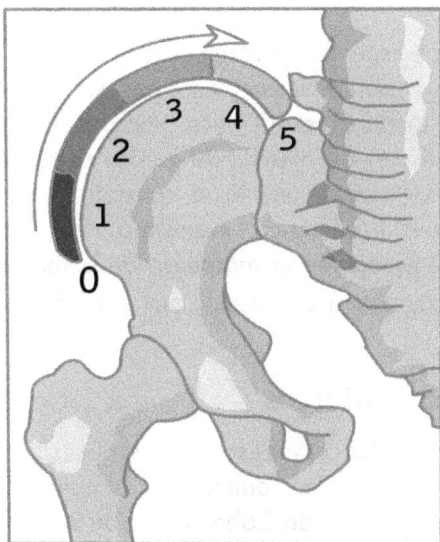

GRADO DE RISSER – 0 TO 5

La osificación de la apófisis ilíaca crea el símbolo de Risser.

Riesgo de Progresión de la Curva – Basado en el Ángulo de Cobb y en el Grado de Risser

Curva (grado)	Potencial de Crecimiento (grado de Risser)	Riesgo*
De 10 a 19	Limitado (de 2 a 4)	Bajo
De 10 a 19	Alto (de 0 a 1)	Moderado
De 20 a 29	Limitado (de 2 a 4)	Bajo/moderado
De 20 a 29	Alto (De 0 a 1)	Alto
>29	Limitado (de 2 a 4)	Alto
>29	Alto (De 0 a 1)	Muy alto

* **Riesgo de Progresión:** Riesgo bajo = de 5 a 15 por ciento; riesgo moderado = de 15 a 40 por ciento; riesgo alto = de 40 a 70 por ciento; riesgo muy alto = de 70 a 90 por ciento.

Progresión más allá de la madurez esquelética

Ya habiendo tratado todos los aspectos anteriores, resulta igual de importante mencionar que la progresión de la curvatura podría continuar incluso tras haber alcanzado la madurez esquelética plena. Por poner un ejemplo típico, las curvas lumbares de más de 30 grados tienen una probabilidad muy elevada de progresar a un ritmo constante incluso tras haber alcanzado la madurez esquelética. Asimismo, las curvas diagnosticadas con más de 50-70 grados en el momento de la madurez esquelética en adultos, podrían progresar a una tasa de casi 1 grado al año.

Progresión en Individuos Adultos

Las investigaciones demuestran que las curvas escolióticas muestran una tendencia a progresar incluso durante la edad adulta, especialmente en el caso de que el individuo presente un ángulo de Cobb de más de 30 grados tras haber alcanzado la madurez esquelética. Aunque una gran mayoría de los estudios se centren en la progresión de las curvas en individuos adolescentes, también existe un patrón específico de progresión de la curvatura en individuos adultos, aunque el ritmo de progresión puede ser mucho más lento, como por ejemplo de 0.5 a 2 grados al año.

Mientras que las curvaturas de menos de 30 grados en individuos adolescentes tienen una probabilidad muy baja de progresar, aquellas curvas de más de 50 grados sí presentan un gran riesgo de progresión durante la etapa adulta. De hecho, incluso un grado muy bajo de escoliosis detectado a la edad de 6 o 7 años, puede progresar hasta una curvatura de mayor tamaño en adultos de mediana edad, requiriendo una monitorización y un manejo constantes.

Hablando de factores que podrían ayudar a que un individuo adulto sepa cuánto puede llegar a progresar su curvatura, la rotación vertebral apical puede servir como una medida útil para predecir la progresión de la curva e incluso para estimar si y cuándo podría requerir el paciente cirugía para su escoliosis.

PROGRESIÓN DE LA CURVA EN INDIVIDUOS ADULTOS

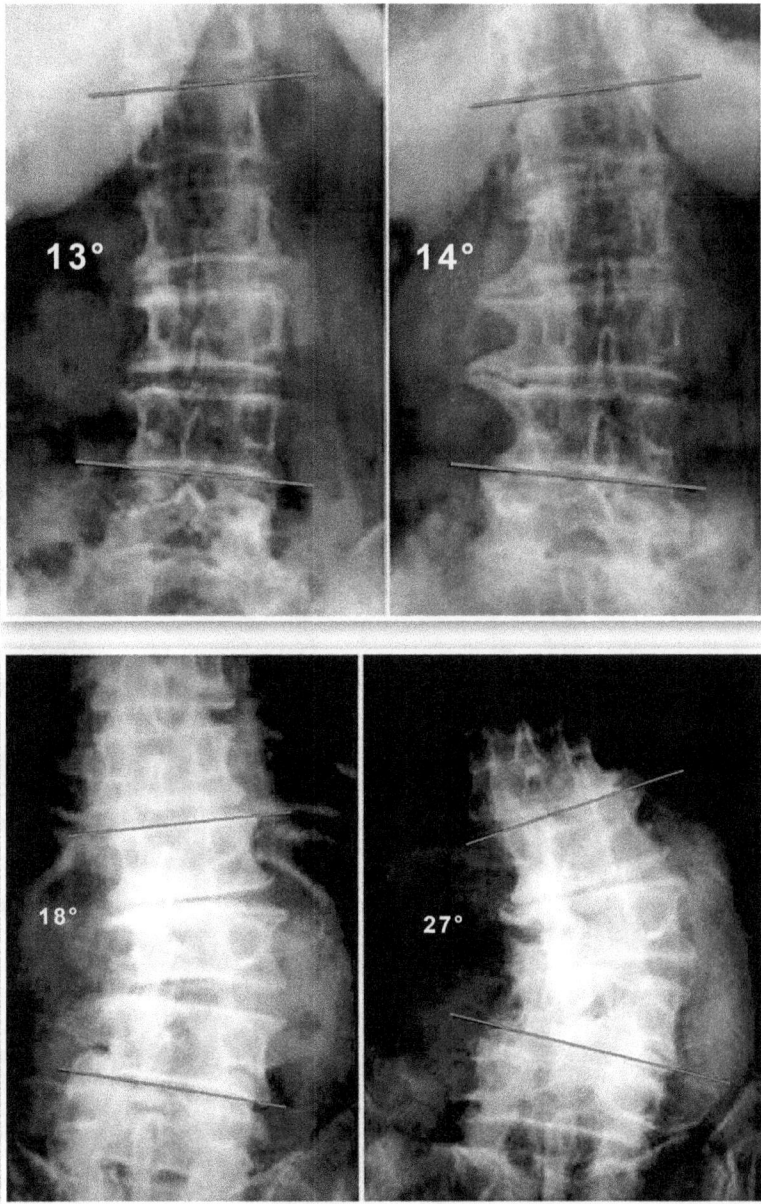

Las radiografías mostradas previamente representan la progresión de las curvas de dos individuos adultos a lo largo de un período de 20 años. Se representa que un mayor grado inicial de curvatura en el momento de la evaluación conduce a una mayor probabilidad de progresión futura.

Conclusión

La incógnita de si la edad y el crecimiento espinal correspondiente realmente contribuyen a la progresión de su curva, constituye una importante cuestión investigada y debatida recientemente. En su estudio, los investigadores Canadienses Hongfa Wu y sus compañeros determinaron que la edad tiene una menor importancia en comparación con otros factores tales como el sexo, la magnitud de la curva y su gravedad.

Sexo

Los estudios suelen apuntar hacia la fuerte correlación que existe entre el sexo del individuo joven y las probabilidades de progresión de su curvatura. Se supone que esta correlación es incluso más importante que otros factores como el patrón de la curva, su magnitud o la madurez esquelética. Como conclusión generalizada, la escoliosis tiene una mayor probabilidad de progresar rápidamente en chicas que en chicos, siendo esta diferencia de géneros muy prominente en el estudio de la incidencia de la deformidad espinal. Las investigaciones incluso estiman que la escoliosis es 10 veces más común en chicas que en chicos, con una drástica proporción de 11:1.

Otro hallazgo interesante es que la curva tiene menos probabilidad de progresar en el caso de chicas con escoliosis en la parte baja de sus espaldas y que presentan una desalineación espinal igual o mayor a 2.5 cm (1 pulgada). Observe la siguiente imagen para aprender más acerca de cómo el tipo de curva presente en las chicas puede determinar el alcance de su progresión

Tipos de curvas con una mayor probabilidad de progresión en chicas

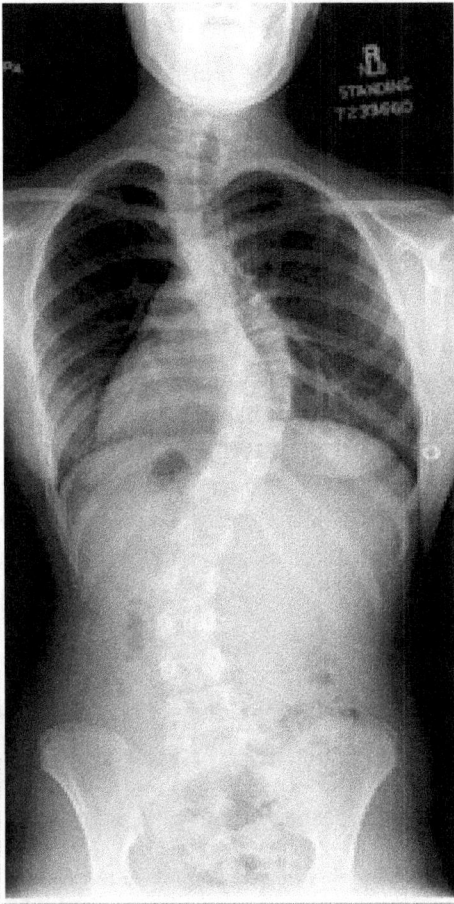

En el caso de las chicas, los patrones de curva con una mayor probabilidad de progresión son la curva torácica hacia la derecha y la doble curva mayor

Mientras que en las chicas la curva torácica hacia la derecha y la doble curva mayor tienen una mayor probabilidad de experimentar la máxima progresión, en el caso de los chicos son las curvas lumbares hacia la izquierda las que tenderían a progresar en mayor medida. Además, una curva escoliótica de más de 30 grados, en el caso de una chica, experimentará una mayor progresión que una curva del mismo grado en el caso de un chico

Estadio puberal/Fase de menarquía

Como una observación generalizada, las chicas experimentan una progresión más rápida de sus curvas escolióticas antes del comienzo de sus primeras menstruaciones, en torno a los 11 o 12 años de edad, mientras que los chicos se enfrentan a dicha progresión algo más tarde, en torno a los 13 o 14 años de edad.

De hecho, existe amplia evidencia que demuestra que las chicas diagnosticadas de escoliosis en su adolescencia tienen una mayor probabilidad de experimentar una tasa de progresión de entre 10 a 15 grados al año, especialmente si se encuentran actualmente en el umbral de su menarquía.

En las chicas jóvenes, la progresión de la curva es mucho más elevada si se ha detectado la misma antes del comienzo de la menarquía. De hecho, las chicas que se encuentran en la fase de pre-menarquía tienen una gran probabilidad de experimentar una rápida progresión si se les diagnostica una curva de más de 20 grados.[1] Por otra parte, aquellas chicas con curvas leves, de menos de 20 grados, tienen una baja probabilidad de experimentar dicha rápida progresión, especialmente tras haber alcanzado la madurez esquelética. Puede consultar las anteriores secciones para aprender más acerca de la madurez esquelética.

En cuanto a la correlación de la fase de menarquía de la adolescente y el alcance de la progresión, se observa que el patrón de la curva, el ángulo de Cobb al comienzo de la pubertad, y la velocidad de progresión de la curvatura son fuertes factores predictivos de la progresión de la curva. Por ejemplo, una escoliosis juvenil mayor a 30 grados aumenta rápidamente y supone un pronóstico de un 100% para la cirugía.[2]

La etapa de Tanner, un método basado en las investigaciones empleado para valorar el estadio de madurez sexual, es una herramienta clave para predecir la progresión de la curva. Básicamente, la curva experimentará su máxima progresión durante la etapa 2 o 3 de Tanner.

El sistema de Tanner está basado en el crecimiento del vello púbico en ambos sexos, en el desarrollo de los genitales en los chicos, y en el desarrollo de los senos en las chicas.

Otros Factores

Además de lo anterior, existen otros factores que han sido determinados de influencia, tales como factores genéticos o incluso epigenéticos. Un estudio muestra que los gemelos monocigóticos, no sólo presentan una probabilidad mucho más elevada de desarrollar escoliosis, sino que su tasa de progresión de la curva es prácticamente igual, a pesar de enfrentarse a influencias ambientales variadas.[3] Otro factor que podría estar implicado en el proceso es la altura del individuo. Por ejemplo, una chica de 14 años con una curva de entre 25 y 35 grados, que es más baja que otras chicas de su misma edad, tendrá un menor riesgo de progresión que una chica más alta, de la misma edad y con el mismo grado de curvatura. Además, en niños nacidos con escoliosis congénita, es muy probable que la afección empeore a un ritmo muy elevado tras el nacimiento y con la edad.

En resumen, la siguiente tabla le indica cuáles son los factores que determinan la progresión de la curva. También le podrá indicar cuánto progresará su actual curva escoliótica y a qué ritmo:

Resumen – Factores que determinan la progresión

FACTOR DETERMINANTE	CORRELACIÓN*
Edad	Cuanto más joven sea el paciente, mayor será el alcance de la progresión
Sexo	Las chicas suelen experimentar una mayor tasa de progresión
Curva (grado/dirección/magnitud)	Las curvas dobles progresarán con mayor rapidez. Cuanto mayor sea la curva en el momento de la detección, más rápidamente progresará
Menarquía/Madurez sexual	Las curvas diagnosticadas antes del comienzo de la menarquía progresarán más

*Los informes de investigación disponibles podrían variar..

Riesgos Clave de las Curvas Progresivas

Una progresión desenfrenada o sin tratar de una curva escoliótica puede provocar graves problemas estéticos y funcionales. A menudo se suelen experimentar dolores continuos y desequilibrios posturales debido al impacto a largo plazo de las curvas progresivas, a menudo en la espalda, los hombros, las caderas, las piernas y el cuello.

Sin embargo, el riesgo más común y alarmante de las curvas progresivas es su posible impacto sobre la función pulmonar.

A medida que siguen progresando, las curvas torácicas pueden provocar una grave dificultad respiratoria. Existe una reducción lineal de la capacidad total de sus pulmones para llenarse del aire inspirado. En curvas de hasta 100 grados, se estima que la reducción total puede suponer hasta un 20%. Como efecto asociado a las curvas progresivas, la cavidad del pecho comienza a deformarse, lo que eventualmente puede provocar una enfermedad pulmonar restrictiva.

Puede consultar el capítulo 4 para leer más acerca de la función pulmonar y la dificultad respiratoria.

La espondilosis, una afección artrítica de la columna vertebral, es otro factor de riesgo asociado a las curvas progresivas. A medida que progresa la curva, las articulaciones de la columna se inflaman, el cartílago, que amortigua a los discos, se adelgaza y eventualmente se pueden formar espolones óseos dolorosos.

En algunos casos, especialmente en las mujeres, la escoliosis podría acabar por relacionarse con la osteopenia, una afección que incluye la pérdida de masa ósea. Si no se trata, eventualmente la osteopenia puede provocar osteoporosis, una grave pérdida de la densidad ósea en mujeres postmenopáusicas. Las adolescentes que padecen escoliosis también presentan un riesgo elevado de desarrollar osteoporosis en una etapa tardía de su adultez.

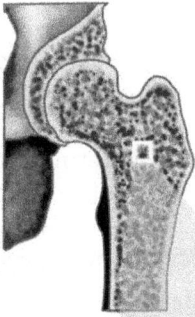

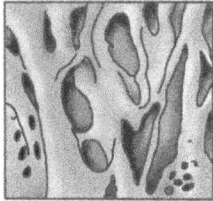

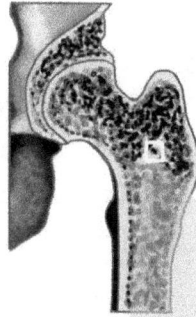

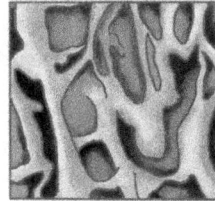

Hueso Normal   **Hueso Osteoporótico**

Otro riesgo prominente de una curva progresiva, especialmente en el caso de adultos, es el impacto que puede tener en la elección del tratamiento.[4] De hecho, las investigaciones apuntan fuertemente hacia el hecho de que si se lleva a cabo una detección precoz y si el alcance de la progresión es medido correctamente, podrían incluso evitarse las opciones quirúrgicas avanzadas.[5]

Además de lo anterior, los pacientes con curvas escolióticas progresivas tienen una mayor probabilidad de sufrir un grave impacto emocional como resultado de la discapacidad física, de los problemas cosméticos asociados y de la consecuente pérdida de su productividad y de su calidad de vida.

Casos Reales de Escoliosis: ¡El Ritmo de la Progresión!

Aunque el ritmo de progresión de la curva esté determinado por una serie de factores, una progresión rápida invariablemente produce un impacto psicológico similar en el paciente. Elena se encontraba en octavo curso y tenía 13 años cuando se le diagnosticó escoliosis por primera vez. La gradación de la curva pasó de ser simplemente 30° a una alarmante cifra de 46° al cabo de unos pocos años. Los médicos sólo le recomendaban cirugía si su curva sobrepasaba los 50 grados.

Mientras tanto, su apariencia física comenzó a empeorar. La parte izquierda de su caja torácica comenzaba a sobresalir y tenía un aspecto desigual en comparación con el otro lado. Sus caderas estaban desequilibradas y una mitad de su cuerpo comenzaba a inclinarse hacia un lado, especialmente cuando se encontraba de pie. La giba de la región derecha de su caja torácica provocaba que pareciese una jorobada, especialmente cuando se agachaba. Esto hacía que pareciese y se sintiese extremadamente avergonzada e incómoda. Empezó a no querer llevar trajes de baño delante de sus compañeros. No se podía vestir de manera apropiada porque su ropa no le cabía bien. El impacto acabó llegando al punto en la que su postura tenía un aspecto totalmente extraño y hasta se sentía incómoda apareciendo en público. Eventualmente fue incluida en las listas para una cirugía de fusión espinal, operación a la que se sometió a los 18 años.

CAPÍTULO 8
Sus Opciones de Tratamiento

En esta sección le explicaremos paso a paso las varias opciones disponibles para tratar su escoliosis, incluyendo las diversas opciones no-invasivas. Hablaremos en detalle acerca de lo que implica cada opción, incluyendo un análisis de cada una. También hablaremos acerca de cuál es el momento indicado para decidir someterse a una cirugía como último recurso.

Introducción

La escoliosis es esencialmente una enfermedad de su columna vertebral, literalmente del eje central de su cuerpo. Saber que el eje vital de su cuerpo está afligido y que podría estar enfermo es algo intimidante y desmoralizante. Sin embargo, mediante la investigación científica y un análisis en profundidad de su deformidad espinal, el paciente con escoliosis dispone de las herramientas apropiadas para tratar y prevenir su problema. Independientemente de si tiene un grado de curvatura mínimo o si presenta una rápida progresión hacia un punto en el que la cirugía sería la única opción, cada etapa de la escoliosis puede ser eficazmente manejada, controlada y tratada.

En este capítulo explicaremos las opciones de tratamiento que tiene a su disposición en función del grado o de la etapa de la escoliosis que le haya sido diagnosticada. Empleando estas pautas dispondrá de una clara orientación hacia la línea de tratamiento que debería elegir para controlar su curvatura.

1) Observación y Manejo

Ampliamente considerada como un ciclo pasivo de tratamiento, la observación suele ser el primer paso que se toma para manejar la escoliosis en los siguientes tipos de pacientes:

→ Aquellos con una curva de menos de 25 a 30 grados, que continúan creciendo y que aún no han alcanzado su madurez esquelética.

→ Aquellos con curvas de menos de 45 grados que han alcanzado el pleno desarrollo.

→ Aquellos con curvas que podrían ser el resultado de afecciones tales como la inflamación, los espasmos musculares o una longitud desigual de las piernas.

→ Niños con curvas más pequeñas pero con patrones equilibrados

Básicamente, las curvas que presentan un bajo riesgo de progresión son las candidatas ideales para llevar a cabo una simple observación. Por ejemplo, un chico mayor de 17 años y una chica mayor de 15 años con una curva escoliótica de entre 25 y 40 grados generalmente serán mantenidos bajo observación. En estos casos, un médico llevará a cabo evaluaciones físicas y radiografías periódicas para asegurar que la curva no haya progresado.

Ilustraciones – casos recomendados para la observación

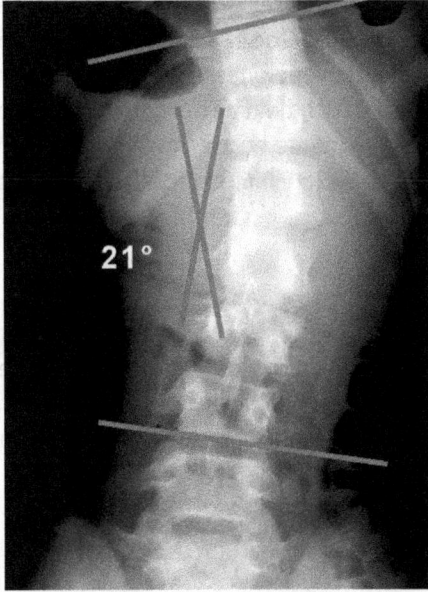

21°

A partir de una radiografía, se recomendó la observación de un chico de 16 años diagnosticado con una escoliosis lumbar del lado derecho, ya que la probabilidad de progresión de la curvatura era baja.

Existen dos componentes fundamentales implicados en esta etapa del tratamiento, la observación y el manejo. Antes de continuar, comencemos por comprender algo más acerca de los mismos.

Observación

La primera parte, y la más importante, de la observación es asegurar que la curva existente no suponga un peligro para la columna vertebral. A través de la observación y la monitorización constante de la columna vertebral y de su curva, mediante exploraciones físicas y radiografías secuenciales, su médico registrará cualquier posible crecimiento e intentará predecir el alcance de la progresión. Puede consultar el Capítulo 7 para conocer más acerca de los posibles factores que podrían contribuir a la mayor progresión de la curva escoliótica.

Manejo

La segunda parte de esta modalidad de tratamiento es manejar la curva existente. Su médico intentará detener la progresión de la curvatura a través de la identificación de las posibles causas de la misma, tales como una postura incorrecta o sugiriendo intervenciones no-médicas tales como la dieta y el ejercicio, así como la práctica de natación/pilates/yoga o un régimen diseñado a medida como el que puede encontrar en mi primer libro Su Plan para el Tratamiento y Prevención Natural de la Escoliosis para ayudar a corregir la curvatura.

Herramientas para la observación y el manejo

Durante esta etapa, cada uno de los objetivos de observación y de manejo de su curva son alcanzados por su médico mediante el empleo de una serie de herramientas, incluyendo una o más de las enumeradas a continuación:

- Control postural
- Fisioterapia, incluyendo ejercicios
- Terapia ocupacional
- Yoga / Pilates
- Terapia nutricional
- Estimulación eléctrica
- Cuidado quiropráctico
- Remedios alternativos

Lo que dicen los expertos

El hecho de que la observación de los pacientes escolióticos sea el enfoque correcto y aconsejado suele ser objeto de debate. Existe un grupo particular de expertos que son firmes detractores de la observación, expresando que si la curva puede ser controlada durante una etapa de progresión menor, no existe ninguna razón para dejar que empeore antes de tratarlo. Este grupo en particular sostiene firmemente que lo más recomendable es comenzar un tratamiento conservador en cuanto se detecte la curvatura para así evitar la futura necesidad de cirugía. Este enfoque original y conservador, aconsejado por los académicos, probablemente sea el motivo que sostenga esta práctica.

Por otra parte, los expertos del otro bando argumentan que es mejor esperar y observar en aquellos casos en los que la curva sea mínima o en los que exista muy poca probabilidad de progresión, evitando así cualquier complicación relacionada con el tratamiento. De hecho, según este grupo de investigadores, la tríada de la fisioterapia, la rehabilitación hospitalaria intensiva para la escoliosis y el empleo de corsés suele ser una manera eficaz y conservadora de tratamiento para manejar la escoliosis. En las siguientes secciones explicaremos los aspectos importantes de cada uno de los métodos enumerados previamente y que podrían ser empleados por su médico para la observación y el manejo de su afección.

A) Control Postural

EL control postural suele ser considerado como el primer paso del tratamiento no-invasivo de la escoliosis o de la etapa de observación y manejo. Durante el estudio de la postura, se tendrán en cuenta los siguientes aspectos:

→ Correlación de la postura con la escoliosis
→ Impacto de la escoliosis sobre el equilibrio postural
→ Alteración de los hábitos posturales para controlar la escoliosis

Cuando uno padece escoliosis, se produce una pérdida de la altura del arco del pie debido a la pronación excesiva del mismo, lo que a su vez desencadena una serie de fallos y cambios posturales que podrían incluir:

- La rotación interna de la tibia y del fémur
- La caída de la pelvis hacia el lado pronado estando erguido o caminando
- La inclinación de la pelvis, descenso de la base del sacro, lo que desencadena el desarrollo de desequilibrios de las extremidades inferiores
- Desarrollo de una giba costal en el caso de que la curvatura progrese hasta la columna torácica

Una postura inadecuada o desequilibrada podría ser el efecto más prominente y, en ocasiones obvia, del impacto de la escoliosis, especialmente en el caso de una escoliosis idiopática. Los pacientes con escoliosis suelen presentar un escaso control de la estabilidad postural, con las investigaciones demostrando claramente que la escoliosis idiopática altera el control del equilibrio. Además, se sabe que la curva espinal puede cambiar la mismísima relación entre los segmentos corporales, lo que podría afectar drásticamente a la postura de los niños escolióticos.

Existe amplia evidencia que demuestra el hecho de que el cerebro humano tiene la capacidad de controlar su postura, alterando a la vez su equilibrio en casos de escoliosis. De hecho, en los pacientes con escoliosis, se ha demostrado la existencia de un desequilibrio presente en varias partes del cerebro tales como la corteza vestibular y el tallo cerebral.

Resulta interesante que los pacientes con escoliosis presenten distintos rasgos posturales en función de la ubicación de su escoliosis, es decir, lumbar, toracolumbar, torácica, etc. Estudios llevados a cabo sobre el control postural dinámico y estático muestran que el máximo impacto postural en condiciones estáticas se producía en los pacientes con curvas lumbares, mientras que aquellos con curvas torácicas mostraban un mayor impacto en condiciones dinámicas.

Entonces, ¿Qué implica esto?

Este análisis en particular implica que si presenta una curva hacia la parte inferior de su columna vertebral (columna lumbar), es muy probable que experimente la máxima inestabilidad postural estando sentado o estático. Por otra parte, si su curva es más prominente en la parte media de su columna (en su columna torácica), es muy probable que experimente la máxima inestabilidad postural en condiciones dinámicas o en movimiento.

Reentrenamiento Postural – Los 3 métodos clave a emplear

Ahora que hemos demostrado cómo una mala postura puede contribuir a la escoliosis, continuaremos por mostrarle cómo modificar sus hábitos posturales para tratar una escoliosis leve y discutiremos la eficacia de los métodos a emplear

a) Empleo de dispositivos

Durante los últimos años, los individuos con curvas escolióticas se han beneficiado en gran medida del empleo de dispositivos y de máquinas para estabilizar su postura con el fin de detener o corregir sus curvas. Como ejemplo están los dispositivos Vertetrac y el Sistema de Refuerzo Dinámico suministrados por Meditrac. Estos dispositivos ofrecen un sistema dinámico y ambulatorio de tracción lumbar, muy adaptado al paciente, para el tratamiento de su curvatura. En primer lugar, el sistema de refuerzo actúa descomprimiendo la columna y aumentando el espacio intervertebral. Sin embargo, tras un uso a largo plazo, comienza a emplear la fuerza de presión para eventualmente empujar los segmentos espinales desalineados de nuevo hasta su equilibro original con el fin de detener la progresión de la curva.

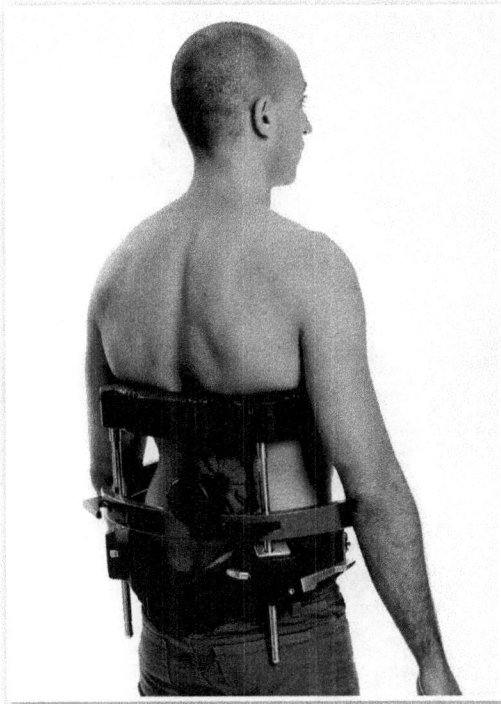

Vertetrac y el Sistema de Refuerzo Dinámico (DBS)

b) Observación voluntaria y autocorrección

Lo segundo que puede hacer es observar sus propios hábitos posturales y comprobar la presencia de cualquier período extendido y anormal durante el cual mantiene posturas inapropiadas. Esto se aplica principalmente en el caso de que se le haya detectado una curva y que aún siga trabajando largas horas frente al ordenador o en cualquier entorno en el que podría estar forzando su espalda o su cuello durante demasiado tiempo.

Tras identificar sus malos hábitos, podrá comenzar a dedicar su tiempo a rectificar estos hábitos para obtener un mejor control sobre su postura. Dicha autocorrección es considerada como una de las principales herramientas para conseguir la estabilización espinal y por tanto para resolver las deformidades espinales.

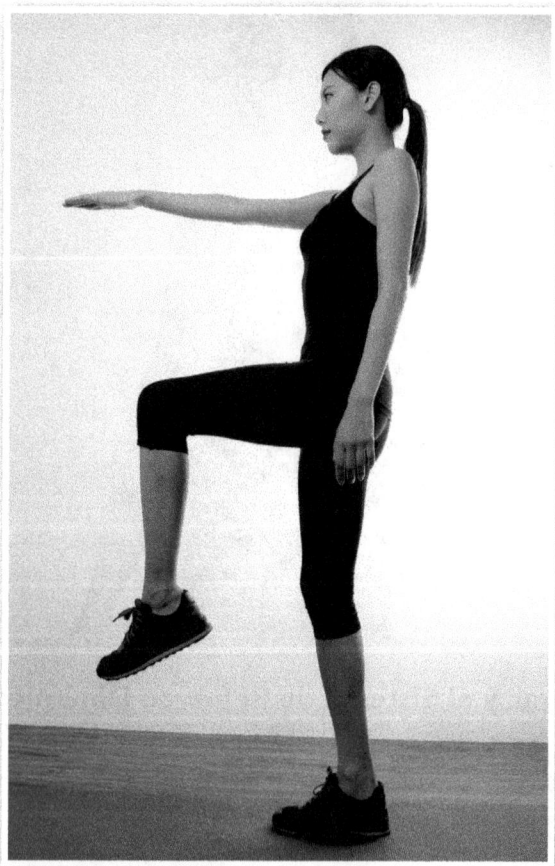

10 Importantes Consejos para su Postura

A continuación enumeramos 10 útiles consejos que puede seguir para asegurar que recupere el equilibrio postural que podría haber perdido a lo largo de los años por mantener una postura encorvada o jorobada.

1. Practique estar pie. Coloque la parte trasera de su cabeza sobre una pared y dirija su mirada hacia el frente. Mantenga la posición durante un minuto, relaje su postura y vuelva a repetir los anteriores pasos.

2. Vigile cualquier signo de encorvamiento a lo largo de sus actividades diarias, especialmente en aquellas actividades llevadas a cabo durante largos períodos de tiempo..

3. Camine erguido, especialmente cuando se encuentre al aire libre.

4. Intente mantener su postura ideal al realizar todo tipo de ejercicios y actividades físicas.

5. Ajuste la altura de su silla para que sus muslos estén situados paralelos al suelo y que sus rodillas se encuentren a la misma altura que sus caderas, con los pies apoyados sobre el suelo.

6. Coloque una pequeña almohada entre la parte baja de su espalda y el respaldo de su silla, permitiendo que se siente con la columna en posición recta. Es importante que también considere esta opción al conducir o al ir de pasajero en un coche.

7. Siempre que sea posible, no cruce sus piernas mientras esté sentado, ya que esto provoca una desalineación del cuerpo.

8. Duerma siempre sobre un colchón firme.

9. Mantenga estirados sus músculos mediante la práctica regular de ejercicio.

10. Cuando se encuentre de pie, mantenga ambos pies apoyados sobre el suelo. Apoyarse únicamente sobre un pie podría provocar o agravar la curvatura.

c) Estimulación externa

Esta herramienta implica la orientación de un experto que le dará instrucciones para llevar a cabo correcciones posturales, además de señalar las irregularidades posturales obvias. El paciente también aprenderá a llevar a cabo correcciones o ajustes menores sobre su postura, y en distintas partes de su cuerpo, mediante la estimulación exteroceptiva o provocando una reacción de equilibrio, básicamente mediante el empleo de una fuerza o una presión externa.

2) Fisioterapia

Ya que la escoliosis se basa principalmente en el hecho de que la estructura espinal básica esté desequilibrada, la fisioterapia puede resultar muy útil a la hora de fortalecer su espalda además de ayudar a que su cuerpo recupere su equilibrio original.

Si padece de escoliosis, puede que le recomienden acudir a un fisioterapeuta para que le prescriban ejercicios con el propósito de obtener una simetría óptica, alcanzando los siguientes objetivos:

- Conseguir las correcciones posturales de manera independiente
- Fortalecer los músculos de su tronco
- Mejorar, en general, la capacidad de soporte de su espalda

La fisioterapia y sus numerosos ejercicios, tales como aquellos que se llevan a cabo en Pilates y mediante la Técnica de Alexander, son considerados como una manera bastante suave de recuperar la alineación de su equilibrio corporal y de la postura inapropiada. De hecho, la fisioterapia funciona mucho mejor si la causa básica de su escoliosis reside en problemas musculares o defectos posturales.

¿Funciona la fisioterapia para el tratamiento de la escoliosis?

Las investigaciones llevadas a cabo a lo largo de diversas comunidades han demostrado la eficacia de los ejercicios de fisioterapia para el tratamiento de la escoliosis. Tanto realizados de manera independiente, como con asistencia ortopédica, estos ejercicios han ayudado frecuentemente a mantener la flexibilidad y la funcionalidad en individuos con escoliosis. Según datos obtenidos de la clínica Schroth de Bad Sobernheim, Alemania, la fisioterapia puede ayudar eficazmente a mejorar la función pulmonar y a reducir el dolor en pacientes con escoliosis grave.

Información importante

Asegúrese de consultar con su fisioterapeuta antes de practicar alguno de estos ejercicios. De hecho, se sabe que algunos tipos de ejercicio físico pueden empeorar la curva al aumentar la flexibilidad de la columna más allá de los límites permisibles.

En otras palabras, la fisioterapia podría funcionar para pacientes con una escoliosis sin ninguna causa subyacente, tal como un trastorno neuromuscular, un trauma o un defecto congénito, la degeneración asociada a la edad, etc. Sin embargo, incluso en estos casos, la fisioterapia podría ayudar hasta cierto grado si se emplea en combinación con otras intervenciones.

Aunque no se pueda considerar la fisioterapia como una cura enfocada a la escoliosis, definitivamente es una manera de facilitar la curación definitiva del trastorno. Contribuye al éxito del tratamiento mediante el fortalecimiento de su espalda y la mejora del equilibrio natural de su columna vertebral para detener la progresión de su curva.

Más adelante en esta sección hemos enumerado algunos de los mejores ejercicios físicos así como poses de yoga que puede practicar para el tratamiento conservador de la escoliosis.

3) El Programa de Ejercicios de Schroth

El Método de Schroth es considerado como el enfoque fisioterapéutico clave para el tratamiento de una deformidad espinal. Tratándose de un enfoque tridimensional para el tratamiento de la escoliosis, este método considera el trastorno primariamente como una multitud de trastornos posturales y tiene el objetivo de ayudar a los pacientes escolióticos de la siguiente manera:

- Reduciendo su dolor
- Aumentando su capacidad vital
- Deteniendo la progresión de la curva

- Mejorando el equilibrio postural
- Evitando la cirugía

Desarrollado en la década de 1920 por Katharina Schroth (1894-1985), el método de Schroth se convirtió en el tratamiento no-quirúrgico estándar para la escoliosis en Alemania en el año 1960. El Método de ejercicio de Schroth se imparte, tanto a fisioterapeutas como a pacientes, en el Centro de Deformidades Espinales de Katharina Schroth de Sobernheim, Alemania. Aproximadamente 1,200 pacientes acuden cada año al curso intensivo presencial de fisioterapia para el tratamiento de pacientes durante un período de cuatro a seis semanas.

Aunque la gama de posibles patrones de curva es bastante diversa, el método de Schroth sólo considera 3 patrones básicos de curva para poder abordar la mayoría de los hallazgos típicos de la escoliosis. Estos incluyen:

- Patrón funcional de 4 curvas, y como un tipo especial de dicho patrón de 4 curvas, el patrón de curva Toracolumbar
- Patrón funcional de 3 curvas con una pelvis neutral
- Patrón funcional de 3 curvas con descompensación

Las 3 Lógicas Subyacentes del Método de Schroth

El Método de Schroth para el tratamiento de la escoliosis actúa en base a tres lógicas fundamentales, siendo las siguientes:

- El tronco está compuesto por tres bloques distintos
- Respiración rotacional
- Correcciones posturales

Hemos explicado cada una de ellas a continuación.

a) Los 3 bloques del tronco

En el Método de tratamiento de Schroth, el tronco se divide en tres bloques rectangulares superpuestos, incluyendo la faja pélvica, la caja torácica y la faja de los hombros. Cuando uno desarrolla escoliosis, estos tres bloques del tronco se desvían del eje vertical, eventualmente conduciendo al deslizamiento lateral de la columna vertebral. La imagen a continuación lo aclara mejor.

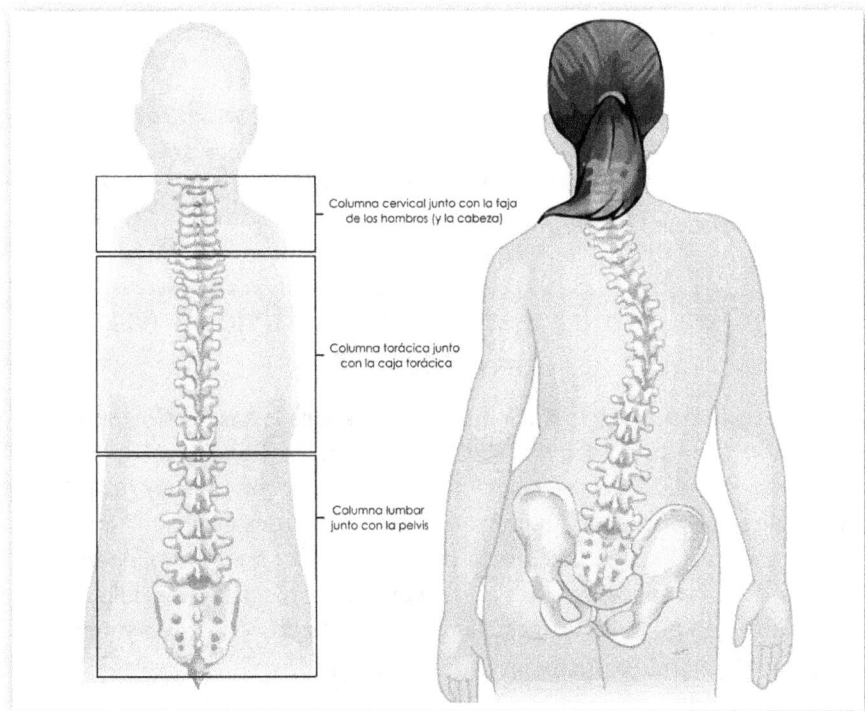

Columna cervical junto con la faja de los hombros (y la cabeza)

Columna torácica junto con la caja torácica

Columna lumbar junto con la pelvis

b) Respiración rotacional

Según las lecturas y el aprendizaje de este método, las costillas se encuentran conectadas mediante articulaciones a los procesos laterales de las vértebras. Cuando se practican los ejercicios de Schroth, se reduce dicha torsión del tronco con la ayuda de una respiración adecuada.

Este concepto de ejercicio actúa sobre el principio de un nuevo concepto conocido como movimiento torácico respiratorio. Según este concepto, el lado deprimido de las costillas se ensancha desde el interior gracias al empleo de ejercicios respiratorios. Eventualmente se creará un espacio más amplio, permitiendo que las costillas retornen a una alineación adecuada.

c) Corrección postural

Este aspecto en particular del Método de Ejercicio de Schroth es una continuación de la anterior medida de respiración rotacional. La ampliación del espacio costal mencionada previamente se consigue, en primer lugar, gracias a la corrección del trastorno postural mediante la corrección postural.

¿Qué implica esto para el individuo no-profesional?

El método de ejercicio de Schroth actúa sobre la base de los principios formulados por su fundadora, Katharina Schroth. Trabajó sobre la lógica de que la escoliosis es principalmente un trastorno de irregularidades posturales que provocan un impacto en la estructura espinal. A través de los principios de sus ejercicios de respiración y correcciones posturales, su método guía al paciente para que reconozca estos patrones defectuosos de la alineación postural correcta a través del la autoconciencia y mediante una serie de ejercicios sistemáticamente planeados.

4) Yoga y Ejercicio

El Yoga, la antigua práctica India para la relajación y el alivio de las enfermedades, también es considerado como un remedio eficaz y conservador para la escoliosis.

Además de conseguir el equilibrio postural y de corregir irregularidades, también es considerado como una herramienta muy importante para reducir el estrés, mejorando por tanto su capacidad para relajarse, un factor muy importante para el tratamiento de cualquier enfermedad. Incluso se ha demostrado que la práctica regular de yoga regula el peso y reduce los niveles de estrés, consecuentemente acelerando el proceso de tratamiento de la escoliosis.

Antes de seguir explicando más acerca de algunos de los ejercicios físicos y de las poses de yoga más importantes, comprendamos alguna de las formas más destacadas en las que el yoga ayuda en los casos de escoliosis

6 formas en las que el yoga ayuda en los casos de escoliosis:

1. El Yoga Iyengar, una variante del Yoga Hatha que hace hincapié en la alineación postural, es especialmente útil para pacientes con escoliosis, ya que las irregularidades posturales son uno de los rasgos definitorios de la escoliosis

2. El yoga le ofrece una mayor conciencia de los desequilibrios de su cuerpo y una mejor perspectiva para mejorar su postura.

3. El yoga alivia el dolor y la rigidez asociados a la deformidad espinal mediante la elongación y el fortalecimiento de los músculos.

4. Las poses de yoga que implican posturas erguidas fortalecen las piernas, lo que a su vez ayuda a estirar aun más la columna, aliviando así la rigidez asociada a la escoliosis.

5. Las poses de yoga que estiran los músculos isquiotibiales, los cuádriceps y los flexores de la cadera son tremendamente útiles para curar la escoliosis, dado que son instrumentales para mejorar la postura.

6. Las poses de yoga mejoran la conciencia respiratoria y ayudan a mejorar el funcionamiento pulmonar anormal asociado a la escoliosis.

Un Punto a Considerar

Al igual que otras herramientas de observación y de manejo conservador de la escoliosis, el yoga sólo será un método eficaz para revertir la curvatura si se lleva a cabo siguiendo las pautas, durante un largo período de tiempo y de manera disciplinada y constante

---

Ejercicios Físicos y Poses de Yoga

Siga leyendo para obtener un listado paso a paso de algunos de los ejercicios más comunes que puede realizar para el tratamiento de su escoliosis

Corrección de la Curva Torácica

El objetivo de este ejercicio en particular es practicar mantener una postura correcta para poder reentrenar el sentido quinestésico de su cuerpo. Para realizar este ejercicio, siga los siguientes pasos:

1. Siéntese con la espalda recta sobre una silla alta.
2. Agarre la silla con su mano izquierda.
3. Estire lentamente su brazo derecho hacia arriba y dóblelo en sentido diagonal. Estire su cuerpo hasta su límite.
4. Repita con el otro brazo en series de 5 repeticiones.

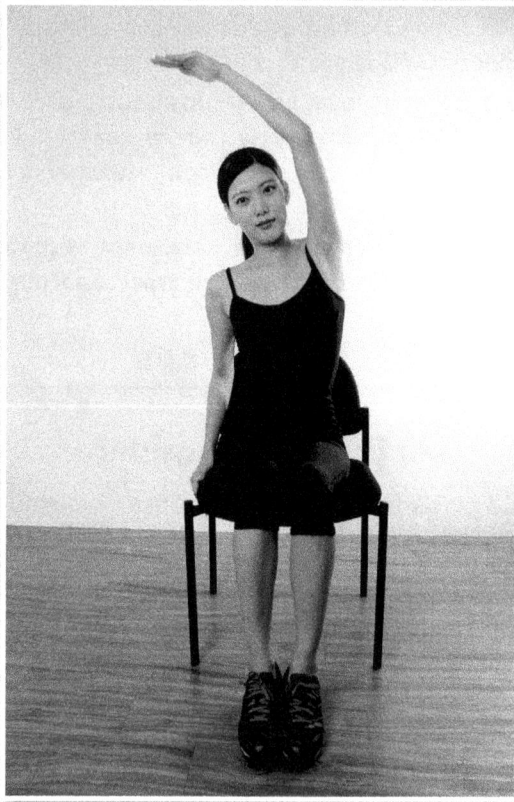

Corrección de la Escoliosis Lumbar Izquierda y Torácica Derecha

Este ejercicio en particular busca corregir la rotación torácica, rasgo subyacente de la curva torácica derecha. Para realizar este ejercicio, siga los siguientes pasos:

1. Túmbese sobre una esterilla con su espalada alineada con el suelo.
2. Coloque ambas manos detrás de su cabeza.
3. Levante su rodilla izquierda en una posición doblada.
4. Intente levantar su cabeza y tocar el codo derecho con su rodilla izquierda, manteniendo sus músculos abdominales relajados.
5. Repita hacia el lado contrario tras contar 10s.

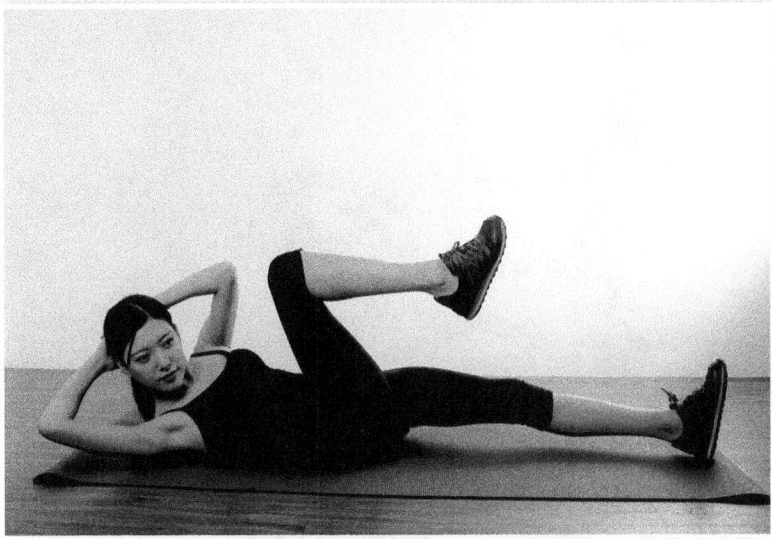

Giro sentado

Con frecuencia se ha determinado que los ejercicios que implican un giro de la columna vertebral son muy útiles a la hora de revertir la curvatura de la escoliosis. Siga los siguientes pasos para realizar este ejercicio correctamente.

1. Siéntese sobre una silla alta, con su lado izquierdo girado hacia la parte trasera de la silla.
2. Mantenga ambos pies apoyados sobre el suelo.
3. Empuje suavemente con su mano izquierda y gire su torso hacia la izquierda.
4. Contraiga y aproxime sus omóplatos, manteniendo la columna estirada.
5. Aumente el giro tras cada intento.
6. Repita hacia el lado contrario.

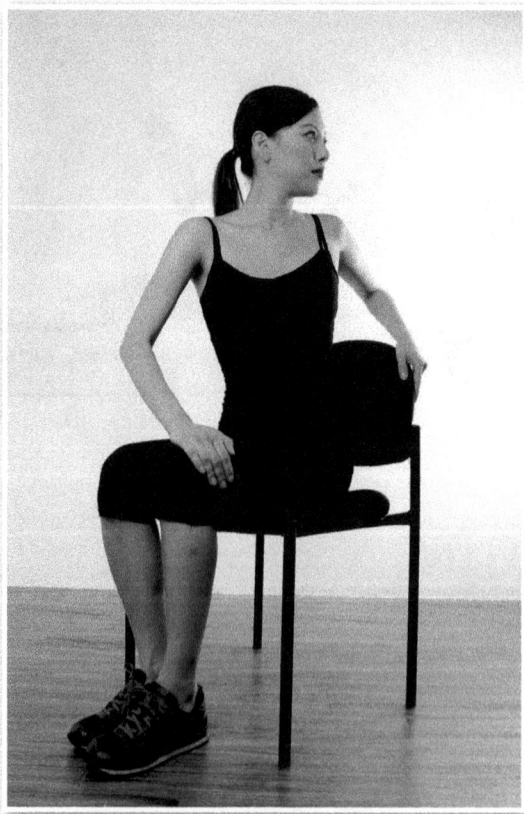

Ejercicio de Tracción de Talón

Este ejercicio actúa principalmente sobre las curvas lumbares y toracolumbares. Con la pelvis levantada sobre su lado convexo, podrá emplear sus músculos para ayudarle a obtener una alineación espinal apropiada. Siga los siguientes pasos para realizar este ejercicio:

1. Manténgase erguido y apoyado sobre ambos pies.
2. Manteniendo su talón sobre el lado convexo de su curva, intente mantener su cadera y sus rodillas rectas.
3. Mantenga esta posición durante aproximadamente 10 segundos.
4. Si lo requiere, apóyese sobre el respaldo de una silla.

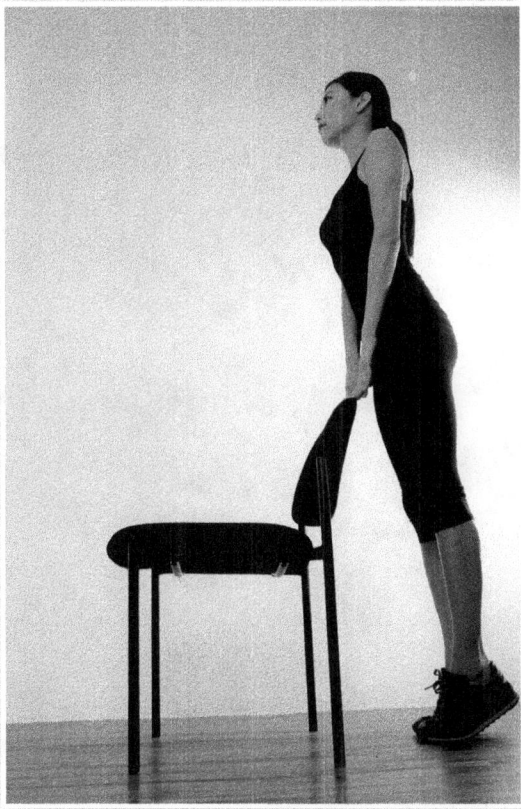

Ejercicios Para Fortalecer el Tronco

Además de los anteriores, también puede realizar una serie de ejercicios para fortalecer el tronco. Entre los más importantes se incluyen:

Fortalecimiento Abdominal

1. Túmbese recto sobre una esterilla.

2. Con los brazos colocados a ambos lados de su cuerpo, levante lentamente su pierna derecha hasta formar un ángulo de 90 grados y manténgalo en esa posición durante 10 segundos.

3. Baje la pierna gradualmente, primero hasta formar un ángulo de 60 grados, luego de 30 grados y así sucesivamente hasta llegar al suelo y reposar.

4. Ahora cambie de pierna y repita el proceso.

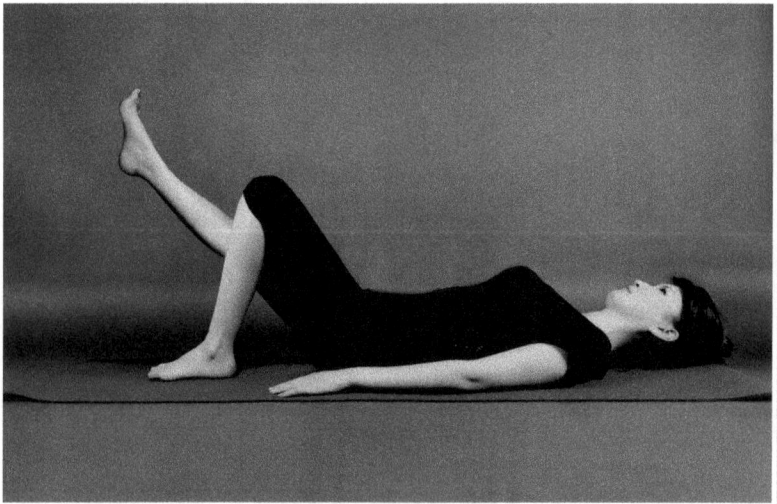

Bicicleta

1. Túmbese sobre el suelo con las piernas en una posición elevada.
2. Ahora imite la acción de pedalear con las piernas en el aire.
3. Mantenga la parte baja de su espalda apoyada sobre el suelo en todo momento.

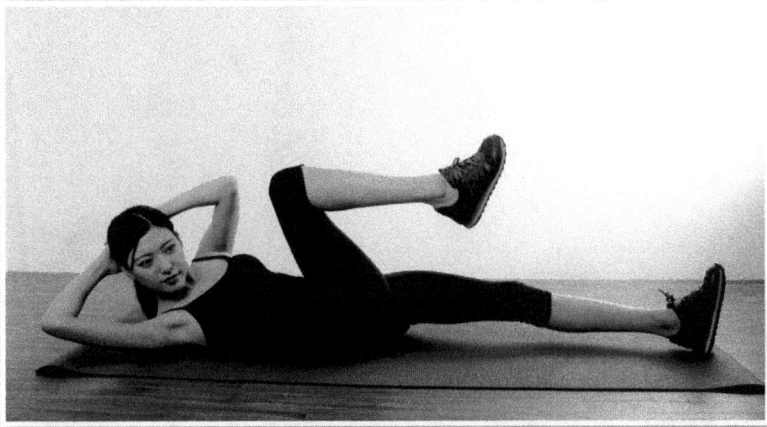

Ejercicio Estabilizador de la Espalda

1. Comience el ejercicio tumbado sobre su abdomen y con los brazos estirados por delante de su cabeza.

2. Levante su tronco y sus brazos, formando una línea recta, mientras levanta una pierna de manera alterna y manteniendo su posición durante 5 segundos.

3. Realice 10 repeticiones para cada lado.

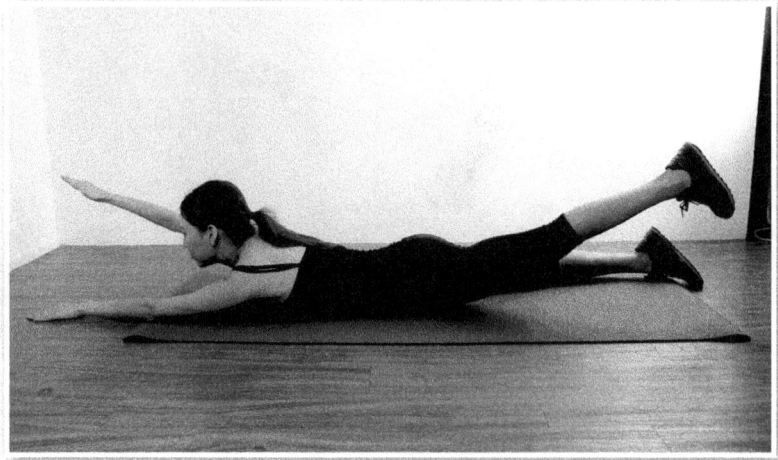

Estiramiento de Pared Formando un Ángulo

Este ejercicio en particular busca estirar su columna vertebral y abrir sus hombros para crear un equilibrio entre los músculos de la parte superior de su espalda. Siga los siguientes pasos para realizar este ejercicio:

1. Póngase de pie a unos cuantos pasos de la pared.
2. Coloque sus pies a la altura de sus caderas.
3. Inclínese hacia delante y coloque sus manos sobre la pared, colocándolas a la altura de sus hombros.
4. El resultado final debería ser la formación de un ángulo recto entre su torso y sus piernas mientras presiona sus manos contra la pared, justo al mismo nivel que sus caderas.
5. Con los pies colocados firmemente sobre el suelo, haga fuerza de empuje contra la pared con sus manos
6. Repita este ejercicio de 5 a 6 veces por sesión

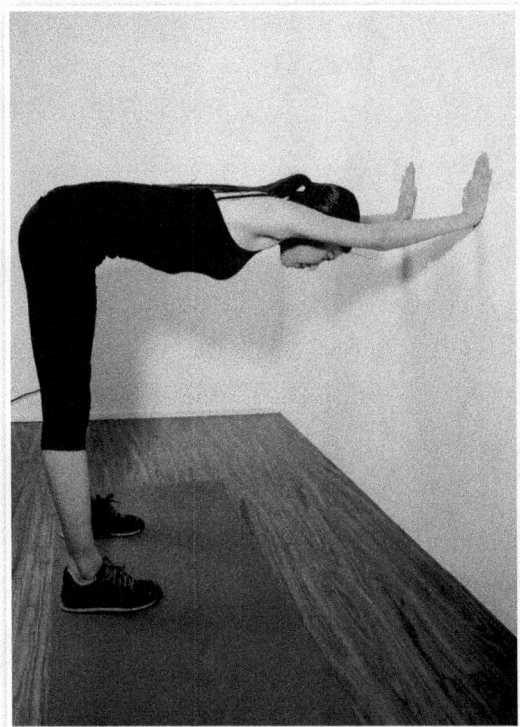

Estiramiento de los Músculos Isquiotibiales

Este ejercicio puede resultar muy útil, ya que unos músculos isquiotibiales tensos pueden contribuir al desarrollo de una mala postura. Siga los siguientes pasos.

1. Túmbese de espaldas sobre una esterilla.

2. Coja una banda elástica de resistencia o una toalla y colóquela alrededor de la zona media de su pie derecho, agarrando los extremos de la misma con sus manos.

3. Mantenga su pierna izquierda apoyada sobre el suelo y extienda suavemente su pierna derecha hacia arriba, sobre el nivel de su cabeza.

4. Cuando sienta tensión en sus músculos, pause durante un segundo y profundice el estiramiento un poco más.

5. Repita con la otra pierna.

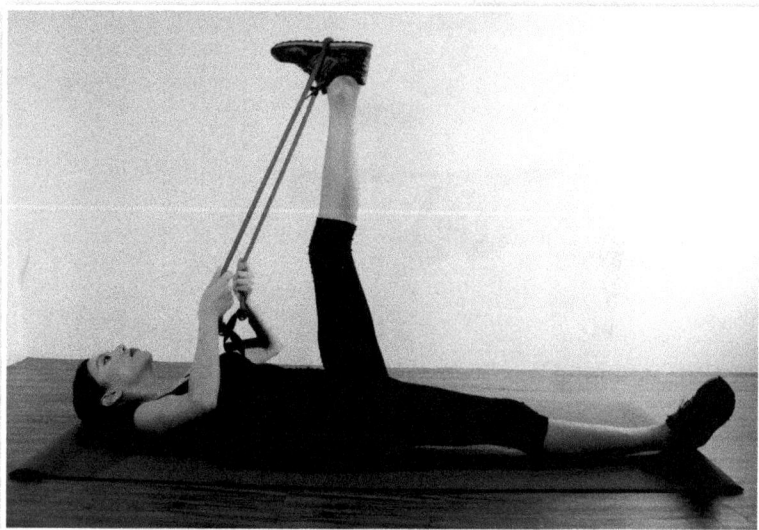

Zancadas

Siga los siguientes pasos para realizar este útil ejercicio para la escoliosis:

1. Siéntese de cuclillas sobre el suelo.

2. Mueva su pie derecho hacia delante y apoye su rodilla trasera sobre el suelo

3. Lentamente realice una zancada hacia delante para que su rodilla delantera se sitúe a la altura de su tobillo. Es importante que su rodilla no sobrepase la altura de su tobillo.

4. Intente sentir el estiramiento en la parte trasera de su muslo y en la ingle.

5. Repita los anteriores pasos.

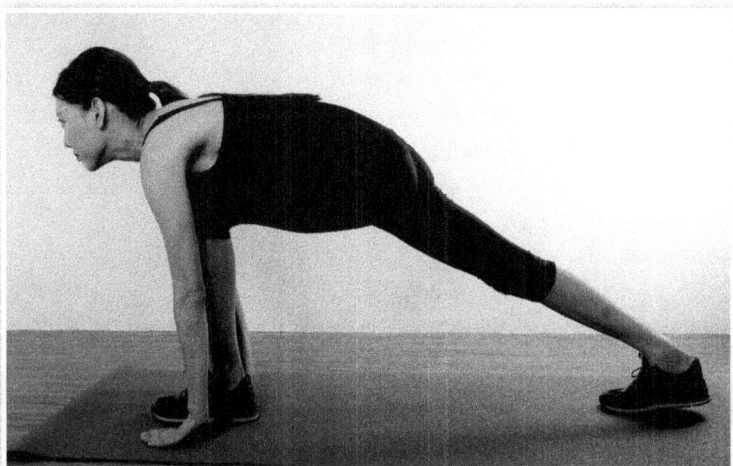

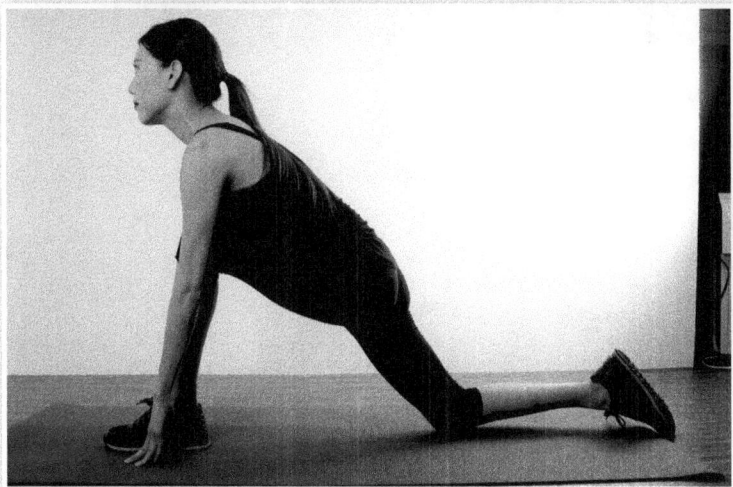

Apertura de las Caderas

Para realizar esta pose de yoga siga los siguientes pasos:

1. Colóquese a cuatro patas.
2. Mueva su pie y su rodilla derechos y colóquelos sobre el suelo
3. Estabilice sus caderas e intente deslizar su pierna izquierda hacia atrás.
4. Lentamente, intente bajar hasta el suelo con sus manos colocadas delante suya.
5. Repita estos pasos en el lado contrario.

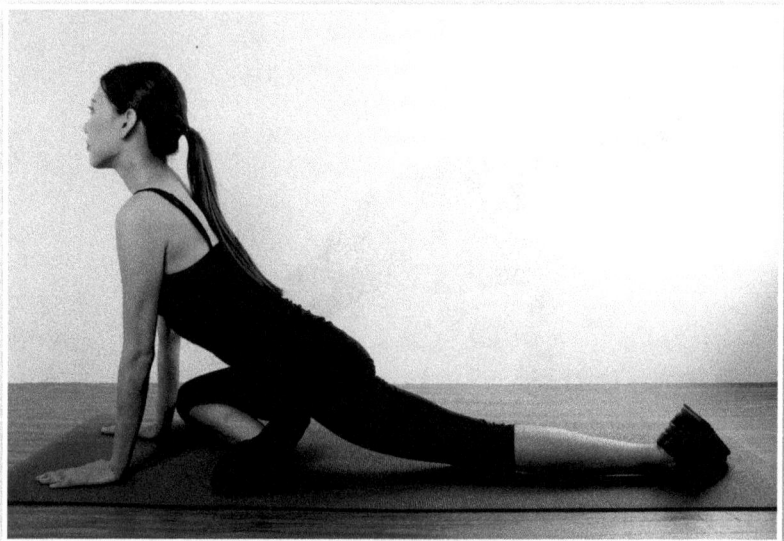

Estiramiento de Tres Pasos

Siga los siguientes pasos para realizar esta pose de yoga:

1. Póngase de pie, frente al fregadero o cualquier otra plataforma al que se pueda agarrar.

2. Apártese un poco de su punto de apoyo.

3. Mantenga sus pies dirigidos hacia el fregadero y las piernas rectas, inclinándose desde las caderas y estirando sus glúteos.

4. Dé pasos hacia delante para estirar sus rodillas, sus piernas deberían formar un ángulo recto, con los muslos paralelos al suelo y las rodillas situadas al nivel de sus talones.

5. Ahora tire levemente hacia atrás.

6. Dé un par de pasos más hacia delante con los talones tocando el suelo.

7. Baje su trasero para realizar una sentadilla y tire de nuevo hacia atrás.

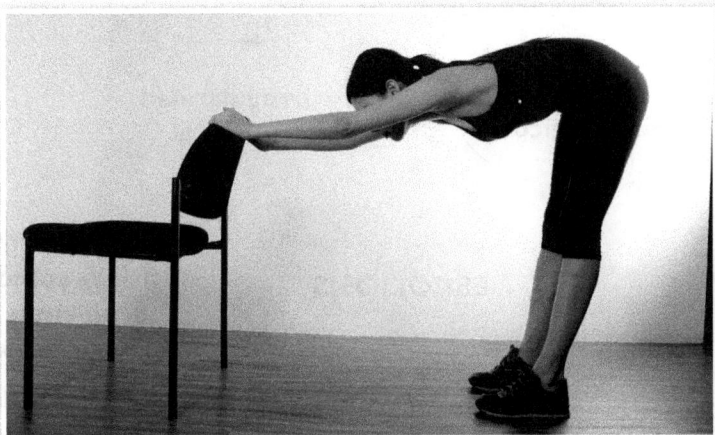

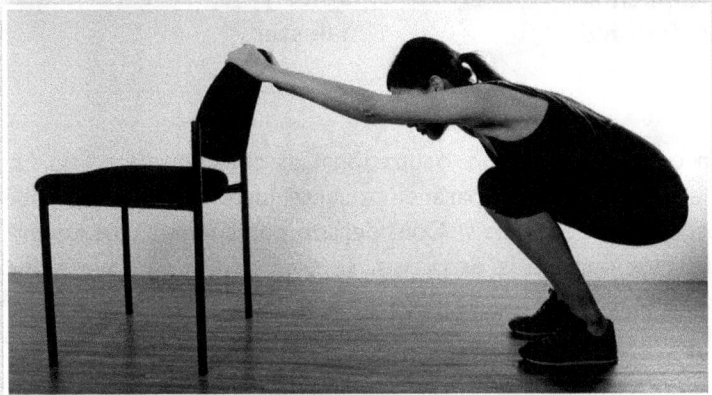

5) Terapia Ocupacional (TO)

La escoliosis suele ser considerada como un trastorno genérico que abarca muchos aspectos de la vida del paciente. A medida que se desarrolla la deformidad espinal y postural, comienzan a verse afectados aspectos relacionados de la vida diaria. Por ejemplo, con el desarrollo de la escoliosis y la posible necesidad de terapia o de emplear corsés, la vida profesional del paciente podría verse afectada, así como las funciones corporales relacionadas tales como la respiración y, ante todo, podría tener un grave impacto en la autoestima y la confianza del paciente. La siguiente imagen lo explica mejor.

Es por estas razones que un trastorno como la escoliosis cruza el umbral de ser un simple trastorno físico, requiriendo un enfoque de tratamiento integral y holístico.

El Impacto Multi-Dimensional de la Escoliosis

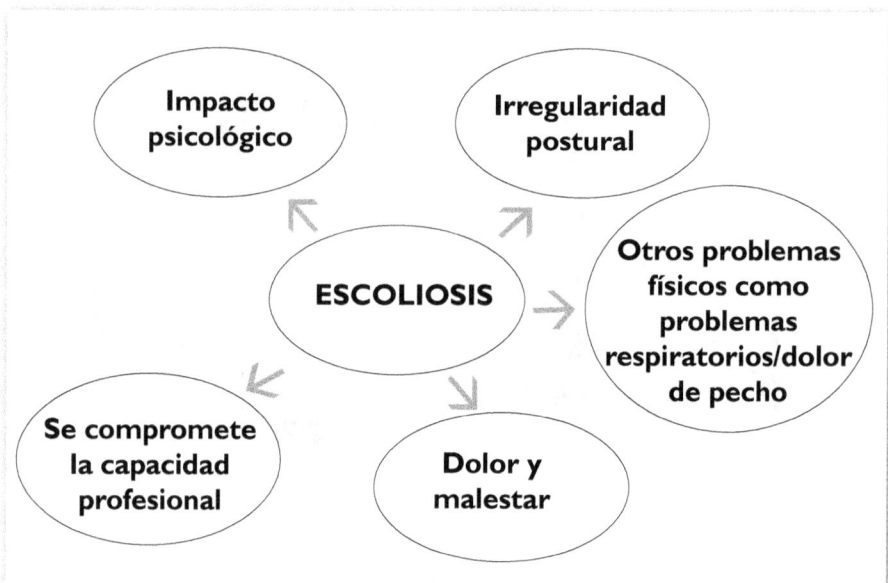

Con este fin, la terapia ocupacional es considerada como un eficaz enfoque de tratamiento para el paciente justo después de haber sido diagnosticado de escoliosis. Considerado como una parte integral de la fase observacional de la escoliosis, se cree que el enfoque holístico de un terapeuta ocupacional puede ser útil a la hora de tratar la deformidad espinal de múltiples formas.

Entonces, ¿qué hace un terapeuta ocupacional para ayudarle? Un terapeuta ocupacional le ayuda durante el proceso general de tratamiento de su escoliosis. Básicamente procura recuperar el funcionamiento de su vida normal mediante el desarrollo de un enfoque de tratamiento que:

→ Revierte/detiene la progresión de su curva
→ Restaura su capacidad profesional óptima
→ Repara cualquier pérdida de autoestima/auto-confianza

El rasgo subyacente más importante de la terapia ocupacional es el papel que juega el paciente, que es incitado a contribuir de manera activa durante el proceso de tratamiento.

Terapia Ocupacional Para la Escoliosis – Aspectos Clave

Aunque la mayoría de los pacientes con escoliosis podrían verse beneficiados por los servicios de un terapeuta ocupacional, el grupo de pacientes con la mayor probabilidad de beneficiarse de dicho tratamiento es aquel cuyos individuos hayan desarrollado escoliosis debido a una enfermedad o a una lesión, creando un impedimento en las actividades básicas de su vida diaria.

Un terapeuta ocupacional básicamente le ayudará a convertirse en un individuo totalmente independiente durante su vida diaria a través de los siguientes pasos:

→ Valorando su condición y el impacto que tiene en los distintos aspectos de su vida
→ Planeando una estrategia de intervención apropiada
→ Realizando una evaluación continua para valorar el rendimiento de la terapia y revisar la estrategia

Comprendamos ahora algunos de los aspectos clave de cómo le ayudará un terapeuta ocupacional en el tratamiento de su curvatura espinal.

→ Realizará un análisis apropiado de su actividad así como una modificación de sus actividades cotidianas, consecuentemente planeando una estrategia de intervención adecuada.
→ Le ayudará a comprender mejor sus síntomas y le servirá de guía para elegir las mejores maneras de tratarlos.
→ Le guiará durante el reentrenamiento postural en posiciones que incluyen estar dormido, sentado o de pie.

→ Le orientará a la hora de decidir las mejores maneras de realizar sus cuidados personales, actividad que podría haberse visto afectada por el trastorno

→ Evaluará la eficacia y los resultados de sus modalidades de tratamiento, especialmente aquellas que impliquen herramientas de manejo del dolor y ejercicios

→ Le servirá de guía para elegir las mejores maneras de mejorar su productividad y evaluará la necesidad de emplear instrumentos tales como la silla de ruedas eléctrica

→ Llevará a cabo un análisis apropiado de su trabajo y sugerirá formas de mejorar su rendimiento y productividad general.

→ Le guiará en la elección de las mejores maneras de alterar su estilo de vida para adaptarlo a su trastorno

→ Le enseñará cuáles son las mejores maneras de emplear equipos de adaptación tales como aparatos ortopédicos, prendas específicas y elementos de soporte tales como corsés, rollos, cuñas y almohadas.

6) Dieta

El cuerpo humano funciona bajo la premisa de su total equilibrio, desde su estructura física hasta su cociente nutricional y su bienestar psicológico. El cuerpo y sus sistemas operan adecuadamente siempre y cuando se mantenga y se conserve este equilibrio natural durante nuestras vidas diarias. No obstante, pueden comenzar a desarrollarse anormalidades cuando se rompe el equilibrio natural de su cuerpo, debido a factores tales como una enfermedad o un estilo de vida inadecuado.

Cuando se trata de la dieta y la nutrición, resulta fácil identificar los grupos de alimentos que provocan que se rompa el equilibrio natural del cuerpo, pudiendo establecer un nuevo régimen dietético apropiado con el fin de recuperar dicho equilibrio.

Para estudiar cuánto le puede ayudar su dieta como una herramienta empleada durante la primera fase del tratamiento, es importante primero que comprenda cómo las deficiencias nutricionales pueden resultar ser un factor etiológico de la escoliosis. Una revisión relevante de artículos Americanos y Europeos publicados entre los años 1955 y 1990 revela que la nutrición constituye un factor determinante en la etiología de la escoliosis idiopática. [1] El hecho de que las modificaciones alimentarias puedan alterar el funcionamiento de nuestros genes, influyendo en nuestras preferencias alimentarias y en nuestros hábitos alimenticios, ayuda a explicar el papel decisivo que desempeña la nutrición como herramienta para tratar la escoliosis. De hecho, existe amplia evidencia que demuestra que dichas alteraciones en nuestro estado epigenético podrían ser directamente modificadas por varios cambios ambientales o incluso por factores dietéticos maternos.[2] Dichos estudios representan un claro ejemplo del hecho de que:

→ La dieta puede ser una causa fundamental y probable de la escoliosis idiopática

→ Las modificaciones alimentarias pueden ser muy eficaces durante los primeros pasos del tratamiento de la escoliosis

Tras haber establecido el importante papel que juega la dieta, pasaremos a explicar cómo detectar irregularidades alimentarias así como las pautas esenciales para desarrollar una buena rutina alimenticia.

Paso 1 – Identificando patrones alimenticios inadecuados

Cuando decide emplear la dieta como un método para tratar la escoliosis, el primer importante paso a tomar es identificar las áreas en las que su dieta podría estarle provocando problemas.

Las investigaciones revelan la existencia de una interesante correlación entre los síntomas de la escoliosis y la sensibilidad al gluten o al trigo. En estos casos, los auto-anticuerpos asociados al trigo suelen estar relacionados con el desarrollo de la escoliosis. Por ello es necesario que se asegure en primer lugar de determinar si padece dichas alergias o sensibilidades alimentarias. Este paso también le ayudará a analizar si padece alguna deficiencia nutricional que podría estar actuando como una de las causas de su curvatura espinal. La melatonina, una hormona secretada por la glándula pineal del cerebro, es un buen ejemplo de una de estas deficiencias

La melatonina está relacionada con los ciclos de crecimiento puberales. Una deficiencia de melatonina puede desencadenar un desarrollo puberal precoz, lo que implicará que el adolescente alcanzará la madurez puberal más rápido de lo normal, eventualmente afectando a la tasa de crecimiento de la curva. Además, la melatonina también se une a la calmodulina, que a su vez afecta a las funciones del calcio intracelular. A menudo se han observado niveles elevados de calmodulina en pacientes con una escoliosis idiopática, hecho correlacionado con la presencia de bajos niveles circulantes de melatonina.

Por lo tanto, si se le ha diagnosticado escoliosis, deberá evaluar periódicamente su dieta para determinar la presencia de alergias, sensibilidades y deficiencias alimentarias.

Paso 2 – Desarrollar una Dieta Saludable

Los dictados más importantes de una dieta saludable también pueden ser aplicados al enfoque nutricional para el tratamiento de la escoliosis. Una dieta adecuada para la escoliosis le ayudará a alcanzar los siguientes objetivos:

- Le ayudará a perder el exceso de peso
- Le ayudará a mejorar su metabolismo
- Le ayudará a corregir cualquier deficiencia de tipo nutricional

Los 4 nutrientes esenciales

Una dieta apropiada para un paciente con escoliosis es aquella que tenga el fin de satisfacer los requisitos para mantener una salud ósea equilibrada y una correcta nutrición para los huesos. Si se le ha diagnosticado escoliosis, asegúrese de que su dieta incluya una cantidad suficiente de los siguientes nutrientes.

1) Calcio

Además de ayudar en el desarrollo de la masa ósea, el calcio constituye también un importante mineral para los nervios y los músculos. Es importante que incluya una dosis apropiada de calcio en su dieta y que asegure que su cuerpo lo esté absorbiendo adecuadamente. Consulte la lista incluida a continuación para aprender más acerca de qué alimentos debería consumir y cuáles debería evitar si padece escoliosis.

2) Vitamina D

Este nutriente permite que su cuerpo absorba eficazmente el calcio y el fósforo presente en su dieta y en los suplementos nutricionales que consuma, además de ser un elemento clave para mantener una buena salud ósea.

3) Vitamina E

La vitamina E presenta fuertes propiedades antioxidantes y fortalece el sistema inmune al combatir los radicales libres. Se sabe que este importante nutriente también ayuda a fortalecer los músculos y a mantener un tejido muscular sano.

4) Vitamina K

Se supone que la vitamina K es un nutriente con una gran influencia en el desarrollo de los huesos. Debido a este atributo, puede incluso ayudar a prevenir problemas óseos tales como la osteoporosis, especialmente en el caso de la población más madura.

Alimentos que se deben tomar y alimentos que se deben evitar

La siguiente tabla le proporcionará un listado detallado de qué alimentos debería consumir y cuáles debería evitar para ayudar en el tratamiento de su trastorno.

Alimentos que debe tomar	Alimentos que debe evitar
Verduras frescas	Frutas y zumos cítricos
Frutas frescas	Refrescos y bebidas con gas
Carne roja, huevos y pollo	Edulcorantes artificiales
Leche, queso y productos lácteos	Grasas y aceites
Alimentos fermentados	Jarabe de maíz, jarabe de fructosa
Nueces y semillas	Dulces
Grasas saludables	Té, café
	Harina blanca
	Comida basura o frituras

Un punto a considerar...

A estas alturas podría resultarle útil consultar el libro Su Plan para la Prevención y Tratamiento Natural de la Escoliosis (Dr. Kevin Lau) que explica en detalle los aspectos clave de una buena dieta para pacientes con escoliosis. Desde los grupos de alimentos que ayudan, a los nutrientes que requiere su cuerpo y finalmente, el plan de alimentación ideal que deberá seguir en función de su tipo de metabolismo individual y de escoliosis, ¡este libro lo tiene todo!

7) Estimulación Eléctrica

Existen casos de escoliosis que podrían no responder de la manera esperada a la terapia física y a las modificaciones nutricionales. Para dichos individuos se podría considerar la estimulación eléctrica como una opción para obtener un alivio del dolor y, posiblemente, para detener la progresión de la curva.

Tal como sugiere su nombre, la estimulación eléctrica es un proceso empleado para fortalecer los músculos, provocando su contracción, mediante la transmisión de una corriente eléctrica a través de un músculo o de un grupo de músculos. Se cree que la estimulación eléctrica resulta útil para tratar la escoliosis ya que mejora la circulación sanguínea y aumenta el rango de movimiento del paciente. Es ampliamente considerado como el método más seguro para aumentar la flexibilidad y la adaptación muscular.

Antes de continuar, comprendamos primero un poco más acerca de la terapia de estimulación eléctrica. Existen tres tipos básicos de terapia de estimulación eléctrica, incluyendo la terapia general, la muscular y la neuroestimulación eléctrica transcutánea (ENET), cada uno presentando los siguientes usos específicos:

→ Terapia eléctrica general – Empleada para aliviar el dolor y para curar heridas

→ Estimulación eléctrica muscular – Empleada para fortalecer los músculos mediante la reducción de los espasmos musculares

→ ENET – Empleada para tratar el dolor crónico

¿Cómo funciona?

El propósito de emplear la estimulación eléctrica para la escoliosis es facilitar la contracción muscular en la zona en la que se ubica la curva esquelética.

Para emplear la estimulación eléctrica, un fisioterapeuta especialista en esta modalidad de tratamiento aplicará electrodos cutáneos sobre los músculos de su tronco. Los electrodos se colocan de manera que permitan el máximo nivel de contracción en el punto de máximo desarrollo de la curva escoliótica. Los expertos recomiendan que la mayoría de estas terapias de estimulación eléctrica para el tratamiento de la escoliosis sean llevadas a cabo de noche, cuando el paciente esté dormido, especialmente en el caso de niños.

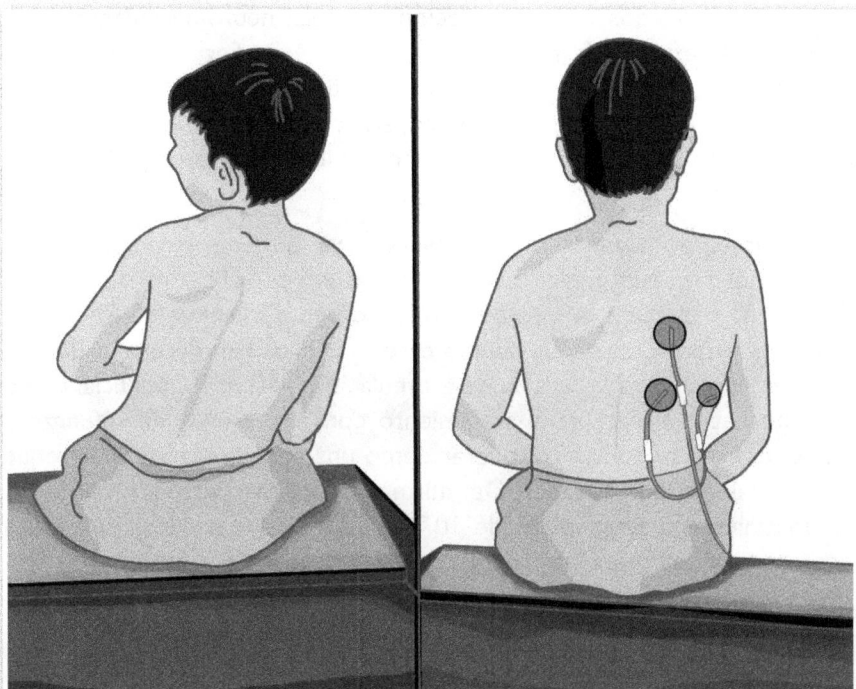

Niños con curvas escolióticas recibiendo terapia de estimulación eléctrica

Información importante

Los expertos señalan que para que un niño pueda optar por la terapia de estimulación eléctrica, su curva espinal deberá ser inferior a 35 grados y, además, deberán quedarle al menos dos años de crecimiento por delante.

¿Funciona?

Un análisis controlado llevado a cabo entre un grupo de pacientes escolióticos tratados con estimulación eléctrica neuromuscular, mostró un índice de eficacia de aproximadamente el 44%. Según este estudio, el grado de corrección obtenido aumentó de manera proporcional a la longitud de los brazos de palanca esqueléticos, es decir, las costillas y la pelvis, interconectando la musculatura esquelética con las vértebras de la curva espinal.

Sin embargo abunda la controversia, ya que en otro estudio se determinó que la estimulación eléctrica resultó ser eficaz en un total de 40 pacientes tratados con este método, con un porcentaje de fracaso de hasta un 50 por ciento. En cambio otros estudios han determinado que se puede considerar la terapia de estimulación eléctrica superficial como una alternativa aceptable al tratamiento con dispositivos de refuerzo y que por tanto se podría considerar como una parte integral del enfoque de tratamiento conservador. Del mismo modo, otro estudio basado en el tratamiento a largo plazo de 107 pacientes con escoliosis idiopática progresiva mostró una tasa de éxito del 93% a la hora de prevenir una mayor progresión de las curvas de menos de 30 grados.

8) Quiropráctico

El cuidado quiropráctico es considerado como un enfoque holístico para el tratamiento de la escoliosis, con especial énfasis en la manipulación espinal y el control del estilo de vida en lugar de en la dependencia a los fármacos o a la cirugía

En términos generales, se espera que el enfoque quiropráctico cumpla los siguientes objetivos:

• Mejorar la firmeza y la estabilidad de la columna vertebral
• Detener la progresión de la curva
• Reducir el grado de la curva

Informes aleatorios demuestran que el cuidado quiropráctico puede resultar eficaz en casi un 70 por ciento de los casos, ofreciendo alivio del dolor y del malestar y, en ocasiones, incluso deteniendo la progresión de la curva. Según un estudio reciente, el cuidado quiropráctico resulta ser bastante eficaz a la hora de reducir el dolor y la discapacidad asociada a la escoliosis adulta. De acuerdo a los resultados obtenidos, los ajustes quiroprácticos resultaron ser útiles a la hora de aliviar la compresión de los nervios y de facilitar la correcta alineación espinal.

¿Cómo se hace?

Durante su primera visita al quiropráctico para el tratamiento de su escoliosis, aprenderá que los quiroprácticos siguen un procedimiento sumamente estandarizado para llevar a cabo una exploración inicial además de una evaluación exhaustiva de su historial médico previo. La mayoría de los quiroprácticos también preferirán entrar en detalle sobre su estilo de vida, sus antecedentes familiares y su estado de salud general. Con este fin, es muy probable que su visita inicial incluya la Prueba de Inclinación hacia Delante. Consulte el capítulo 5 para aprender más sobre esta prueba. Esta prueba, junto con algunas pruebas de rango de movimiento, será empleada principalmente para determinar si los cuidados quiroprácticos son la opción indicada para su tratamiento.

Su quiropráctico le proporcionará tratamiento mediante manipulación manual con el fin de destensar los tendones y los ligamentos. Mediante dicha estimulación espinal, su quiropráctico también intentará reentrenar a sus músculos para que retornen a su posición original.

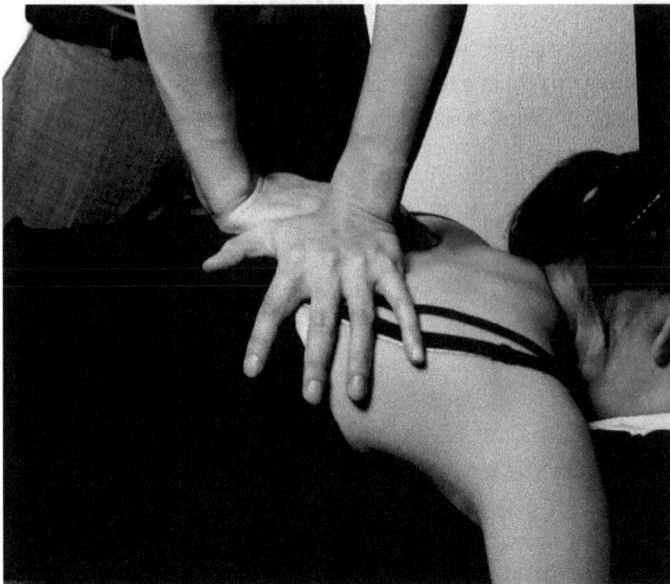

**Un quiropráctico poniendo en práctica un
tratamiento para la escoliosis**

En función de la gravedad de su curva y de los detalles de su historial médico, su quiropráctico empleará una de las siguientes terapias para el tratamiento de su escoliosis. En el caso de que lo considere oportuno, su médico podría incluso decidir combinar 2 o más de estas técnicas quiroprácticas.

→ Masaje de tracción: el propósito de este método es relajar los músculos que rodean a su columna, permitiendo un movimiento espinal más eficaz y cómodo. Para este método se le pedirá que se tumbe sobre su espalda y con las rodillas apoyadas sobre una almohada. A continuación rodará una serie de rodillos específicamente diseñados sobre su columna para masajear y estirar los músculos de su espalda.

→ Ejercicios físicos: Tal como mencionamos previamente, los ejercicios físicos pueden resultar muy eficaces a la hora de aliviar el dolor y el malestar asociados a la escoliosis. Como parte de su tratamiento quiropráctico, se le prescribirán una serie específica de ejercicios para fortalecer su espalda, su cuello y sus extremidades.

→ Masaje manual: Empleando la técnica apropiada, un masaje puede resultar muy eficaz a la hora de reducir el dolor y mejorar la circulación, ayudando por tanto al tratamiento de su trastorno. Para obtener un efecto añadido se puede combinar con otras opciones tales como la estimulación eléctrica, la estimulación muscular, la terapia de ultrasonidos o la terapia de frió/calor.

→ Modificación del estilo de vida: Los problemas del estilo de vida pueden tener un mayor impacto sobre la causa de la escoliosis de lo que piensa la mayoría de la gente. Con este fin, un quiropráctico podría sugerir cambios apropiados en su estilo de vida que probablemente incluyan pasos como reducir el consumo de alcohol, dejar de fumar, mantener una dieta saludable etc. De hecho, algunos de los mejores quiroprácticos especializados en el tratamiento de la escoliosis también recomiendan a sus pacientes que sigan un programa de dieta y ejercicio detallado para mejorar su afección.

Como parte de su tratamiento quiropráctico, su médico también podría sugerir tratamientos complementarios tales como el empleo de alzas para los pies, la manipulación espinal, la terapia de estimulación eléctrica o técnicas de ejercicio isotónico/activo. Resulta interesante el hecho de que se haya obtenido un buen número de resultados positivos a partir del empleo de tales mecanismos en pacientes con escoliosis.

Integrando enfoques

La escoliosis suele responder muy bien al tratamiento cuando se integran distintos enfoques para un tratamiento holístico y natural de la deformidad. Por ejemplo, una combinación de las modificaciones alimentarias adecuadas junto con ejercicios apropiados suele resultar ser un enfoque eficaz para el tratamiento de la escoliosis. Puede consultar el inmenso número de fuentes y métodos similares explicados en una serie de libros y DVDs incluyendo el DVD La Salud en Sus Manos, Ejercicios para la Prevención y Corrección de la Escoliosis (Edición Internacional) y similares. También puede programar una cita exclusiva en la clínica para conocer más acerca del enfoque integrado para el tratamiento de la escoliosis.

9) Remedios alternativos

En materia de salud humana, los remedios naturales suelen ser una solución eficaz para recuperar el estado original de equilibrio y vitalidad de su cuerpo. Los expertos sostienen que la escoliosis, tratándose de una grave deformidad espinal, podría no responder tan bien ante alternativas suaves o remedios naturales. Sin embargo, las investigaciones han demostrado que dichos remedios naturales, alternativos o a base de hierbas, son eficaces a la hora de recuperar el equilibrio físico del cuerpo humano además de proporcionar alivio, ambos requisitos esenciales para el tratamiento de la escoliosis.

Dicho esto, es importante que los pacientes verifiquen primero si el remedio alternativo en cuestión ha sido lo suficientemente investigado y que juega un papel científicamente demostrado en el tratamiento de la escoliosis.

En esta sección hablaremos acerca de algunos de los remedios alternativos comunes que existen para el tratamiento de la escoliosis.

a) Homeopatía

Con el propósito de curar los síntomas clave implicados, se podrían escoger los siguientes remedios homeopáticos para tratar la escoliosis:

- Calcarea carbónica
- Brionia
- Calcarea fluorica
- Calcarea sulphurica
- Mercurius corrosivus
- Silícea
- Ácido fosfórico
- Nux vómica
- Arsénico
- Belladona

b) Aceites esenciales y aromaterapia

Los expertos también hablan acerca de una eficaz técnica conocida como Técnica Gota de Lluvia que emplea nueve aceites esenciales distintos aplicados sobre la espalda, el cuello y los pies empleando una amplia gama de despresurizaciones y de calor húmedo.

c) Remedios a base de hierbas

Para satisfacer las demandas de nutrientes esenciales de su cuerpo, como la del mineral sílica que es esencial para la salud ósea; puede probar el remedio a base de la hierba de cola de caballo. Alternativamente, puede añadir unas 10 o 15 gotas de dicho tinte a su agua y consumirla con regularidad. Una cucharada de zumo de cola de caballo tomada a diario también puede servir de remedio eficaz.

d) Biorretroalimentación

Se trata de otra técnica médica complementaria que puede emplear para el tratamiento de su escoliosis. La biorretroalimentación le enseña básicamente a controlar sus funciones corporales, tales como su tasa cardíaca, empleando su propia mente. Conectando sus sensores eléctricos, se le enseña a medir y a recibir información de su cuerpo. Eventualmente aprenderá a realizar cambios sutiles en su cuerpo, el principal resultado siendo la relajación muscular y el alivio del dolor.

Otros remedios

Se pueden emplear una serie de otros remedios en el caso de que se asegure que el paciente sea un candidato apropiado para ellos. Estos incluyen:

- Flores de Bach
- Terapia de Liberación Emocional
- Terapia Craneal/del Sacro
- Técnica de Bowen

La Delgada Línea que Separa las Distintas Opciones – Enfoque Multimodal

Decidir entre los métodos de tratamiento empleados para la observación podría no ser una tarea fácil. Puede existir una delgada línea entre los beneficios de los varios métodos, tales como los ejercicios físicos, el yoga, el control postural y demás. El enfoque multimodal, concepto basado en el empleo conjunto de varios métodos de tratamiento, suele tener muy buenos resultados, ya que una combinación de varios tratamientos resulta muy eficaz. En esta etapa deberá aprender a prestar atención a las respuestas de su propio cuerpo y a diseñar su propio programa personalizado para el tratamiento de la escoliosis.

Durante esta fase también se recomienda al paciente que no recurra a métodos que no hayan sido lo suficientemente estudiados o que se basen en afirmaciones falsas o poco realistas al ofrecer un tratamiento o resultados rápidos.

10) Empleo de corsés ortopédicos

¿Qué son los corsés?

Un corsé es un dispositivo ortopédico personalizado cuya función es ayudar a que el cuerpo retorne a su alineamiento original. Se cree que la historia de los corsés actuales se remonta al año 1946, cuando Blount y Schmidt comenzaron a emplear corsés para la inmovilización postoperatoria o para el tratamiento no-quirúrgico. Según la Fundación Nacional de Escoliosis, se aplican corsés a aproximadamente 30,000 jóvenes al año para el tratamiento de la escoliosis.

Los corsés se emplean típicamente con el propósito de prevenir la mayor progresión de la curva y podrían no surtir mucho efecto a la hora de revertir la curva o de tratar la escoliosis.

¿Cuándo debería comenzar a emplear corsés?

Desde un punto de vista clínico, se le recomendará el uso de corsés cuando su curva escoliótica entre dentro de alguna de las siguientes categorías:

→ Una curva de tamaño moderado (de 25 a 40 grados)

→ Una curva progresiva, con un incremento de más de 5 grados a lo largo de un período de 1 o 2 años

→ Una etapa prematura de madurez esquelética, debiéndose producir aún una gran parte del desarrollo (Grado de Risser = de 0 a 2)

Tipos de corsés

Existen distintos tipos de corsés que pueden ser empleados para detener la progresión de su curva escoliótica. Los corsés pueden ser diferenciados entre sí en función de los materiales de los que estén compuestos, las zonas del cuerpo que cubran y el momento del día en los que se llevan puestos

Aspectos a considerar

Su médico y ortopedista (un profesional especializado en la fabricación de dichos dispositivos) generalmente tendrán en cuenta los siguientes aspectos a la hora de decidir qué tipo de corsé deberá usar.

Ubicación de su curva

→ Flexibilidad de su curva

→ Número de curvas

→ Posición y rotación de las vértebras de su columna

→ Su edad, sexo y ocupación profesional

→ Sus antecedentes médicos

A continuación hemos incluido breves descripciones de cada uno de los tipos de corsé disponibles..

a) Corsé de Milwaukee – Corsé de Torso Completo

El corsé de torso completo de Milwaukee debe ser empleado durante 23 horas al día, sólo pudiendo retirarlo durante breves períodos de tiempo durante la práctica de ejercicio o al bañarse. Este tipo de corsé consiste en una barra ancha y plana situada frente a dos barras más estrechas presentes en la zona de la espalda. Las barras de la espalda se enganchan a un anillo que rodea el cuello. Este anillo presenta una zona para apoyar la barbilla así como una zona de apoyo para la parte posterior de la cabeza.

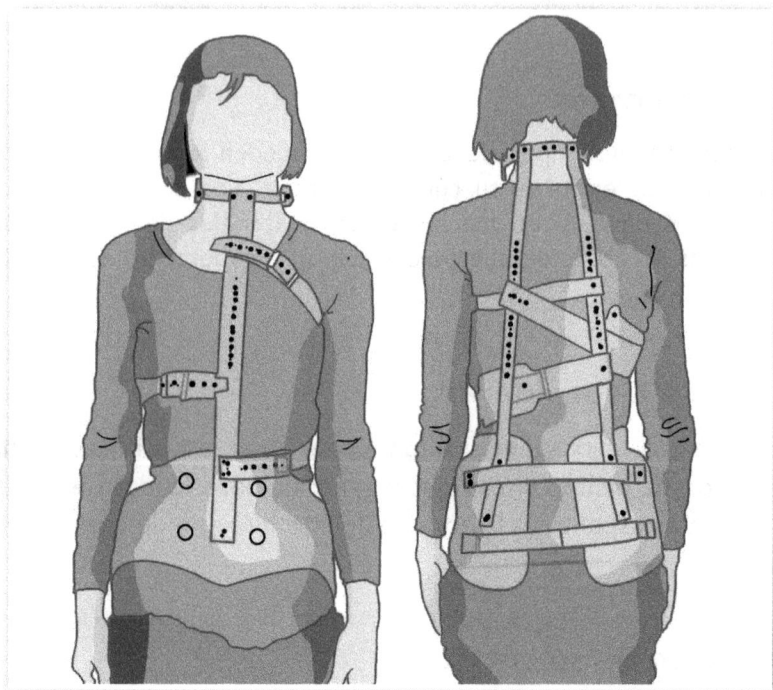

b) Corsé de Inclinación Lateral de Charleston – Corsé de uso nocturno

El Corsé de Inclinación Lateral de Charleston consiste en un popular corsé de uso nocturno fabricado en plástico moldeado y sujeto firmemente mediante tres correas para facilitar su ajuste. El Corsé de Inclinación Lateral de Charleston es un dispositivo muy útil ya que elimina el malestar que sufren los pacientes al tener que emplear corsés durante el día. Los expertos también creen que dichos corsés nocturnos aprovechan plenamente la producción natural de la hormona del crecimiento de los individuos adolescentes, cuyo pico máximo se produce entre la medianoche y las 2 de la madrugada.

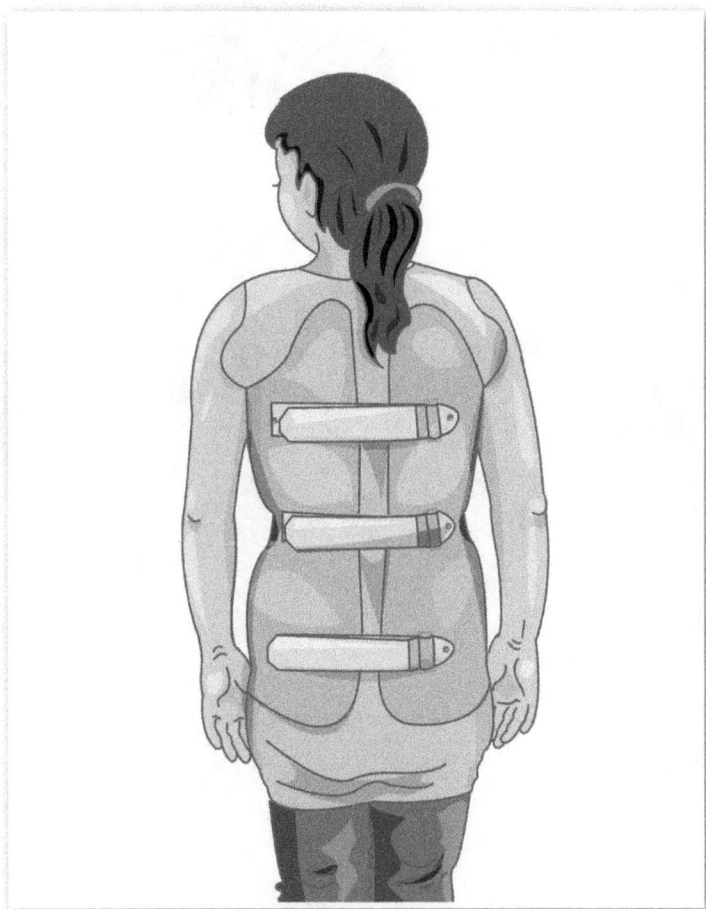

c) Corsé de Boston – Ortosis Toraco-Lumbo-Sacra (TLSO)

El corsé de Boston suele ser considerado como el tipo de corsé más eficaz para el tratamiento de las curvas ubicadas en la parte media o inferior de la espalda. Además de ser el primer sistema de refuerzo modular prefabricado patentado en el mundo, básicamente consiste en un tipo de ortosis toracolumbar-sacra, lo que implica que sea un corsé moldeado y adaptado muy bien al contorno de su cuerpo

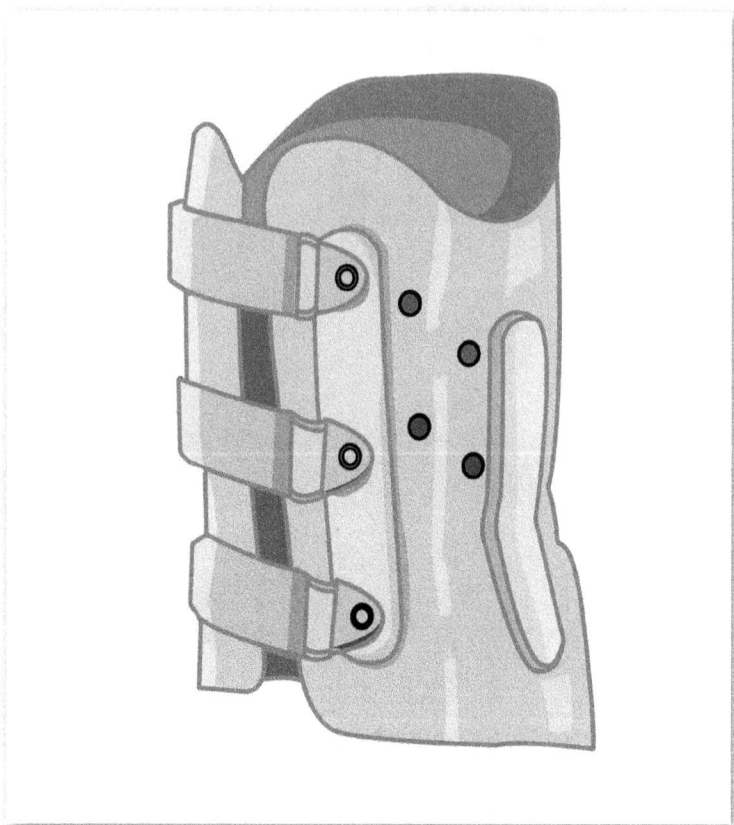

d) El Corsé de Providence – Corsé de uso nocturno para el tratamiento de la escoliosis

El corsé de Providence consiste en otro corsé de uso nocturno que promete eliminar la incomodidad y el malestar de tener que llevar puesto un corsé durante el día. Se fabrica a partir de las medidas que se toman estando el paciente tumbado sobre una tabla ortopédica, medidas que predeterminan la ubicación de la almohadilla correctiva. Este corsé puede ser empleado junto con el Corsé de Boston.

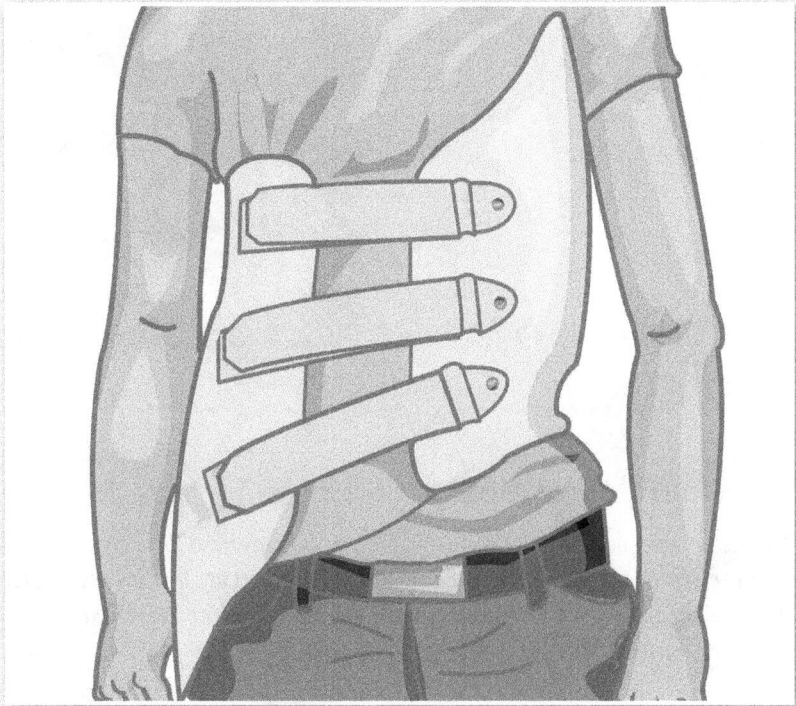

e) Corsé SpineCor para la corrección de la escoliosis – Corsé flexible

El corsé SpineCor es un conocido corsé flexible que ofrece al paciente un necesario respiro de los rígidos y apretados corsés de metal o plástico. El corsé SpineCor emplea correas ajustables y básicamente está formado por un chaleco de algodón, por lo que no restringe el movimiento.

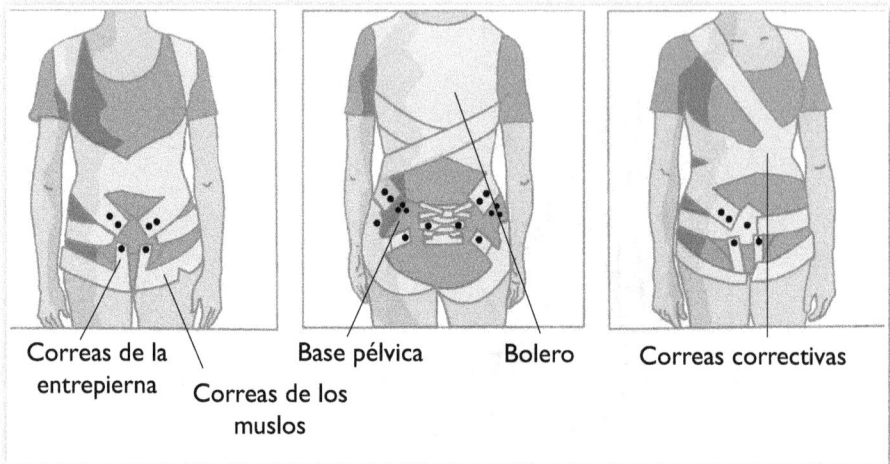

Correas de la entrepierna   Base pélvica   Bolero   Correas correctivas   Correas de los muslos

¿Funcionan los corsés?

Existen múltiples teorías con respecto a la utilidad o la necesidad de emplear corsés. Antes de explicar qué demuestran las investigaciones sobre la eficacia de los corsés, examinemos rápidamente algunas de las ventajas y desventajas más obvias de su empleo.

Ventajas: Aspectos a favor del empleo de corsés

→ Pueden detener la progresión de la curva

→ Pueden empujar a su columna hasta su correcta alineación

→ Las variedades más modernas pueden ser colocadas por debajo de la ropa

→ Pueden facilitar un mejor funcionamiento diurno (corsés de uso nocturno)

Desventajas: Razones para evitar el empleo de corsés

→ Las estructuras rígidas y sin flexibilidad pueden restringir el movimiento

→ Los materiales con los que se fabrican los corsés pueden provocar otras enfermedades/alergias

→ La curva podría empeorar si no se coloca bien el corsé

→ La mayoría de los corsés deben ser empleados durante el día, provocando por tanto la incomodidad del paciente

→ La curva podría seguir empeorando tras discontinuar el uso del corsé

→ Podrían desarrollarse graves problemas cosméticos o de autoestima, especialmente en el caso de individuos adolescentes

¿Qué opinan los expertos?

El empleo de corsés ha sido una opción para el tratamiento de pacientes con escoliosis desde hace mucho tiempo, por lo que las investigaciones presentan opiniones opuestas sobre si su empleo es o no eficaz para el tratamiento de la escoliosis. Tomemos como ejemplo el estudio observacional de Goldberg llevado a cabo en Dublin en el año 1993 sobre pacientes que no empleaban corsés. Es interesante que informase que en su clínica practicaba el mismo número de cirugías incluso cuando los pacientes hubiesen empleado corsés. [3]

También podemos considerar una series de estudios indicados por los resúmenes de Cochrane, que demuestran que efectivamente existe menos evidencia que demuestre que el empleo de corsés sea más eficaz para el tratamiento de la escoliosis que el control observacional o incluso que remedios como la estimulación eléctrica.[4] Dichos estudios plantean serias dudas acerca de la validez y la eficacia de los corsés actuales.

Sin embargo, un estudio encargado por la Sociedad para la Investigación de la Escoliosis reveló que el empleo de corsés sí prevenía el mayor desarrollo de las curvas en comparación con los casos en los que no se aplicaba este tipo de tratamiento.[5] A pesar de que dichos estudios destaquen la posible eficacia válida de los corsés, los informes médicos definitivamente hacen hincapié en la reducida utilidad de esta opción de tratamiento.

De hecho, existen diversas opiniones sobre este asunto. Por ejemplo, existe evidencia que demuestra que los corsés de uso nocturno, tales como el corsé de uso nocturno de Charleston, son bastante eficaces principalmente por el hecho de que puedan ser empleados de noche, al dormir. En uno de estos estudios se demostró una mejoría en el 77% de los 95 pacientes estudiados que empleaban el corsé de Charleston, con una tasa de éxito del 80% entre aquellos pacientes con una curva de entre 25 y 30 grados y del 76% entre aquellos con una curva de entre 31 y 40 grados.[6]

Otro análisis realizado por el Comité de Historia Natural y Prevalencia de la Sociedad para la Investigación de la Escoliosis reveló que, mientras que los pacientes tratados con estimulación eléctrica lateral presentaban una tasa de éxito del 39%, la progresión de las curvas podía ser detenida mediante el empleo de corsés en al menos un 92% de los casos.[7] Estudios similares también demuestran que las curvas iguales o menores a 50 grados tras haber alcanzado la madurez tienen pocas probabilidades de progresar con el tiempo si se emplean corsés.

En Resumen - ¿Qué implica todo esto?

Para usted, como paciente, hemos resumido los puntos clave relacionados con la eficacia del empleo de corsés como método para tratar la escoliosis:

→ El empleo de corsés definitivamente sirve como un intento de detener la progresión de su curva.

→ Se trata más de una herramienta para controlar su trastorno o para detener la progresión de su curva que de un método para curar la deformidad.

→ *El empleo de corsés funcionará mucho mejor si lo combina con un enfoque proactivo para identificar los síntomas y tratar el desarrollo lo suficientemente pronto, tal como se explica en el DVD Ejercicios para la Prevención y Corrección de la Escoliosis, el libro de La Salud en Sus Manos y otros trabajos relacionados.*

→ Los corsés rígidos a menudo pueden provocar atrofia muscular.

→ El empleo de corsés no suele ser la opción más favorable para individuos adolescentes por motivos cosméticos.

→ Los corsés no serán eficaces para tratar curvas de más de 45 grados.

→ Los corsés ofrecerán los mejores resultados si el individuo afectado sigue siendo joven y si emplea los corsés durante el número de horas prescitas cada día y durante el número de años prescritos hasta alcanzar la madurez esquelética.

→ Los períodos prolongados durante los que se deben llevar puestos los corsés (especialmente en el caso de los Corsés de Milwaukee o de Boston) podrían conducir a otros daños o enfermedades físicas asociadas. También podrían provocar problemas cutáneos tales como picazón o sarpullidos.

→ Los corsés rígidos pueden restringir la capacidad pulmonar y respiratoria.

→ Al igual que en el caso de otros métodos no-invasivos de tratamiento, el empleo exclusivo de corsés no puede asegurar un alivio de la escoliosis.

→ Los resultados obtenidos varían mucho entre chicos y chicas, al igual que entre los distintos grupos de edad.

→ Los resultados obtenidos a partir de distintos estudios clínicos también difieren en cuanto a si las mejoras obtenidas tras el empleo de corsés se mantiene tras discontinuar su uso.

→ El empleo de corsés no puede ser una opción de por vida debido al malestar físico implicado en su uso y a las restricciones de movilidad que provocan dichos dispositivos.

II) Cirugía

La Alternativa Final

Según las estimaciones de la Fundación Nacional de Escoliosis, casi 38,000 pacientes se someten cada año a una cirugía de fusión espinal. Otra serie de informes declaran que casi un 6% de los casos de escoliosis requerirán cirugía, independientemente del método de tratamiento adoptado.

Cuando hablamos acerca de las opciones de tratamiento para la escoliosis, la observación y el manejo empleando las herramientas previamente explicadas siguen siendo las opciones más preferidas. Existe un conjunto general de resultados esperados cuando se emplean intervenciones tales como el control postural, la fisioterapia, la estimulación eléctrica, la gestión dietética y demás. De estas, las expectativas más importantes son:

→ Detener la progresión de la curva
→ Aliviar el dolor
→ Revertir parcialmente la curva
→ Aumentar la eficacia, previamente dañada por la curvatura

Los expertos implicados emplean combinaciones variadas de dichos enfoques hasta obtener un grado de alivio indicado. Sin embargo, existen varias situaciones en las que no se obtienen los resultados necesarios mediante el tratamiento conservador y en las que se debe considerar la intervención quirúrgica. A continuación enumeramos las 10 principales razones por las que se podría recomendar la cirugía.

Las 10 principales razones para considerar la cirugía

1. Si la curva espinal es superior a 40 grados y los métodos conservadores han producido resultados insatisfactorios.

2. Si la curva es menor a 40 grados pero los resultados siguen siendo insatisfactorios debido a motivos concretos, tales como problemas cosméticos o que el trastorno tenga un impacto negativo en la vida personal o profesional del paciente .

3. Si la magnitud de la curva imposibilita la eficacia de métodos tales como la práctica de ejercicios o la estimulación eléctrica.

4. Si la curva, sea cual sea su grado de desarrollo y sea cual sea el tratamiento al que esté sometido, causa un malestar o una molestia insoportable o si interfiere en la vida normal del paciente.

5. Si es probable que conduzca a problemas graves como una función pulmonar anormal o problemas cardíacos.

6. Si la mayoría de las recomendaciones médicas apuntan hacia la posibilidad de una corrección de la curvatura.

7. Si las recomendaciones médicas sostienen que el paciente se encuentra en una etapa de madurez esquelética y una tasa de progresión de la curva apropiadas. Ambas deberán ser las indicadas para la cirugía.

8. Si métodos como la práctica de ejercicios y el empleo de corsés no son viables, considerando el estado de salud del paciente o su estilo de vida.

9. Si la curva ha progresado hasta la máxima medida posible y si es poco probable que siga progresando, pero las complicaciones siguen aumentando.

10. Si la curva repercute de manera general en su calidad de vida.

Historias Reales de Escoliosis: Un Testimonio Personal Sobre el Empleo de Corsés

Una escolar de 11 años fue diagnosticada de escoliosis. Siendo una ávida nadadora, no le preocupaba mucho ya que pensaba que superaría la deformidad debido a su estilo de vida activo. También sabía que se trataba de un problema genético familiar, por lo que ya esperaba desarrollar una curva.

Cuando supo que tenía una curva, los médicos la sometieron a un enfoque observacional durante aproximadamente 2 años. Desafortunadamente, una visita al médico tras ese plazo de 2 años mostró que la curva había progresado de manera bastante drástica. Se le instruyó que emplease un corsé durante 24 horas al día, los 7 días de la semana y por un plazo de 2 años. Llevando un estilo de vida tan activo, le costó mucho adaptarse al rígido corsé que hacía que se sintiese incómoda y sudada.

Tras haber soportado vivir con el corsé durante 2 años esperaba que le dijesen que su curva había mejorado. Sin embargo, resultó ser un shock escuchar que su columna había desarrollado dos grandes curvas, incluyendo una curva torácica y otra lumbar, ambas progresando a un ritmo alarmante. Mientras que su curva torácica había aumentado hasta los 45 grados, su curva lumbar llegaba a alcanzar los 55 grados.

A pesar de intentar tratar sus curvas con el corsé durante un largo período de tiempo, no había obtenido ningún tipo de mejoría. Así pues, la única opción que le quedaba era optar por una cirugía de fusión espinal. Mi opinión personal, tras varios años trabajando con mis pacientes, es que el empleo exclusivo de corsés no suele ayudar. Mi primer libro, Su Plan para la Prevención y Tratamiento Natural de la Escoliosis, explica la razón por la que el empleo exclusivo de corsés no puede tratar, reducir o detener la curva. Al final del día, los tratamientos naturales, incluyendo las modificaciones del estilo de vida, la práctica regular de ejercicio y una rehabilitación activa combinada con o sin el empleo de corsés, suelen resultar ser métodos mucho más eficaces para fortalecer la columna y estabilizar la curva.

SEGUNDA PARTE

El Camino Hacia la Cirugía

CAPÍTULO 9

La Toma de Decisiones para la Cirugía

Este capítulo está dirigido a aquellos pacientes que ya se hayan sometido a todo tipo de tratamientos no-invasivos o a los que se les haya recomendado la opción de la cirugía como el mejor modo de proceder para el tratamiento de su trastorno. A continuación comentaremos los diversos factores que le ayudarán a decidir si es el candidato ideal para la cirugía de escoliosis.

Cirugía – La Opción

La totalidad del proceso de tratamiento de la escoliosis comenzó cuando decidió, junto con su médico de cabecera, plantearse el típico enfoque de "esperar y observar". Su curva debió ser detectada y medida para comprender el estado de desarrollo de su trastorno. Si aún le quedaban varios años para alcanzar la madurez esquelética y tuviera una curvatura de entre 25 y 30 grados, o si ya hubiese alcanzado la madurez esquelética completa con una curva de aproximadamente 45 grados, es muy probable que ya haya probado las opciones del control postural y dietético, la práctica de ejercicios físicos y de yoga, la estimulación eléctrica, los tratamientos de terapia física y ocupacional, los ajustes quiroprácticos y demás. En el caso de que su curva hubiese detenido su progresión y sus síntomas hubiesen desaparecido, podría haber continuado fácilmente con estas opciones de tratamiento en el futuro próximo.

Sin embargo, las investigaciones demuestran que existen casos de escoliosis que podrían:

→ Responder únicamente a la cirugía, en su defecto pudiendo progresar la curva hasta desarrollar una situación potencialmente mortal

o

→ Presentar una curva que genere dolor o malestar y que interfiera notablemente en la vida diaria del paciente

La cirugía es la última opción a considerar en la totalidad del plan de tratamiento para la escoliosis. Sin embargo, en ningún caso se debe considerar la cirugía como otro simple método de tratamiento. Una cirugía de escoliosis es una decisión vital que debe ser analizada y sopesada detenidamente. Al fin y al cabo, la cirugía para el tratamiento de la escoliosis es un procedimiento muy invasivo que podría conllevar complicaciones potenciales, inmediatamente tras la cirugía y en el futuro

Tal como le guiamos previamente a lo largo de toda la fase de evaluación, diagnóstico y medición de sus curvas, ahora pasaremos a guiarle a través de la difícil decisión de someterse a cirugía. Le explicaremos una serie de 7 factores útiles que podrá emplear como base para ayudarle a decidir si debe someterse o no a una cirugía de escoliosis. Los siguientes capítulos también asegurarán que tenga pleno conocimiento del procedimiento al que se someterá, de sus efectos secundarios y de cómo afectará a su vida.

Siga leyendo para obtener una explicación detallada de cada uno de estos 7 factores decisivos.

7 Preguntas que se Debe Hacer

1. ¿Cuál es el estado de su curva?

Es importante que considere el estado de su curva cuando decida someterse o no a la cirugía para la corrección de su escoliosis. Deberá valorar algunos aspectos clave relacionados con su curva, tales como su grado de severidad y su ubicación. A continuación hemos explicado cada uno de estos aspectos clave de su curva

El grado de severidad: Por norma general, el profesional médico le recomendará la cirugía como una opción a sopesar si el ángulo de Cobb de su curva es mayor a 45 o 50 grados y si le provoca un gran malestar.

Esto es especialmente cierto en el caso de niños, adolescentes y pre-adolescentes.

La ubicación de su curva: Su médico decidirá si la cirugía es la única opción viable que queda dependiendo de si su curva está ubicada en la parte superior de su columna vertebral (torácica), en la parte media de su columna (toracolumbar) o en la parte inferior de su columna (lumbar).

2. ¿Cuál es el grado de madurez de su sistema esquelético?

Su médico tomará su decisión en función de la cantidad de crecimiento espinal que aún le queda por delante. El factor clave en este caso es si su columna sigue en proceso de crecimiento o si ya ha alcanzado su pleno potencial de crecimiento. Si tiene un elevado grado de curvatura y si aún le queda mucho tiempo por alcanzar la madurez espinal, su médico podría decidir retrasar la cirugía. Por el contrario, si su curva ha alcanzado los 45 grados aproximadamente y si ya ha alcanzado la plena madurez esquelética o si el potencial de crecimiento o su curva le provocan serios problemas, entonces la cirugía podría ser la opción más indicada para usted. Puede consultar el capítulo 7 para leer más acerca de la madurez esquelética, del grado de Risser y de cómo influye en la tasa de progresión de su curva escoliótica.

La conclusión en este caso es que, en la mayoría de los casos, la cirugía puede ser aplazada si su curva aún tiene una elevada probabilidad de progresar y si aún debe alcanzar la plena madurez esquelética.

3. ¿Cuál es el riesgo de progresión de su curva?

Es más probable que se recomiende la opción de cirugía a aquellos pacientes que presenten un mayor riesgo de progresión de su curva. Puede consultar el capítulo 7 para aprender más acerca de los factores que ayudan a predecir su riesgo de progresión. Por ejemplo, si aún no ha alcanzado la madurez esquelética, las probabilidades de progresión de su curva son mucho más elevadas. Asimismo, los adultos que presentan una curvatura de más de 50 grados tienen una mayor probabilidad de experimentar una mayor progresión de su curva, requiriendo por tanto someterse a cirugía.

4. ¿Cuál ha sido la eficacia de los métodos conservadores y no-invasivos que ha empleado?

Por norma general se estudia la respuesta individual de un paciente a los métodos de observación durante un período de entre 6 y 12 meses para poder analizar la eficacia de medidas tales como el control postural, la gestión dietética, la fisioterapia, el yoga, la estimulación eléctrica, los ajustes quiroprácticos y demás. Otra importante cuestión a considerar es la eficacia que haya tenido el empleo de corsés en su caso. Por ejemplo, en algunos hospitales, la cirugía para niños es evitada a menos que la curvatura supere la magnitud de aproximadamente 80 grados. Sin embargo, si un niño presenta una curva de 50 grados acompañada de una rápida progresión de la misma, entonces sería un candidato inmediato para la cirugía de escoliosis

Creo firmemente que el manejo conservador empleando métodos no-invasivos debería ser siempre la primera opción. Antes de considerar someterse a cirugía, asegúrese de haber agotado todas las demás opciones. Además, a menudo se recomienda considerar las opiniones de distintos neurocirujanos o cirujanos ortopédicos para poder tomar una decisión informada.

5. ¿Estás lo suficientemente sano como para soportar la cirugía?

Además de lo anterior, también deberá considerar su propio estado de salud. ¿Cuál es su estado de salud? ¿Sigue una rutina de dieta y de ejercicio apropiada y balanceada? En otras palabras, ¿Lleva ya un estilo de vida saludable? Todos estos factores ayudarán a determinar si está lo suficientemente sano como para soportar los posibles riesgos asociados a la cirugía y al proceso de recuperación. Comentaremos más acerca de los posibles riesgos involucrados en la cirugía en el siguiente capítulo.

6. ¿Se encuentra en una situación financiera adecuada?

La cirugía para el tratamiento de la escoliosis podría ser uno de los procedimientos más caros a los que se haya sometido en la vida. Las investigaciones demuestran que se realizan aproximadamente 20,000 cirugías para la implantación de varillas en pacientes escolióticos al año en EE.UU., con un coste promedio de 120,00$ por operación. Debe saber qué parte del coste será cubierto por su seguro además de las modalidades relacionadas, tales como el coste de las consultas médicas, las tasas de la rehabilitación etc. Leerá más acerca de dichos costes en el Capítulo 11. Estos factores también varían de un país a otro, por lo tanto es muy importante investigar y verificar el precio del procedimiento.

7. Compare el escenario

¿Qué sería peor? ¿El coste y la incomodidad de vivir con escoliosis o soportar el coste de la cirugía? Este es uno de los aspectos más críticos a la hora tomar su decisión y requerirá que realice un estudio comparativo de cada uno de los factores enumerados a continuación

Cada uno de estos factores compara el tipo de vida que tiene ahora con el tipo de vida que tendrá tras la cirugía. Tras estudiar cada uno de estos tres factores, podrá decidir si es capaz de vivir con su deformidad en comparación con someterse a cirugía y enfrentarse a los posibles riesgos, consecuencias o efectos secundarios asociados a la misma.

Para empezar, analice el impacto que tiene su escoliosis sobre los siguientes tres aspectos de su vida:

a) Su salud

¿Cuánto afecta a su salud en general? ¿Comienza a experimentar nuevas complicaciones tales como dificultad respiratoria o la incapacidad de realizar actividades diarias? Hágase esta pregunta, ¿es capaz de vivir con estos síntomas o sería mejor opción someterse a cirugía?

También deberá determinar si su curvatura comienza a afectar cualquier otro aspecto de su salud. Por ejemplo, la cirugía de escoliosis podría ser la opción indicada para usted si comienza a experimentar síntomas como complicaciones neuronales, una función pulmonar anormal u opresión en el pecho?

You would also need to ascertain whether your curvature is beginning to impact any other aspect of your health. For instance, scoliosis surgery might be the right option for you if you are beginning to experience symptoms such as neurological complications, abnormal pulmonary function or tightness in the chest.

b) Sus finanzas

¿Cuánto le están costando los tratamientos diarios, la terapia y los medicamentos que está empleando actualmente? ¿Preferiría invertir una buena cantidad de dinero en mantener una dieta apropiada, un buen estilo de vida y la práctica de ejercicio para tratar su condición en lugar de invertirlo en cirugía?

c) Su productividad

¿Cuánto sufre su productividad diaria? ¿Cree que es mejor vivir con esta pérdida de productividad o, en lugar de ello, prefiere intentar mejorar su productividad al someterse a cirugía? Un análisis comparativo de ambas opciones le ayudará a decidir si está a favor o en contra de la cirugía

Nota: Resulta útil comprender que cada uno de los anteriores factores existe en correlación mutua. Por ejemplo, si su curva es mayor a 45 grados pero ya ha alcanzado la plena madurez esquelética y si cree que puede tratar su condición mediante el empleo de métodos no-invasivos, entonces podría ser capaz de tratar su escoliosis sin la necesidad de cirugía. Sin embargo, aún tendrá que acudir una vez al año a la consulta de su especialista para determinar la presencia de cualquier signo de progresión de su curva

Resumen

Como conclusión final, el siguiente esquema le ofrece un rápido resumen de las preguntas más importantes que se debe hacer mientras decide si la cirugía de escoliosis es o no la opción indicada para usted.

Resumen - ¿Necesita someterse a cirugía para la corrección de su escoliosis?

☐ ¿Tiene un ángulo de Cobb de aproximadamente 40 grados o más, que progresa en medidas repetitivas a lo largo de una serie de evaluaciones?

En caso afirmativo, debería considerar seriamente la cirugía como una opción.

☐ ¿Está en una edad en la que su cuerpo, su estructura esquelética y su columna siguen creciendo?

En caso afirmativo, puede considerar esperar un tiempo para decidir someterse a cirugía de escoliosis.

☐ ¿Padece algún factor específico que podría aumentar la probabilidad de progresión de su curva?

En caso afirmativo debería considerar la cirugía, ya que su curva podría no responder bien a los métodos no-invasivos.

☐ ¿Puede permitirse económicamente los costes que conlleva la cirugía?

Este es un aspecto crucial si cree que la cirugía es la única opción viable, ya que se trata de un procedimiento caro que también requerirá una cobertura de seguro apropiada.

☐ ¿Está lo suficientemente sano como para soportar la cirugía?

Asegúrese de mantener una buena dieta, de practicar ejercicio de manera habitual y de tener un sistema inmune saludable antes de someterse a la cirugía.

☐ ¿Ha probado las diversas combinaciones de métodos no-invasivos disponibles?

Asegúrese de haber agotado todas las demás opciones.

☐ ¿Ha analizado el coste de vivir con el dolor y el malestar en comparación con los riesgos de la cirugía?

Asegúrese de llevar a cabo el mejor análisis comparativo posible de todos los factores implicados.

Casos Reales de Escoliosis: ¡Una difícil decisión a tomar!

La magnitud de su curva suele ser el factor más importante a considerar a la hora de tomar una decisión a favor o en contra de la cirugía.

Una chica de 12 años fue diagnosticada con una curva de 15 grados durante una evaluación médica rutinaria llevada a cabo en su colegio. Dado que la curva era leve, se le sometió a un enfoque de esperar y observar (algo que jamás he recomendado). Sin embargo, otra evaluación llevada a cabo dos años más tarde reveló que su curva ya había avanzado hasta los 30-35 grados. A estas alturas se le prescribió el empleo de corsés con el propósito de intentar controlar la curva empleando un enfoque no-invasivo como este. Desafortunadamente, la adolescente alcanzó la pubertad bastante tarde, por lo que el corsé no tuvo ningún efecto sobre su curva. Encontrándose ya en el segundo año del instituto, su curva había progresado hasta los 45-50 grados. Sin embargo, los médicos aplazaron la cirugía durante un tiempo dado que experimentaba menos dolor que antes.

Desafortunadamente, al cabo de unos pocos años su curva se disparó a una alarmante magnitud de 70 grados, tan solo unos pocos meses tras haber dado a luz a su primer hijo. Los médicos finalmente le recomendaron que se sometiera a una cirugía inmediata de fusión espinal que se llevó a cabo 7 meses tras el nacimiento del bebé. El enfoque de esperar y observar es un enfoque anticuado que suele conducir al empeoramiento de la curva. Al primer síntoma de escoliosis el individuo deberá dedicarse a fortalecer su columna y a reequilibrar los músculos circundantes. El embarazo es una etapa crucial en la que la madre deberá aprender a cuidar eficazmente de su bebé y a prevenir el empeoramiento de su escoliosis. Puede encontrar más información en mi libro, Una Guía Esencial para la Escoliosis y un Embarazo Saludable.

CAPÍTULO 10

Evaluando los Riesgos de la Cirugía de Escoliosis

Habiéndole ayudado en el último capítulo a tomar la decisión de someterse a cirugía, a continuación damos un paso más para ayudarle durante el proceso de toma decisión en sí. A lo largo del siguiente capítulo enumeramos los posibles riesgos y complicaciones asociados a la cirugía de escoliosis.

En este capítulo hablaremos acerca de los varios riesgos y complicaciones que pueden producirse durante o después de la cirugía de escoliosis. Transmitimos esta información con el fin de educar al paciente respecto a los riesgos a los que se podría enfrentar durante o después de la cirugía. El paciente, junto con su cirujano, podrá tomar así una decisión adecuada en función de si los beneficios potenciales de la cirugía superan los riesgos potenciales.

En general, los riesgos asociados a la cirugía pueden desarrollarse en aproximadamente un 5% de todos los pacientes que se sometan a este procedimiento para la corrección de su curva. Por otra parte, un sondeo del total de cirugías de fusión realizadas para corregir las curvas provocadas por escoliosis idiopática entre los años 1993 y 2002 reveló que mientras que el índice de complicaciones en el caso de niños era del 15%, la tasa ascendía a hasta un 25% en el caso de individuos adultos.

8 Riesgos Médicos que Debería Conocer

En esta sección hemos enumerado los 8 principales riesgos médicos que podrían surgir como consecuencia de un procedimiento quirúrgico para la corrección de la escoliosis.

1. Infección

Las infecciones postoperatorias resultantes del uso de instrumental médico u otros factores ambientales son las complicaciones más comunes resultantes de la cirugía para el tratamiento de la escoliosis. Aunque sólo ocurren en un 1-2% de los casos, las infecciones son más frecuentes en niños que padecen una parálisis cerebral debido a sus bajos niveles de inmunidad.

Una de las principales causas de infección es el hecho de que tras la cirugía su sistema inmune se encuentra en un estado comprometido o debilitado durante un período de hasta 3 semanas.

Las infecciones de la herida quirúrgica son otro escenario común durante la fase intraoperatoria o postoperatoria. Este riesgo se minimiza en gran medida mediante el consumo, por vía oral o intravenosa, de antibióticos antes de la operación y cuyo tratamiento se suele mantener durante una semana o más tras la intervención. En casos excepcionales se podría requerir un procedimiento quirúrgico menor para limpiar y desinfectar la herida con el fin de evitar otras complicaciones médicas

2. Daño neural

Durante la cirugía llevada a cabo para la corrección de su curva, se ejerce una fuerza adicional sobre su columna. La paraplejia suele ser el tipo de daño neurológico más habitual que podría padecer un paciente en tales casos.

Cuando ocurre, el paciente tendrá una gran probabilidad de experimentar insensibilidad o entumecimiento parcial o completo de una o ambas piernas. . En el caso de que se enfrente a este tipo de daño neural intraoperatorio, podría experimentar incontinencia urinaria e intestinal en el futuro. Por ello se lleva a cabo una monitorización neurológica constante del paciente durante el procedimiento quirúrgico.

Tanto las vías motoras como sensoriales de la médula espinal del paciente son monitorizadas continuamente durante la cirugía, empleando una combinación de herramientas y de pruebas que explicamos a continuación.

Injertos y Fusión - ¿Qué Ocurre Durante la Cirugía?

Aunque expliquemos en detalle el procedimiento quirúrgico en sí en los próximos capítulos, es importante que comprenda ahora los aspectos básicos de la cirugía para entender mejor los riesgos implicados en la misma.

En términos generales, su cirugía será llevada a cabo normalmente en dos fases, tal como explicamos y mostramos en la imagen del final de la página.

Primera fase: Se enderezará su columna mediante el empleo de varillas rígidas de acero.

Segunda fase: La correcta posición obtenida en la primera fase será fijada mediante la fusión de injertos óseos, que son básicamente trozos de hueso obtenidos a partir de otras partes de su cuerpo, tales como de la pelvis o de un banco de huesos. Esta fusión evitará que su columna se siga curvando.

Fusión Espinal

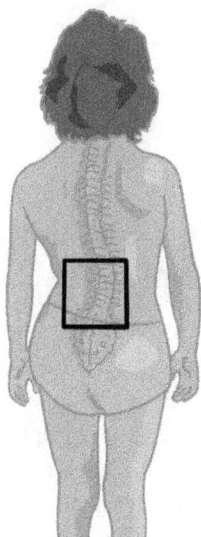

Unas varillas de acero ayudan a soportar la fusión de las vértebras

Se colocan unos injertos óseos para que crezcan dentro del hueso y fusionen las vértebras

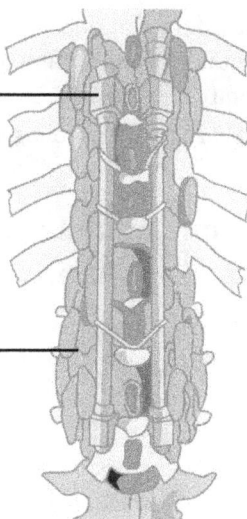

vertebral escoliótica

Test de Stagnara – Prueba de Despertar Intraoperatorio

Se suele realizar una prueba de despertar durante la cirugía para evaluar la función de las vías motoras. La prueba consiste en despertar brevemente al paciente de la anestesia durante el procedimiento para comprobar la respuesta de sus sensaciones corporales. Su anestesista le despertará, le pedirá que mueva sus dedos, sus pies u otras acciones similares. De este modo el médico podrá seguir los pasos adecuados en el caso de detectar cualquier anormalidad. De lo contrario, la totalidad del procedimiento quirúrgico continuará de la manera programada

Potenciales Evocados Somatosensoriales (SSEP)

Existe otra prueba específica que implica la aplicación de pequeños impulsos eléctricos sobre sus piernas, tomando las lecturas de dichos impulsos desde el cerebro. Cualquier descenso de la respuesta eléctrica indicaría que se produjo un daño en la médula espinal y que se requiere una acción correctiva inmediata. El análisis de los Potenciales Evocados Motores (MEP) es otra herramienta empleada para evaluar cualquier daño de la médula espinal durante la fase intraoperatoria. Durante este proceso se registran las respuestas generadas por los músculos tras una estimulación directa de la corteza motora.

Además de permitir la identificación de cualquier tipo de daño, estas herramientas y pruebas también guiarán a su cirujano en la determinación de la magnitud de corrección segura y posible que se puede llevar a cabo durante la cirugía de escoliosis.

3. Problemas relacionados con los elementos de fijación y los sistemas de fusión empleados

En muchos casos, los elementos de fijación y los dispositivos tales como ganchos, varillas y tornillos empleados para completar la cirugía de fusión podrían crear problemas postoperatorios. El desprendimiento de los ganchos o de los tornillos es uno de los riesgos reportados más comunes. En unos pocos casos, los ganchos empleados para enderezar la columna podrían incluso alejarlo levemente de su posición original. Dicho desplazamiento podría producirse en un 5% de los casos y suele requerir una cirugía adicional para volver a rectificarlo, especialmente si provoca mucho dolor o si indica la probabilidad de que se produzca una mayor progresión de la curva.

El desplazamiento de las varillas y el malestar también son otras posibles complicaciones asociadas a la cirugía. En algunos casos, los sistemas de varillas que no dispongan de una adecuada fijación a la columna podrían conducir a la pérdida de cierto grado de la corrección obtenida previamente. Raramente, las varillas, generalmente fabricadas en titanio o acero inoxidable, podrían romperse, indicando que la columna no se ha fusionado adecuadamente.

En otro caso, la varilla podría rozar con partes sensibles del cuerpo. Dicho malestar puede producirse de uno a cinco años tras la cirugía y suele observarse en algo menos del 10% de los pacientes sometidos a este tipo de cirugía.

La mayoría de las complicaciones resultantes de dichos problemas relacionados con la instrumentación y los elementos de fijación requieren cirugía para ser solucionados, principalmente implicando el reemplazo y la realineación de estos elementos con la columna vertebral.

4. Pseudoarthrosis

Se trata de una afección definida por un fallo típico de la fusión ósea a cualquiera de los niveles espinales operados. Ocurriendo en entre un 1 y un 5% de los pacientes, la pseudoartrosis se desarrollará generalmente muchos años tras haberse sometido a la cirugía. Más concretamente, la pseudoartrosis consiste típicamente en una afección dolorosa en la que se desarrolla una falsa articulación en la zona quirúrgica. En términos generales, se trata de un caso en el que el injerto óseo empleado no se ha curado de manera apropiada y provoca complicaciones. Para curar esta afección, su cirujano colocará más injertos óseos en la zona que no haya sido fusionada.

5. Reacción adversa a los medicamentos y a la anestesia

En algunos casos, el paciente podría desarrollar una reacción adversa a la anestesia o a la medicación empleada durante la cirugía. En el caso de que sepa que tiene algún tipo de alergia o reacción adversa a la anestesia, coménteselo con antelación a su anestesista para comentar su caso y evitar cualquier complicación durante la cirugía.

6. Problemas pulmonares

En ciertos casos, los pacientes podrían desarrollar trastornos pulmonares de leves a moderados. Aunque se podría desarrollar en todo tipo de pacientes, es más probable que dicha complicación ocurra en niños que padecen una escoliosis provocada por trastornos neuromusculares tales como espina bífida, parálisis cerebral o distrofia muscular. Dichos trastornos respiratorios y otros relacionados con la función pulmonar suelen aparecer una semana tras la operación y tardan entre 3 y 4 meses en solucionarse, siempre y cuando no se traten de trastornos graves.

7. Degeneración de los discos

Las cirugías de fusión realizadas en la parte baja de la espalda pueden provocar mucho estrés en los discos, lo que eventualmente podría conducir a una degeneración de los mismos. Debido al factor edad, los pacientes pertenecientes al grupo de edad avanzada tienen una mayor probabilidad de padecer una degeneración de los discos tras someterse a una cirugía de escoliosis. En cuanto se haya completado la fusión en alguna parte de la columna, habrá segmentos por encima y por debajo de la porción fusionada que deberán trabajar más para sostener la movilidad. Es dicho esfuerzo el que provoca la generación avanzada y el desgaste.

8. Hemorragia

La mayoría de las cirugías conllevan el riesgo de que se produzca una hemorragia, un sangrado excesivo o la pérdida de sangre durante la operación debido a la enorme cantidad de desgarros musculares producidos y las enormes regiones expuestas. Dado esto, los expertos recomiendan que los pacientes donen su propia sangre (donación de sangre autóloga) o que acuerden con anterioridad la disponibilidad de sangre de su tipo en el caso de que requieran una transfusión. Leerá más acerca de dicha preparación para la cirugía en el Capítulo 13.

Uno de los últimos avances en este campo ha sido el empleo de eritropoyetina preoperatoria (rhEPO), que se cree que aumenta la producción de glóbulos rojos en la médula ósea.

Otras complicaciones

Aunque sea inusual, también se podrían producir otras complicaciones que provocarían graves daños si no se tratan dentro de un plazo de tiempo específico. Algunas de estas complicaciones incluyen:

- Cálculos biliares
- Coágulos de sangre
- Pancreatitis
- Obstrucción intestinal

¿Qué tengo que perder?

Cuando evalúe los riesgos e intente decidir si merece la pena afrontar estos riesgos hágase esta sencilla y directa pregunta:

¿Se siente más cómodo viviendo con su trastorno actual de lo que lo está considerando la posibilidad de afrontar los riesgos previamente enumerados?

Riesgos y Peligros Generales

1. Período de recuperación largo

Aunque se trate de un riesgo asociado a la gran mayoría de cirugías, una cirugía realizada para la corrección de una curva espinal suele requerir un período de recuperación largo.

Para un niño, el período de recuperación de una cirugía de escoliosis será de al menos 6 meses, siempre y cuando no se produzcan otras complicaciones. Incluso para los adultos se espera un período de recuperación igual de largo, con un ritmo de recuperación excepcionalmente lento. Su movilidad podría estar muy restringida durante todo el período de recuperación, aunque los beneficios obtenidos a la larga podrían conseguir que merezca la pena. De hecho, el tiempo que tarde en recuperarse dependerá de varios factores, tales como su historial médico, su edad, su sexo y la gravedad de su curva actual.

Pídale a su médico que le explique claramente la fase de recuperación y si los riesgos superan los beneficios esperados.

2. Dolor crónico

Tras someterse a la cirugía de escoliosis, podría tener que vivir durante una buena temporada con un dolor crónico en su espalda, especialmente en la zona lumbar o en la parte baja de su espalda. La explicación clave de esto radico en el hecho de que los huesos de su columna vertebral hayan sido fusionados, lo que podría limitar aún más la movilidad de su columna vertebral, resultando en un dolor de moderado a grave tras realizar cualquier esfuerzo. Además, no se suelen retirar los elementos quirúrgicos tales como los tornillos y las varillas. En algunos casos, los tornillos pediculares empleados durante la cirugía podrían desalojarse y provocar dolor, debiendo retirarlos.

Cuando se somete a cirugía de escoliosis puede experimentar una pérdida de movilidad, equilibrio y fuerza muscular en la zona del tórax, lo que podría contribuir al desarrollo del dolor crónico en la parte baja de su espalda. Es muy probable que tenga menos flexibilidad en su espalda, lo que a su vez podría provocar dolor al realizar movimientos bruscos. .

En muy pocos casos, algunos pacientes siguen padeciendo problemas graves de dolor en su espalda incluso años tras haberse sometido a la operación.

3. Atrofia del Proceso Crecimiento

En muchos casos, especialmente en las cirugías llevadas a cabo en niños muy jóvenes, existe un gran riesgo de atrofia del crecimiento óseo debido a la fusión implicada. Su cirujano deberá analizar detenidamente el grado de afectación del crecimiento frente al riesgo de la posible rápida progresión de la curva con la edad en el caso de que no se realice la cirugía. Aunque la altura de los niños no tendría por qué verse gravemente afectada, es más probable que ocurra una atrofia general del proceso de crecimiento.

¡Un Dato Interesante!

Aunque los expertos advierten del posible riesgo de que se atrofie el proceso de crecimiento, en individuos adultos, la cirugía de escoliosis podría incluso hacer que parezca más alto. Los estudios demuestran que tras haberse sometido a dicha cirugía, un adulto promedio podría parecer ser hasta 1 o 2 cm más alto en comparación con su altura preoperatoria.

4. Desarrollo de artritis

Aunque la artritis espinal y otras formas del trastorno sean un resultado común del desgaste habitual asociado a la edad, su riesgo aumenta en aquellos pacientes que se hayan sometido a cirugía de escoliosis. Esto se debe al hecho de que las tensiones transmitidas a la columna a través de las acciones de flexión y giro se centran sobre un área de pequeño tamaño y, por tanto, son más potentes y tienen el potencial de causar un mayor daño.

5. Cicatrices de larga duración

La secuela cosmética más importante de la cirugía de escoliosis es la cicatriz resultante, que generalmente tendrá la misma longitud que la parte de su columna que haya sido fusionada. En el caso de que presente más de una curva, su cicatriz podría incluso comenzar en la zona media de sus omoplatos y extenderse hasta su pelvis (vea la imagen a continuación).

Una cicatriz típica resultante de una cirugía de escoliosis

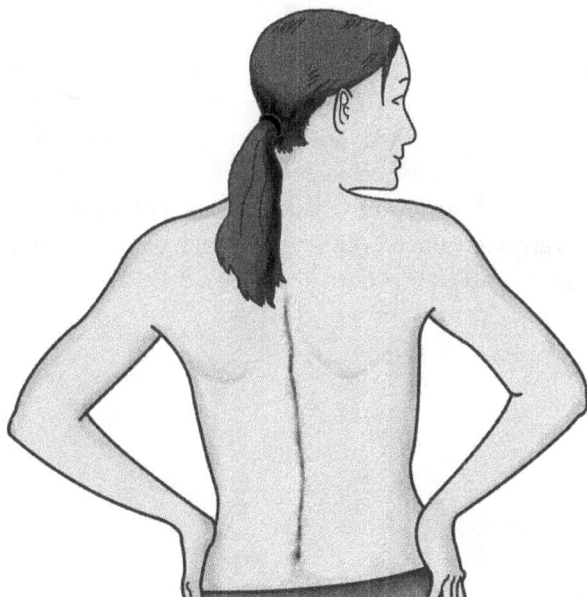

¿Qué Revelan las Investigaciones?

Las complicaciones y los riesgos de la cirugía llevada a cabo para corregir una curva escoliótica siempre han sido un factor considerado por la comunidad médica antes de recomendar este procedimiento a sus pacientes. Tanto el método estándar de Harrington como el relativamente novedoso procedimiento de Cotrel-Dubousset presentan sus propios riesgos asociados. Los estudios llevados a cabo también tienen la capacidad de identificar cierto segmento de pacientes con una mayor vulnerabilidad de desarrollar complicaciones resultantes de la cirugía para el tratamiento de la escoliosis. Por ejemplo, un estudio publicado en una reciente edición de la revista Spine revela que los niños con una escoliosis de tipo neuromuscular presentan una mayor vulnerabilidad a experimentar los riesgos relacionados con la cirugía, especialmente si su curva supera los 60 grados o más antes de la cirugía.[2]

Además, también se ha observado que el índice de complicaciones es mayor si el paciente se somete a osteotomías (un tipo de operación quirúrgica en la que se corta, se alarga o se alinea el hueso), a procedimientos de revisión o si sometió a un enfoque posterior y anterior combinado. Leerá más acerca de estos enfoques en el Capítulo 15.

Por otra parte, se ha determinado que el índice de complicaciones es mayor en pacientes de avanzada edad, aunque los beneficios esperados también suelen ser mayores en este sector poblacional. Un sondeo llevado a cabo con este fin demostró que, mientras que sólo se observaron complicaciones en un 17% de los pacientes en edades comprendidas entre los 25 y 44 años, en el grupo de edades comprendidas entre los 65 y 85 años se observaron en un elevado porcentaje de 71%. Sin embargo, la población anciana también presenta un índice de mejoría de la discapacidad asociada a la cirugía desproporcionadamente mayor en comparación con los grupos de edades más jóvenes.

Casos Reales de Escoliosis: ¡La Historia de las Varillas Rotas!

Una mujer de unos 30 años se sometió al procedimiento Harrington para corregir su escoliosis a mediados de los 80. Tuvo que llevar puesta una escayola durante 6 meses, seguida de un refuerzo de plástico durante otros 6 meses. Para cuando había llegado la hora de sacarse el refuerzo, ambas varillas se habían roto. Tras un total de 5 años se sometió a otra cirugía para retirar las varillas. Sin embargo, cuando tenía unos 39 años de edad, su columna comenzó a empeorar rápidamente. Al cabo de unos pocos años estaba limitada a una silla de ruedas y a tener que depender de un cuidador para vestirse y ducharse.

Según los médicos, la parte inferior de su columna prácticamente se había colapsado. Esta era la única parte de su columna que no estaba colapsada. Le dijeron que había resurgido su escoliosis. La paciente también temía que se comenzaran a comprimir sus pulmones tal como había ocurrido durante sus años adolescentes con este trastorno.

CAPÍTULO 11

Gestión Financiera – El Gran Agujero en su Bolsillo

Someterse a una cirugía de escoliosis, al igual que en el caso de cualquier cirugía mayor, supone una decisión muy importante. Sea para sí mismo o para cualquier miembro de su familia, la decisión de someterse a una cirugía para el tratamiento de la escoliosis debería incluir previamente una planificación y un análisis detallado de los diversos aspectos implicados. En cuanto haya decidido someterse a la cirugía, el primer aspecto y el más importante que debe considerar es la implicación financiera de la cirugía. En este capítulo hablaremos acerca de los varios aspectos financieros implicados en dicho procedimiento quirúrgico.

Tirar el Dinero por el Desagüe – Factores a Considerar

Las estimaciones muestran que se realizan más de 20,000 cirugías de implantación de varillas Harrington al año en los Estados Unidos, con un coste promedio de 120,000 $ por operación.

Planificar sus finanzas para una próxima cirugía de escoliosis es definitivamente un gran procedimiento en sí. Al disponerse a comprender las implicaciones financieras de su cirugía, primero debe especificar la cantidad exacta que podría involucrar. Sin embargo, ya que los individuos y las situaciones difieren mucho, el coste asociado a la rectificación de su curva escoliótica también variará mucho.

Cuando intente determinar una estimación para el coste de su procedimiento, existen diversos factores que tendrá que tener en cuenta en primer lugar. A continuación hemos enumerado algunos de los factores más importantes que deberá valorar a la hora de determinar el coste de su procedimiento.

1. La gravedad de su curva

El primer factor, y el más importante, a la hora de determinar el coste de su cirugía de escoliosis es la curva en sí. La gravedad de su curva, su ubicación exacta y qué se requerirá para corregirla serán consideradas en el coste exacto de su cirugía. De hecho, la gravedad de su curva también determinará la mayoría de los demás factores relacionados, tales como la duración de su estancia hospitalaria, el tipo de instrumental empleado e incluso el tipo de cirujano que se requerirá.

2. La duración de su estancia hospitalaria

Deberá hacerse una idea de la posible duración de su estancia hospitalaria. Esta dependerá de su edad, del tipo exacto de cirugía a la que se somete y de su estado de salud. La duración de su estancia hospitalaria también se verá afectada por cualquier complicación posquirúrgica que pudiera ocurrir.

3. Su elección de hospital y de cirujano

Cada médico, institución médica e incluso país presentan una serie de políticas financieras. De hecho, cada país dispone de una política específica respecto a la asistencia que ofrecen a los pacientes que se someten a una cirugía de escoliosis. Por ejemplo, el Hospital Shriners presente en los EE.UU. y Canadá ofrece tarifas reducidas a todos aquellos pacientes escolióticos menores de 18 años. Por otra parte, algunas fuentes también sostienen que en algunos países como Alemania, los precios para la cirugía de escoliosis son hasta un 75% más bajos que el coste del tratamiento en los EE.UU., aunque este porcentaje podría variar.

Deberá analizar detenidamente el presupuesto que tiene disponible realizando comparaciones entre las varias opciones existentes. El hospital y el cirujano concreto que elija para su cirugía determinarán una gran proporción del coste implicado en su procedimiento. En el capítulo 12 leerá más acerca de cómo elegir el cirujano indicado para su caso.

4. Tipo de instrumental empleado

El coste de la cirugía también dependerá del tipo de instrumental empleado durante el procedimiento. Además, el coste también podría depender de lo novedoso que sea el procedimient o. En ocasiones, los procedimientos más novedosos que se encuentran en período de prueba son más baratos que aquellos que ya se hayan puesto en práctica desde hace muchos años. Resultará útil aprender acerca de los tipos y estándares de los ganchos, las varillas y los tornillos empleados, ya que su precio también podría variar.

5. La cobertura de su seguro

Deberá investigar cuál es la cobertura exacta que le proporcionará su compañía aseguradora para el procedimiento al que se someterá. Por ejemplo, algunas compañías aseguradoras podrían no cubrir ciertos elementos de los costes quirúrgicos, tales como el instrumental empleado. Asegúrese de hablar con el proveedor de su seguro para determinar todos los elementos que integran su caso. También deberá discutirlo con el departamento de facturación de su hospital para asegurar que se hayan establecido los aspectos financieros antes de la realización de la cirugía.

Las Estimaciones – Costes Previstos

Al igual que en el caso de cualquier tratamiento médico importante, la cirugía de escoliosis es un procedimiento caro. Deberá planificar de manera apropiada así como tener en cuenta todos los factores para asegurar que esté lo suficientemente preparado como para enfrentarse a todos los gastos implicados, incluyendo la elaboración de un presupuesto para posibles costes imprevistos.

El coste de la cirugía par el tratamiento de la escoliosis suele variar en función de los diversos factores que hemos mencionado previamente. Considerando todos esos factores, una cirugía de escoliosis estándar suele costar entre 75,000 y 300,000$ por operación.

A continuación le ofrecemos un breve desglose de la suma total de los costes previstos implicados en la cirugía de escoliosis.

i) Costes infraestructurales

Los costes infraestructurales suelen involucrar los costes de la estancia hospitalaria del paciente en sí, además de la de los familiares acompañantes.

ii) Coste de la cirugía

Este incluye el coste del procedimiento en sí, que consiste básicamente en la tarifa de su cirujano o de su hospital para la realización de la cirugía de escoliosis.

iii) Coste de los medicamentos

Este incluye el coste de todos los medicamentos requeridos, incluyendo los antibióticos, analgésicos y la anestesia empleados durante su operación, así como antes y después del procedimiento.

iv) Costes del instrumental

Su cirujano empleará una serie de tornillos, varillas, alambres, ganchos y otros mecanismos para corregir su curvatura. El coste del procedimiento puede variar mucho entre distintas cirugías en función del tipo exacto de instrumentos empleados.

v) Coste de la terapia

Tras someterse a la cirugía necesitará una serie de terapias adicionales para su rehabilitación. Para retornar a su rutina normal necesitará la ayuda de un fisioterapeuta y de otros profesionales de la salud que aumentarán el coste final de la cirugía.

vi) Coste de los acompañantes

Los hospitales suelen permitir que uno o dos familiares permanezcan con usted en el hospital. Esto podría suponer un coste en términos de su estancia, de sus comidas y de otros requisitos que se deberán ser incluidos idealmente en las estimaciones totales.

El siguiente cuadro le ofrece una tabla que puede emplear para planificar los costes y obtener una estimación aproximada para su cirugía.

Tabla de Estimación de Costes

Tabla de Estimación de Costes	Coste estimado
Coste infraestructural	
Coste de la cirugía	
Coste de los medicamentos	
Coste del instrumental	
Coste de la terapia	
Coste de los acompañantes	
Coste Total	

Cobertura de su Seguro Médico

Debido a la gran cantidad de costes que involucra la cirugía de escoliosis, es muy importante que busque métodos alternativos para cubrir los gastos, además de sus propios recursos personales. Entre las distintas opciones posibles, el seguro médico definitivamente es la elección más natural para ayudarle a sufragar los costes del procedimiento.

Inclusiones y Exclusiones

Aunque los seguros médicos suelan cubrir la cirugía de escoliosis, existen algunos aspectos concretos de los que se debería informar. En unos cuantos casos, el proveedor de su seguro podría sostener que algunos de los aspectos del procedimiento quirúrgico propuesto son innecesarios, experimentales o extremos. La cobertura de su seguro para dichos costes suele ser denegada en el primer intento. El personal de cirugía deberá ofrecer razonamientos relevantes al proveedor de su seguro y trabajar en el establecimiento de modalidades básicas, tal como explicamos en la siguiente sección de "Preautorización".

En esta sección hemos resumido algunos de los aspectos clave relacionados con la posible cobertura de su seguro para su cirugía de escoliosis.

→ Los injertos óseos son una parte esencial de su cirugía. Sin embargo, ciertos proveedores de seguro consideran la técnica de las Proteínas Morfogenéticas Óseas (PMO) como un proceso experimental y deniegan su cobertura.

→ Dado que los instrumentales de titanio son más caros que las varillas de acero inoxidable, su compañía aseguradora podría considerarlos como un gasto innecesario.

→ El coste de la presencia de ciertos asistentes en la sala de operaciones podría serle denegado, incluso aunque formen parte del personal de cirugía de su médico.

→ En ocasiones, una PPO (Organización de Proveedor Preferido) podría cubrir el 100% de los gastos hospitalarios. Sin embargo, algunos de los especialistas asociados a su cirugía, tales como su anestesista, patólogo o su fisioterapeuta podrían no estar asociados a su PPO, por lo que su PPO no pagará por sus servicios, o pagaría un porcentaje más bajo por los mismos. Por otra parte, su PPO podría pagar por estos servicios en el caso de que su especialista forme parte de esa red de PPO en particular.

Preautorización

Antes de concertar una fecha definitiva para su cirugía, asegúrese de haber obtenido una preautorización por parte de su proveedor de seguro. En la mayoría de los casos, su cirujano dispondrá de personal especializado con este fin para asegurar la obtención de dicha preautorización. Como parte de dicho proceso, el personal a cargo de su cirujano también intentará negociar son su proveedor de seguro para conseguirle la mejor compensación económica para su cirugía.

No obstante, es importante que sepa que este procedimiento de preautorización podría tardar semanas o incluso meses. Por lo que deberá tener en cuenta este margen de tiempo antes de planear otros aspectos de su cirugía para la corrección de su escoliosis.

Además de lo anterior, también es importante que sepa que las pólizas de seguros para las cirugías de escoliosis suelen variar en diferentes estados y países. Por ejemplo, en los Estados Unidos su compañía de seguros generalmente cubriría al menos la mitad de los costes implicados en el proceso. Por otra parte, la cirugía suele ser cubierta al 100% en

Canadá gracias al Sistema Nacional de Salud Canadiense. La lógica subyacente aquí es que si su cirujano decide que requiere cirugía y que no se trata simplemente de motivos cosméticos, el procedimiento podría ser facturado directamente al gobierno.

Su Plan de 5 Pasos para la Gestión de su Dinero

1. Estudie sus factores e infórmese bien

Analice detenidamente todos los factores que comentamos previamente y reúna toda la información relevante que pueda acerca de su cirugía. Deberá analizar cuidadosamente todos los factores involucrados para elaborar una estimación precisa de la cantidad de dinero que realmente necesitará.

2. Elabore una estimación

Tras haber completado el primer paso podrá continuar su plan obteniendo una mejor estimación de los costes involucrados, asociando cada coste relevante con su sub-parte y llegando a la obtención de una cifra aproximada.

3. Determine sus modalidades de seguro

Consulte los detalles señalados previamente para determinar el alcance de la cobertura que proporcionará su PPO o su compañía aseguradora. Podría encontrarse en una situación en la que su cobertura de seguro es inadecuada y podría beneficiarse al seguir buscando otros medios alternativos. Dicha situación se podría dar en los siguientes dos casos:

- No dispone de un seguro
- Su proveedor de seguro no ofrece una cobertura suficiente

En dicha situación, podría investigar obtener una segunda póliza o cambiar a otra PPO o compañía aseguradora. Sin embargo, la mayoría de los proveedores de seguro tendrán normas fijas respecto a la cobertura ofrecida para el tratamiento de trastornos pre-existentes.

4. Conozca la brecha

En aquellos casos en los que haya hecho todos los esfuerzos posibles para financiar su cirugía y sigue existiendo una brecha económica, podría considerar algunas otras opciones para cubrir sus gastos. A continuación hemos enumerado algunas de las opciones que podría sopesar:

→ Algunos cirujanos podrían ofrecerle un descuento si está dispuesto a formar parte de un estudio de investigación

→ Muchos de los Hospitales Shriners ofrecen cirugía gratuita para niños de hasta 18 años de edad. Estos hospitales operan en ciudades incluyendo Chicago, Illinois; Greenville, Carolina del Sur; Honolulu , Hawái; Houston, Texas; Lexington, Kentucky; Los Ángeles, California; Minneapolis, Minnesota y Philadelphia, Pensilvania. A nivel internacional también existen Hospitales Shriners en Montreal y en la Ciudad de México.

→ Averigüe si puede tomar prestado dinero de su cuenta de jubilación, incluyendo sus planes 401(k) o IRA.

→ Hable con el representante de su hospital acerca de los planes de pago, tales como aquellos que implican el cobro de cuotas mensuales.

→ Pida un préstamo bancario o refinancie su casa mediante una hipoteca con dinero en efectivo.

5. Tenga preparado un plan B

Incluso tras haber seguido todos los anteriores pasos, asegúrese de tener preparado un plan B. Podría considerar hablar con un pariente o con un amigo cercano para tener otras opciones disponibles en caso de que surjan gastos inesperados u otros problemas relacionados con el factor financiero de su cirugía

Casos Reales de Escoliosis: ¡El Obstáculo del Seguro!

La historia de Mathew comenzó siendo inusual desde un primer momento, al fin y al cabo, le habían diagnosticado una escoliosis idiopática infantil a los 6 meses. Tal era su estado actual que los médicos temían que Mathew corriese el peligro de padecer problemas respiratorios a la pronta edad de 6 meses. La causa de ello radicando en la naturaleza de su curva, una curva progresiva con una gran probabilidad de progresar a un ritmo acelerado.

Para detener la progresión de su curva, los médicos recomendaron el uso de un corsé, algo muy difícil de emplear en un niño tan joven. Sin embargo, el corsé no ayudó y la curva siguió progresando. Fue entonces cuando la familia optó por la cirugía de escoliosis. Desafortunadamente, otro gran obstáculo cruzó sus caminos en este punto. La familia disponía de un seguro médico familiar que no cubría los tratamientos fuera de su estado. El especialista de escoliosis sólo se encontraba disponible en San Diego, California, lo que estaba fuera del alcance del plan de seguro médico actual de la familia. Sólo tras la intervención de un especialista local de Nevada y de los especialistas de San Diego se permitió que Mathew comenzara a ser tratado por el especialista recomendado de San Diego.

CAPÍTULO 12

Eligiendo el Momento, el Lugar y el Cirujano para el Procedimiento

En las siguientes secciones le guiaremos a lo largo de todo el proceso de elección de su cirujano, así como del momento y el lugar indicados para someterse a su cirugía. También aprenderá acerca de todos los aspectos que deberá investigar para poder tomar una decisión informada.

¿Por Qué Importa?

En la actualidad, la medicina y la cirugía son quizás unas de las profesiones más elegidas en todo el mundo. Abundan las especialidades y las oportunidades para adquirir conocimientos en este campo. Sin embargo, dado que la cirugía es un campo altamente especializado de la medicina, los servicios ofrecidos por cada cirujano individual podrían no ser los indicados para todos los tipos de pacientes. Un cirujano que haya realizado una fusión espinal en un paciente podría ser todo un profesional en su campo, pero podría no ser una buena opción para usted o su afección.

El hecho de sentirse cómodo con su hospital y su cirujano es lo que realmente importa, ¡siempre tras haber verificado todas sus calificaciones y experiencia!

Cuando decide someterse a algo tan complicado como una cirugía de escoliosis, sin duda pone mucho en riesgo, pero puede esperar obtener buenos resultados si lleva a cabo un análisis cuidadoso así como una planificación previa. Con toda probabilidad, habrá considerado los posibles riesgos y complicaciones que podrían producirse tras la cirugía. Aunque la mayoría de dichos riesgos podrían ocurrir incluso tras haber tomado todas las precauciones posibles, se recomienda planear y preparar el procedimiento para minimizar cualquier posible problema en el futuro. Elegir a su cirujano, además del lugar y el momento para someterse a la cirugía, probablemente sea una de las elecciones más importantes que podrá realizar de manera voluntaria para asegurar el mayor éxito posible de su cirugía.

Fije una Fecha

Entonces, ¿ha decidido someterse a cirugía para corregir su curva espinal? A estas alturas probablemente ya haya evaluado sus riesgos e incluso planeado sus finanzas, tal como comentamos en capítulos previos. Ahora es el momento de determinar los elementos logísticos y de desarrollar un plan concreto para la cirugía. Resulta obvio que existen tres factores principales que deberá determinar, incluyendo:

- La fecha de su cirugía
- El lugar de su cirugía
- Su cirujano

En esta sección comenzaremos guiándole a lo largo del proceso de elección de una fecha siguiendo estos pasos básicos.

Paso I – Valore su Curva

Comenzó el proceso comprendiendo el estado de su curva. Junto con su cirujano, deberá determinar la progresión de su curva y el mejor momento para operarla. Por ejemplo, si su cirujano opina que retrasar la operación supondría un riesgo para su salud, entonces tiene una buena razón para fijar una fecha cercana para su cirugía. Decida el tiempo que quiera esperar y fije la fecha de la cirugía en función de ello.

Paso 2 – Analice su Condición Médica

De nuevo, junto con su cirujano y el especialista en trastornos de la columna, analice cualquier condición médica que deberá ser tratada antes de someterse a la cirugía. Por ejemplo, podría estar sufriendo un sarpullido cutáneo o un episodio de artritis que deberá ser tratado adecuadamente antes de someterse al procedimiento. Dado que la cirugía de escoliosis casi nunca suele suponer una urgencia médica, es bastante probable que tenga que esperar hasta que se resuelvan este tipo de afecciones.

Paso 3 – Determine los Aspectos Logísticos

Tras haber tratado todos los aspectos anteriores, podrá analizar otros factores que podrían determinar la mejor fecha para su cirugía. A continuación hemos enumerado algunos factores comunes que deberá tener en cuenta, sin embargo, también podrían existir otros aspectos a considerar en función de sus circunstancias específicas. Algunos de los factores que podrían influir en su decisión podrían ser:

→ Si existe un gran compromiso profesional con el que deberá cumplir antes del procedimiento, dado que es muy probable que esté de baja durante un período bastante prolongado de tiempo.

→ Si existe algún evento familiar importante al que deberá acudir en un futuro próximo, como por ejemplo el nacimiento de un bebé, una boda, una ceremonia de graduación, etc.

→ Si es mujer, podría querer intentar fijar su fecha de manera que no coincida con los días de su menstruación.

→ Si existe algún momento del año, con respecto al clima, que podría afectar a su proceso de rehabilitación.

→ Si tiene planes de viaje inminentes.

→ Si habrá algún miembro familiar disponible para ayudarle tras la cirugía.

Elegir el Hospital

Este paso puede realizarse a la vez que los otros dos. Tras determinar los elementos logísticos de su cirugía, podrá continuar con la búsqueda del hospital donde quiere que se lleve a cabo el procedimiento.

En esta sección le proporcionaremos una serie de factores que influirán en su manera de seleccionar un lugar y un hospital para su cirugía.

Los Factores que Importan

I. Ubicación y proximidad

Suele ser útil disponer de un hospital próximo a su hogar. De hecho, esta podría ser una de las decisiones más complicadas que deberá tomar. Deberá encontrar un equilibrio entre la calidad de los cuidados proporcionados y la accesibilidad del lugar. En un principio podría parecer innecesario elegir un hospital que se encuentre cerca de su casa. Pero tener un hospital próximo hará que su tratamiento y cuidado postquirúrgico resulte mucho más conveniente.

2. La cobertura de su seguro

Algunos proveedores de seguro proporcionarán una cobertura menor para una operación llevada a cabo fuera de su red. Determine todos los detalles relevantes con su proveedor de seguro antes de tomar su decisión, asegurándose así de poder obtener los máximos beneficios posibles de la cobertura de su seguro. Una buena manera de implementar esto es buscar un cirujano ortopédico cualificado en la categoría de especialistas médicos de su compañía de seguros.

3. La reputación del hospital y su trayectoria

Existen varias fuentes que podrá consultar para aprender más acerca de la reputación de un hospital en concreto y de su trayectoria. Algunas de las fuentes más importantes incluyen:

- Valoraciones de los pacientes y de sus familiares
- La opinión de su Médico de Cabecera
- Los informes técnicos del hospital, que le proporcionarán detalles acerca del inventario categorizado de cirugías que se hayan realizado en el hospital durante el último año

4. Infraestructura e instalaciones

Muchos hospitales disponen de una zona especial para aquellos pacientes que se vayan a someter a tratamientos ortopédicos. Le ayudará realizar un tour de dicha zona e incluso echarle un vistazo a las habitaciones. Observe detalles como el número de enfermeros/as o asistentes/as que estén de guardia y el número de pacientes por cada enfermero.

También es importante que su hospital disponga de instalaciones y tecnología apropiadas para la práctica de cirugías de escoliosis, como por ejemplo:

- Sistemas profesionales de intercambio de aire para prevenir la dispersión de gérmenes
- Sistemas avanzados de monitorización
- Instalaciones especializadas para personas discapacitadas

5. El equipo

La elección de su cirujano es extremadamente importante y leerá más acerca de ello en las siguientes secciones. No obstante, además de su cirujano, también participará en su cuidado quirúrgico un equipo entero de profesionales sanitarios. Intente averiguar más acerca de estos especialistas, incluyendo a:

- Los radiólogos
- Los anestesiólogos
- Los fisioterapeutas
- Los enfermeros

¿Qué es más importante – el lugar o el cirujano?

Podría preguntarse por qué debe elegir tanto el hospital como el cirujano. Al fin y al cabo, podría creer que la elección de un cirujano es la decisión más importante y que el hospital concreto en el que se llevará a cabo el procedimiento es algo irrelevante. No obstante, no todos los hospitales le ofrecerán las mismas instalaciones para la cirugía de escoliosis. Lo ideal es que intente encontrar un equilibrio entre ambos factores, un buen cirujano ubicado en un hospital accesible y bien equipado.

Elija a su Cirujano – Busque Más Allá de la Fachada

En su búsqueda del cirujano ideal para su cirugía de escoliosis, es natural que busque algunos de los aspectos más obvios tales como las cualificaciones, la experiencia, las valoraciones y la reputación del cirujano en cuestión. Por mucho que importen estos aspectos, también ayuda conocer otros detalles de su cirujano que podrían no ser tan obvios.

En las siguientes secciones le ofrecemos una guía detallada sobre qué buscar en su cirujano, en su reputación, y lo que es más importante, cómo detectar cualquier señal de advertencia por el que deba desconfiar.

10 Cosas que Debería Saber Acerca de su Cirujano

I. ¿Está debidamente cualificado/a, licenciado/a y registrado/a?

Haga sus indagaciones para determinar la serie de requisitos estándares para un cirujano de la columna vertebral. Asegúrese de que su cirujano cumpla con dichos requisitos y que esté debidamente cualificado/a para realizar cirugías para la corrección de la escoliosis. También deberá estar debidamente licenciado/a y registrado/a para practicar cirugías de este tipo.

Por norma general, ayuda elegir un cirujano de la columna que haya completado un programa de especialización con al menos un año de entrenamiento adicional específico para llevar a cabo cirugías de la columna vertebral.

2. ¿Forma parte de alguna organización profesional?

Es importante que determine si el cirujano propuesto forma parte de alguna organización profesional. Cada campo de la medicina y su cirugía dispone de su propia organización profesional que ofrece membresías a los profesionales pertinentes.

Por ejemplo, en los EE.UU., la Academia Americana de Cirujanos Ortopédicos ofrece membresías a dichos cirujanos y suelen ser obligatorias en este campo de especialización.

Además, específicamente en el caso de la escoliosis, puede consultar la Sociedad para la Investigación de la Escoliosis (SRS) que dispone de estrictos requisitos de adhesión para dichos especialistas. De hecho, la SRS mantiene una lista completa que podrá consultar de todos los cirujanos ortopédicos cualificados y licenciados de su zona.

3. ¿Está especializado en cirugías de la columna vertebral?

Incluso aunque hable con un cirujano cualificado, éste podría no estar debidamente cualificado para realizar una cirugía de escoliosis en sí. Es importante que determine si su cirujano tiene experiencia a la hora de realizar fusiones espinales específicas para el tratamiento de la escoliosis. Asegúrese de que su especialista tenga los conocimientos y la experiencia requeridos para llevar a cabo dicho tipo de procedimiento.

4. ¿Cuánta experiencia tiene a la hora de realizar cirugías de escoliosis?

Averigüe cuántas cirugías para la corrección de la escoliosis ha llevado a cabo el cirujano en cuestión hasta la fecha. Una norma general es buscar un cirujano cuyas cirugías espinales conformen al menos un 50% del total de sus casos. Que un cirujano se encuentre listado en una asociación tal como la SRS suele indicar que al menos un 20% de su experiencia quirúrgica corresponde al tratamiento de deformidades espinales. Ciertamente tendrá una razón para reconsiderar su elección si su cirujano ha practicado tan sólo un número limitado de cirugías de escoliosis.

5. ¿Cuál es su tasa de éxito?

Tras haber aprendido acerca del nivel de experiencia de su médico, es hora de valorar su tasa de éxito. Busque una retroalimentación activa por parte de antiguos pacientes que se hayan sometido a un procedimiento similar. Consulte con el paciente acerca de su nivel de comodidad con su cirujano tanto durante como después de la cirugía y si experimentó cualquier complicación grave. Posteriormente le podrá pedir a su cirujano que clarifique cualquier duda que le pueda haber surgido.

6. ¿Qué opina sobre él el propio personal del cirujano?

Resulta útil obtener información a partir de las personas asociadas directamente con su médico. En la mayoría de los casos, los enfermeros, asistentes y otro personal médico tendrán una buena perspectiva de la forma de trabajar del cirujano. Por ejemplo, dichos individuos podrán opinar acerca del nivel de atención a los detalles de su cirujano, algo muy importante a la hora de tratar cuestiones tan precisas como una cirugía de la columna.

7. ¿Se siente cómodo con él o ella?

Esto es igual de importante que los demás factores mencionados previamente. Deberá asegurarse de sentirse totalmente cómodo con el cirujano que esté considerando. Una cirugía de escoliosis es un evento que altera totalmente su vida y sentirse cómodo con la persona que vaya a realizar el procedimiento es extremadamente importante para asegurar el éxito de su cirugía. Para empezar, idealmente su cirujano deberá ser honesto a la hora de responder a todas sus preguntas, no debería disuadirle de buscar segundas opiniones y, en general, debería ser paciente a la hora de resolver todas sus dudas.

8. ¿Participa activamente en actividades de investigación?

A menudo ayuda saber que el cirujano que está considerando está involucrado en investigaciones relacionadas con su especialidad. Esto es un claro indicativo de que su especialista está implicado en desarrollar nuevas innovaciones y descubrimientos, y por tanto descubrimientos en su especialidad. También podría averiguar si participa en eventos globales relacionados con su profesión, lo que podría ayudar a que dichos profesionales se mantengan al día con respecto a los últimos avances en su profesión.

9. ¿Emplea nuevas técnicas y herramientas?

Resulta útil averiguar si su médico cree en la actualización de sus técnicas y herramientas con los últimos avances en su profesión. Idealmente, un cirujano exitoso siempre buscará medios para mejorar sus métodos mediante el empleo de las últimas técnicas y herramientas disponibles.

10. ¿Está cubierto por su seguro?

Teniendo en cuenta los gastos implícitos de la cirugía, ayuda determinar si los servicios del cirujano que haya elegido estarán cubiertos por su proveedor de seguro. Verifique con su proveedor el grado de cobertura de su seguro en función del lugar en el que trabaje su cirujano y de sus tarifas preestablecidas.

Un Punto a Recordar...

Simplemente recuerde que nunca existirá una fórmula perfecta para valorar la experiencia de su cirujano. Los parámetros variarán en función del tipo de cirugía al que deberá someterse y de muchos otros factores del estilo

---

Obteniendo Respuestas Honestas

Además de las anteriores preguntas académicas y estandarizadas, existen otras preguntas más difíciles que idealmente le deberá preguntar a su cirujano a la hora de tomar su decisión. Las respuestas a estas preguntas probablemente le ofrezcan un mejor indicio respecto a la idoneidad de su cirujano para su caso concreto.

Nuestro consejo: Su cirujano podría no ser totalmente franco a la hora de responder a estas preguntas. Sea listo y busque cualquier señal de su lenguaje corporal, expresiones o preguntas indirectas que puedan determinar cualquier respuesta poco sincera

Las 5 temidas preguntas que le deberá hacer a su cirujano

P1. ¿Se le ha prohibido alguna vez la práctica de cirugías o se ha enfrentado en alguna ocasión a acciones legales referentes a su profesión?

P2. ¿Cuál es la peor complicación que haya experimentado tras cualquiera de sus cirugías de escoliosis u otras?

P3. ¿Cuándo fue la primera vez que practicó esta cirugía y cuántas ha realizado desde entonces?

P4. ¿Se sienten cómodos los niños con usted?

P5. ¿Le importaría que pida una segunda opinión?

Las Señales de Alarma

Aunque ya podría conocer cualquier problema serio relacionado con su cirujano, existen algunos aspectos acerca de su especialista que podrían evidenciarse durante su interacción con él. Esté atento a dichas señales de alarma, que le indicarán claramente que debe alejarse de dicho especialista en particular.

Algunas de estas señales de alarma incluyen:

→ Que su cirujano haya estado involucrado alguna vez en un delito

→ Que su cirujano no reciba bien las segundas opiniones

→ Que su cirujano se impaciente con sus preguntas

→ Que su cirujano intente influir en su decisión sobre someterse o no a cirugía

→ Que su cirujano muestre indiferencia ante las opciones de tratamiento que esté siguiendo en ese momento

→ Que exista cierta ambigüedad relacionada con el factor de los costes y de otros elementos logísticos

→ Si su búsqueda de valoraciones de pacientes antiguos revela que hubieran experimentado graves complicaciones postquirúrgicas

→ Que el personal de su cirujano u otros médicos tengan una opinión negativa de él/ella

→ Que se haya encontrado alguna valoración negativa de su cirujano en los medios

CAPÍTULO 13
Preparándose para su Cirugía

Habiendo tomado ya todas las decisiones cruciales respecto a su cirugía, ahora es el momento de comenzar a prepararse para el procedimiento. Ahora deberá pensar y planificar de antemano todos los aspectos necesarios para la fecha fijada. En este capítulo le orientaremos sobre los aspectos cruciales de la preparación para una cirugía de escoliosis. Le ofreceremos pautas detalladas sobre cómo prepararse clínicamente en términos de pruebas y medicamentos. También incluiremos una lista de comprobación detallada que incluirá todos aquellos artículos que deberá llevar consigo al hospital para estar más cómodo antes y después de la cirugía.

Someterse a una cirugía de escoliosis es definitivamente una enorme decisión a tomar. Implica una serie de especulaciones y una enorme variedad de complicaciones y de circunstancias imprevistas. Las emergencias médicas siempre abundan dentro y fuera del quirófano y en raras ocasiones se producen bajo el control voluntario del paciente, y lo que es más importante, del de los expertos. Dado esto, es aconsejable planificar antes de tiempo con la mejor visión posible de las posibles complicaciones para que cualquier alcance de daños producido pueda ser minimizado y que se obtenga un resultado exitoso.

Siga leyendo a medida que le guiamos a lo largo de un enfoque paso a paso sobre cómo prepararse para el tan esperado día de su cirugía

I) Ejercicio, Forma Física y Dieta

Read on as we lead you in a step-wise approach on how to prepare for the much-awaited day of your surgery. Exercise, Fitness and Diet

Cuanto más fuerte y sano esté antes de su cirugía, más rápida será su recuperación.

Tener un buen estado físico le ayudará a lidiar mejor con los rigores de una cirugía de escoliosis. Le beneficiará en gran medida practicar ejercicio de manera habitual, ya que cuánto más sano esté antes de su cirugía, más rápido será el proceso de recuperación tras el procedimiento. De hecho, practicar ejercicio de manera habitual antes de su cirugía tendrá un doble beneficio para usted:

→ Estará sano y en forma
→ Le proporcionará un alivio de la ansiedad y del estrés asociados a la cirugía

Es muy probable que su médico le recomiende practicar ejercicio en la medida de lo posible antes de someterse a la cirugía, lo que implica que deberá practicar ejercicio con regularidad, evitando realizar ejercicios demasiado vigorosos.

Lo Que su Médico Podría No Contarle...

No todos los cirujanos prescriben ejercicios específicos ni un régimen dietético concreto. Algunos especialistas recomendarán que practique ejercicio y mantenga una dieta saludable. Sin embargo, resulta útil pedir una segunda opinión sobre los tipos concretos de ejercicios que debería practicar y sobre las comidas específicas que debería tomar o evitar.

Tipos de ejercicio

Su cirujano podría aconsejarle que practique cierto tipo de ejercicios para alcanzar importantes objetivos tales como la flexibilidad y la mejora de su rango de movimiento. Como regla general, lo ideal es combinar el régimen básico de condicionamiento aeróbico con el condicionamiento muscular. El condicionamiento aeróbico básicamente incluirá ejercicios que fortalecerán su corazón y sus pulmones, tales como caminar, nadar o el ciclismo. Por otra parte, el fortalecimiento muscular incluirá ejercicios que le ayudarán a fortalecer sus piernas y sus brazos. Esto es crucial ya que necesitará tener fuerza en sus brazos y en sus piernas al cambiar de una posición a otra tras la cirugía.

Lo que No Sabía...

A menos que sea un individuo obeso, su cirujano podría no querer que pierda una cantidad excesiva de peso antes de su cirugía. Dado que es muy probable que pierda bastante peso tras la cirugía, ¡un acolchado adicional en términos de un leve exceso de peso podría incluso resultar beneficioso!

Preparándose para su cirugía – Ejercicios que puede practicar

A continuación detallamos algunos de los ejercicios más beneficiosos que puede practicar para mantener y desarrollar fuerza así como para asegurarse una pronta recuperación.

a) *Para mejorar su rango de movimiento (ROM)*

Estos ejercicios generarán el impacto que más necesitará tras su cirugía, dado que sus músculos se encontrarán tensos tras el procedimiento. En la mayoría de los casos, el paciente no podrá ni doblarse ni girarse adecuadamente.

El tipo de ejercicios más útiles para este fin son los que incluyen contracciones y expansiones repetitivas de los grandes grupos musculares del cuerpo. Al incluir movimientos amplios, estos ejercicios ayudan a mejorar su rango de movimiento. Los tipos más comunes de ejercicios aconsejados a tal fin son:

- Caminar
- Ciclismo
- Footing
- Natación

b) Para la prevención de la formación de coágulos sanguíneos

Puede seguir los siguientes pasos para realizar un eficaz ejercicio que le podría ayudar a prevenir la formación de coágulos sanguíneos relacionados con su cirugía de escoliosis.

Puede seguir estos pasos para cada uno de los siguientes tres ejercicios cuyo propósito es asegurar la prevención de la formación de coágulos.

Ejercicio 1

- Lentamente, estire las puntas de sus pies, dirigiéndolas suavemente hacia el pie de su cama
- A continuación, intente acercar los dedos de sus pies hacia su barbilla.
- Repita estos pasos 10 veces.

Ejercicio 2

- Suavemente, doble una de sus rodillas
- A continuación, deslice su talón sobre la otra pierna, subiéndolo lentamente hacia su cadera
- Lentamente, estire de nuevo su pierna y relaje su postura

Ejercicio 3

Puede realizar este ejercicio estando acostado.

Lenta, pero firmemente, mueva sus pies como si estuviese dibujando círculos con sus talones sobre la cama.

c) Para la prevención de complicaciones pulmonares

Las complicaciones pulmonares y respiratorias son problemas muy comunes asociados a la cirugía de escoliosis. Para prevenirlos, puede practicar ciertos ejercicios de respiración y de estimulación de la tos antes de la cirugía para intentar evitar, en la medida de lo posible, el desarrollo de complicaciones pulmonares

A tal fin, siga los siguientes pasos para realizar uno de los ejercicios de respiración y de estimulación de la tos más simples y eficaces:

- Inspire profundamente, a través de su nariz, durante varios segundos

- Contenga la respiración, contando hasta 5
- A continuación, expire lentamente y sólo a través de su boca
- Repita estos pasos 5 veces
- Cuando expire la quinta vez, intente toser lo más fuerte que pueda haciendo fuerza con su abdomen

Puede leer más consejos y orientaciones en el libro "Su Plan para la Prevención y Tratamiento Natural de la Escoliosis", una valiosa fuente de información útil para el tratamiento natural de la escoliosis. En dicho libro encontrará todo tipo de ejercicios beneficiosos para el paciente escoliótico, tales como ejercicios orientados a la mejora de la flexibilidad, al reequilibrio y al fortalecimiento de su cuerpo, haciendo hincapié en la estabilidad de su tronco.

Gestión Dietética

La clave en este caso es el equilibrio. Cuando se esté preparando para su cirugía, deberá mantener el mejor enfoque dietético posible. Su dieta deberá ser nutritiva y saludable, proporcionándole energía y vigor para facilitar su pronta recuperación.

Siga leyendo para obtener algunos consejos prácticos que podrá poner en práctica:

→ Elimine el exceso de calorías y de grasa de su dieta al menos 6 meses antes de la cirugía.

→ Incluya una gran cantidad de frutas y verduras en su dieta diaria, especialmente justo antes de la cirugía. El contenido en fibra de dichos alimentos le ayudará a tener movimientos intestinales cómodos, que de lo contrario podrían ser bastante dolorosos tras una cirugía de este estilo.

→ Beba mucha agua y fluidos de manera regular.

→ Asegúrese de comer con regularidad y de no alterar el funcionamiento de su sistema digestivo comiendo en exceso o pasando hambre.

→ Tome suplementos de hierro si los necesita.

→ Se le recomendará que no coma ni beba al menos 8 horas antes de su cirugía.

→ Asegúrese de no consumir alimentos salados o alcohol el día antes de la fecha prevista para su cirugía.

Para seguir un régimen dietético adecuado, consulte el libro "Su Plan para la Prevención y Tratamiento Natural de la Escoliosis". Se trata de una guía completa que le ofrece detalles sobre las opciones de alimentos y de nutrientes que ayudan durante el proceso de recuperación y que son buenos para su salud espinal y ósea.

2) Donación de Sangre

Es muy habitual que los pacientes pierdan algo de sangre durante la cirugía espinal. En ausencia de una reposición rápida de la misma, el paciente podría sufrir graves daños sistémicos. Para salvaguardarse de cualquier posible daño asociado a la pérdida de sangre y para ahorrarle su preciado tiempo, se le informará de las diversas opciones mediante las que podrá organizar la disponibilidad de sangre antes del procedimiento. A continuación enumeramos las dos principales opciones disponibles para que pueda tomar una decisión informada y adecuadamente planificada para su cirugía.

a) Donación de sangre autóloga

Su cirujano podría animarle a donar su propia sangre antes de la cirugía. Durante esta práctica, conocida como donación autóloga, se le pedirá que done aproximadamente de 2 a 3 unidades de sangre.

Si decide donar su propia sangre, se le recomendará que tome comprimidos de hierro sujetos a receta, tales los comprimidos de sulfato ferroso. También podría complementar dichos suplementos con una dosis regular de vitamina C. Si está tomando este tipo de comprimidos, simplemente asegúrese de incluir una cantidad suficiente de frutas, fluidos y verduras en su dieta, ya que los suplementos de hierro suelen provocar cierto grado de estreñimiento.

¿Tendrá algún impacto negativo la donación autóloga en mi cirugía?

¡No, en absoluto! Si es un paciente sano, su cuerpo reemplazará rápidamente el contenido de sangre perdido y mucho antes de la fecha de la cirugía. De hecho, la donación de sangre autóloga reduce considerablemente los riesgos asociados a la donación de sangre homóloga. Simplemente asegúrese de ingerir una comida nutritiva de 3 a 4 horas antes de la donación de sangre.

¿Quién no puede realizar una donación de sangre autóloga?

Se desaconseja la donación propia de sangre en los siguientes casos:

✓ Si pesa menos de 27 kg. (60 libras).
✓ Si padece anemia
✓ Si no es un donante apto desde un punto de vista médico o si está débil

b) Banco de Sangre o Donante Designado

Esta opción puede ser empleada en el caso de que no sea apto desde un punto de vista médico para la realización de una donación autóloga o si no desea hacerlo por cualquier otro motivo. En este caso, deberá encontrar a un voluntario que pueda donar sangre por usted. Puede seleccionar tanto un miembro de la familia como un amigo o incluso pedir la asistencia de un banco de sangre registrado.

Todas las unidades de sangre obtenidas a partir de donaciones autólogas o de voluntarios serán sometidas a una serie de pruebas para declarar su aptitud para la transfusión.

c) Otros métodos

Además de acordar la disponibilidad de sangre antes de la cirugía, su cirujano también podría tomar otras medidas para reducir la pérdida de sangre producida durante la cirugía. Algunas de las opciones que podría elegir incluyen el empleo de:

- **Anestesia hipotensiva** – Considerada como el método más eficaz para minimizar la pérdida de sangre producida durante la cirugía, la anestesia hipotensiva puede ser administrada tanto como anestesia general como regional. Mediante esta técnica, se alcanza un estado de hipotensión mediante el empleo de anestesia por inhalación que produce la dilatación del sistema arterial. Varios estudios señalan que si se mantiene la presión arterial a un nivel de 50mmHg durante la cirugía, se puede conseguir una reducción del grado de pérdida de sangre intraoperatoria de 2 a 4 veces mayor en comparación con los métodos tradicionales.
- **La técnica de rescate celular** – Esta tecnología, aunque resulte algo más cara, permite evitar la pérdida de hasta un 50% de la masa sanguínea durante la cirugía y se está haciendo cada vez más popular.

En esta técnica se recoge sangre del propio paciente a partir de las áreas quirúrgicas. Esta sangre vuelve a ser transfundida siempre que se requiera durante el proceso quirúrgico.

- **Hemodilución normovolémica** – Esta técnica también tiene por objeto reducir la pérdida de glóbulos rojos. Para esta técnica se debe sacar sangre del paciente hasta que alcance un nivel de 9 g/dl o más tras su hemodilución (un proceso mediante el cual se aumenta el contenido fluido en la sangre). Posteriormente se mantiene el volumen de sangre empleando un sustituto cristaloide y se prosigue a realizar la cirugía a una presión sanguínea normal. Finalmente se separa el exceso de fluido tras la cirugía y se vuelve a transfundir la sangre extraída al paciente.
- **Eritropoyetina** – Empleada como una alternativa adecuada a la transfusión autóloga, la eritropoyetina (EPO) consiste básicamente en una hormona administrada al paciente justo antes de la cirugía. La EPO actúa aumentando los niveles de hemoglobina en sangre hasta el punto en el que la pérdida de sangre ya no supone un problema.

3) Exámenes y Pruebas

Antes de una cirugía de escoliosis se llevan a cabo una serie de exámenes y de pruebas con dos objetivos clave:

→ Asegurar que el paciente esté apto desde un punto de vista médico y que se trate un candidato elegible para la cirugía

→ Proporcionar una guía para el procedimiento quirúrgico

Se le pedirá que acuda a realizar dichas pruebas de pre-admisión al menos 1 o 2 semanas antes de la cirugía. Durante esa cita médica, generalmente designada como cita de preanestesia, es probable que deba permanecer en el hospital durante unas 5-6 horas dependiendo de las pruebas y de los exámenes que su cirujano quiera que realice

(a) Exploración física

Es muy probable que sus pruebas médicas comiencen con una exploración física básica. Esta incluirá medir aspectos como su temperatura, su presión sanguínea y su ritmo cardíaco. Este paso suele llevarse a cabo para asegurar que el paciente no padezca cualquier problema de salud básica que podría requerir tratamiento antes de realizar la cirugía.

(b) Pruebas específicas

Además de la simple exploración física, también se le podría exigir someterse a otra serie de pruebas para determinar su aptitud para la cirugía. A continuación hemos enumerado algunas de las pruebas más comunes a los que podría tener que someterse junto con sus objetivos básicos.

1. Radiografías – Se toman principalmente para ayudar al cirujano a la hora de planificar su enfoque quirúrgico. Su médico deberá decidir dónde planea colocar sus tornillos, varillas, ganchos y demás elementos quirúrgicos.

2. Pruebas de la función pulmonar – Se le recomendará la realización de estas pruebas en el caso de que presente curvas graves. Alternativamente, también se le podrían recomendar estas pruebas en el caso de que presente algún tipo de dificultad respiratoria o falta de aliento que podría estar o no relacionada con su curva.

3. Mielografía y RMN – Estas pruebas se llevan a cabo para descartar posibles afecciones como la siringomielia, la diastematomielia y el síndrome de la médula espinal amarrada.

4. Electrocardiograma (EKG) – Se realiza para analizar los niveles de su función cardíaca.

5. Electroencefalograma (EEG) – Realizada con el fin de examinar el estado de los impulsos nerviosos que atraviesan su columna vertebral.

6. Análisis de sangre – Consisten en pruebas muy rutinarias para determinar ciertos detalles como su grupo sanguíneo y sus niveles de hemoglobina.

7. Análisis de orina – Se realizan como pruebas rutinarias para detectar ciertas anomalías.

8. Fotografías clínicas – En la mayoría de los casos, su cirujano podría querer disponer de fotografías del estado de su curva antes y después de la cirugía. La visita de pre-admisión podría ser un buen momento para tomar dichas fotografías.

4) Medicamentos

Cuando se trata del empleo de medicamentos como un paso preparatorio para su cirugía de escoliosis, existen dos aspectos principales que deberá conocer:

→ Los medicamentos cuyo consumo deberá discontinuar

→ Los medicamentos que debería comenzar a tomar antes de la cirugía para aliviar el dolor y para otros fines.

Para empezar, deberá comenzar informando a su cirujano acerca de todos los medicamentos sujetos o no a receta que esté tomando. Por ejemplo, algunos de los analgésicos más comunes están contraindicados para las cirugías espinales e interfieren con los efectos de su anestesia.

A continuación hemos enumerado algunos aspectos clave relativos al consumo de medicamentos antes de su cirugía.

→ Deje de tomar todo tipo de medicamento anticoagulante al menos dos semanas antes de su cirugía. Estos medicamentos incluyen las aspirinas y los suplementos herbales de Ginkgo biloba, Vitamina E, Hierba de San Juan y comprimidos de ajo.

→ Deje de tomar todo tipo de medicamento antiinflamatorio no esteroideo (AINE) así como inhibidores de la CoX-2. Ejemplos comunes de este tipo de medicamentos incluyen:

• Motrin
• Advil
• Aleve
• Actron
• Oruvail

Lo que Debería Saber...

Las investigaciones demuestran que tanto los AINE como la aspirina pueden aumentar el volumen de sangre perdido durante la cirugía, además de inhibir el proceso de fusión ósea tras la cirugía.

→ Deje de tomar todo tipo de analgésico y siga los consejos de su cirujano respecto a los analgésicos que sí puede consumir de manera segura. Podría tener que dejar de consumir medicamentos tales como

• Lodine
• Indometacina
• Celebrex
• Relafen

- Ultram
- Voltaren
- Cataflam

→ Asegúrese de dejar de tomar todo tipo de suplemento herbal al menos 1 o 2 semanas antes de su cirugía.

→ Para el alivio del dolor, el Tylenol o acetaminofeno suele ser considerado como una opción segura para ser empleada antes de la cirugía.

→ Incluya un buen comprimido multivitamínico en su dieta semanas antes de su cirugía. Su médico debería poder recetarle un buen suplemento de este tipo.

→ Asimismo, su cirujano podría recetarle también un ansiolítico, como el Valium, que podría tomar antes de su cirugía en caso de que sea necesario.

Antes de Salir de Casa

Habiendo establecido ya todos los aspectos previos, ahora es el momento de determinar las cosas que deberá realizar antes de marcharse de casa para someterse a la cirugía. Desde preparar una bolsa con algunos artículos esenciales básicos que llevará al hospital, hasta realizar cambios importantes en su estilo de vida, así como modificaciones críticas en su hogar, existen una serie de preparaciones que deberá realizar.

Siga leyendo mientras le proporcionamos unas pautas detalladas sobre cómo prepararse a sí mismo y a su hogar para su cirugía

Cambios en su estilo de vida – Prepare su zona de confort

→ Duerma bien las noches previas a la cirugía, practique ejercicio de forma habitual y mantenga unos hábitos saludables.

→ Deje de fumar, ya que interfiere en el proceso de fusión ósea además de aumentar el riesgo de que se produzcan complicaciones debido a la anestesia. Asimismo, fumar ralentiza el proceso de curación de su cuerpo.

→ Evite consumir alcohol unas semanas antes de la cirugía ya que podría perjudicar a la capacidad de recuperación de su cuerpo.

→ Ajuste los elementos presentes en su casa para facilitar su accesibilidad, dado que no será capaz de realizar sus tareas rutinarias justo después de la cirugía. Por ejemplo, coloque los elementos que más utilice en las estanterías o en los armarios más bajos.

→ Prepare algunas comidas antes de la cirugía y congélelas para tenerlas listos en un momento de necesidad.

→ Asegúrese de que los interruptores que use con mayor frecuencia, como por ejemplo el de la lámpara de noche, estén situados a una distancia accesible.

→ Compre herramientas útiles como una esponja vegetal o una cuchilla con un asa larga para poder bañarse o afeitarse las piernas fácilmente. Su terapeuta ocupacional le podrá recomendar herramientas e ideas que le ayudarán a realizar tareas diarias como bañarse, vestirse, etc. Al final de este capítulo podrá consultar una lista de los veinte artículos más importantes que deberá tener.

→ Despeje las zonas desordenadas de su casa para que pueda caminar fácilmente con un bastón por las distintas estancias. Retire también cualquier superficie resbaladiza como pueden ser las alfombras o alfombrillas.

→ Córtese el pelo para tener un estilo más simple. Pasará bastante tiempo hasta que pueda volver a cortarse el pelo. De hecho, es posible que requiera ayuda para peinarse a diario tras la cirugía.

→ Cuide su piel, especialmente la piel de su espalda. Acuda a recibir asistencia médica inmediata si presenta alguna lesión o sarpullido en su espalda.

→ Pague todas sus facturas antes de la cirugía y, a ser posible, configure retiradas automáticas de su cuenta durante al menos un par de meses tras la cirugía

→ Acuda a todas sus citas preestablecidas con mucha antelación, incluyendo las visitas a su dentista, ginecólogo, asesor fiscal, veterinario etc.

→ Prepárese emocionalmente. Aprenda a relajarse. Aunque pueda parecer difícil, deberá aprender a relajarse conscientemente para poder soportar el impacto de la cirugía. Practique técnicas de relajación empleando cualquier método que pueda.

El conocimiento es poder

Recopile toda la información posible. Cuanto más sepa qué le depara el procedimiento, mejor podrá afrontarlo.

Pida Ayuda

Identifique cuál es su grupo de apoyo. Asegúrese de tener a alguien que esté dispuesto a quedarse con usted tras la cirugía ya que necesitará muchos cuidados y ayuda.

→ Pida asesoramiento profesional si se siente abrumado por la ansiedad asociada a su procedimiento.

→ Si está soltero o vive solo, intente obtener ayuda de sus familiares, vecinos, compañeros de trabajo y amigos antes de tiempo.

→ Acepte siempre la ayuda que le ofrezcan. Debe ser muy concreto a la hora de expresar sus necesidades a terceras personas.

→ Busque ayuda en grupos de apoyo online para la escoliosis y en sociedades que estén familiarizadas con el trastorno y el impacto relacionado con la cirugía.

→ Avise a sus amigos y familiares de la posibilidad de que se encuentre un tanto emocionalmente inestable tras la cirugía y que podría requerir un mayor grado de comprensión y de apoyo por su parte.

Un punto a considerar...

Si esta va a ser la primera cirugía a la que se haya sometido en la vida, la experiencia emocional asociada a la misma podría resultarle especialmente sobrecogedora y desconcertante. Prepárese mentalmente para los meses que tendrá por delante.

Los 20 elementos esenciales que deberá llevar consigo al hospital*

1. Medicamentos diarios
2. Elementos básicos de aseo
3. Zapatillas
4. Cacao de labios
5. Música (con auriculares)
6. Teléfono móvil
7. Rascador para la espalda
8. Taburete escalón
9. Bata de media pierna
10. Pinza para agarrar objetos distantes
11. Bastón
12. Timbre
13. Listado telefónico
14. Toallas de aseo
15. Asiento elevado para el inodoro
16. Champú en seco
17. Ducha de mano
18. Papel higiénico
19. Compresas (para mujeres)
20. Toallitas faciales

* Dado que el propio hospital podría proporcionarle algunos de estos elementos, resultaría útil verificar qué elementos le serán proporcionados antes de preparar su bolso para el hospital.

Casos Reales de Escoliosis: ¡La parte más dura!

Existen algunos pacientes, especialmente los más jóvenes, a los que les cuesta mucho prepararse mentalmente para su cirugía.

Lara, una adolescente de 173 cm. y una ávida nadadora, se quedó estupefacta cuando se determinó finalmente que debían tratar su escoliosis con cirugía. A pesar de haber usado un corsé durante dos años, una visita al médico reveló que presentaba dos curvas en su columna, incluyendo una torácica (de 45 grados) y una lumbar (de 55 grados). Se le aconsejó una cirugía de fusión espinal antero-posterior mediante el empleo de varillas y tornillos.

Sin embargo, lo que Lara consideró particularmente intimidante fue el gran número de pruebas y de evaluaciones y los ataques de nerviosismo que experimentó antes de la cirugía. Se le sometió a una gran variedad de pruebas y tuvo que donar sangre para disponer de ella en caso de que perdiese una gran cantidad durante la cirugía. Otras pruebas que tuvo que realizar fueron una EKG para valorar el patrón de su ritmo cardíaco, análisis generales de sangre, una prueba de coagulación de sangre, radiografías torácicas y análisis de orina.

El aspecto más remarcable de la preparación de Lara fue la manera en la que tanto ella como su madre manejaban las cuantiosas críticas horas invertidas en el proceso. Su madre se aseguró de obtener el suficiente apoyo para su hija al difundir el mensaje entre sus amigos. Incluso creó camisetas personalizadas que envió a todos ellos. Fue un momento emocional y alentador para Lara cuando vio las fotos de todos sus amigos llevando esa misma camiseta.

Lara también recuerda con afecto su último día en el colegio antes de someterse a la cirugía. Sus amigos celebraron una calurosa fiesta de despedida en la que recibió regalos, flores, globos y cartas. Cuando estuvo en el hospital, Lara logró controlar su nerviosismo hablando continuamente con sus amigos. Hablar con ellos por teléfono a todas horas le ayudaba a olvidarse momentáneamente de la inminente cirugía y logró que toda la experiencia fuese mucho más llevadera.

CAPÍTULO 14
El Empleo de Anestesia

El campo de la investigación médica ha progresado hasta el punto de permitir la existencia de una amplia gama de opciones quirúrgicas. Por otra parte, hoy en día existen numerosas instalaciones disponibles para el cuidado quirúrgico preoperatorio, intraoperatorio y postoperatorio. Tras haber tratado toda la mecánica de los preparativos y de las decisiones clave a la hora de determinar la relevancia de su cirugía, ahora es el momento de analizar los procedimientos en sí. En este capítulo hablaremos acerca del procedimiento más importante que además marca el comienzo de su cirugía. Examinaremos en detalle todos los aspectos de la gestión anestésica de la cirugía de escoliosis, desde los tipos de métodos anestésicos empleados hasta los aspectos clave de las investigaciones. También le ofreceremos una guía de paciente sobre el procedimiento en sí que le explicará paso a paso exactamente cómo se realiza así como otros detalles importantes.

Términos Clave

Disponer de información es una herramienta clave que podrá emplear para que el proceso de su cirugía de escoliosis sea lo más cómoda posible. Entender la compleja jerga médica podrá ayudarle a sentirse más a gusto con todo el proceso.

El ámbito de la medicina ha abierto las puertas a una enorme variedad de opciones para el tratamiento de pacientes con trastornos graves que previamente eran considerados ineptos para someterse a una cirugía. Generalmente se denegaba la opción de someterse a una cirugía de escoliosis a aquellos pacientes que presentasen varias afecciones preoperatorias co-mórbidas, tales como problemas cardiovasculares y respiratorios, por temor a que se produjesen complicaciones. Sin embargo, la llegada de las técnicas anestésicas modernas ofrece medidas para evitar dichas complicaciones potenciales tales como:

- El manejo de las vías respiratorias
- La pérdida excesiva de sangre
- La influencia prolongada de la anestesia
- El manejo del dolor postoperatorio

Antes de adentrarnos en el desconcertante mundo de la anestesia, de las fases en las que se administra y de los agentes, medios o maneras que podría adoptar su especialista para anestesiarle, echémosle un vistazo rápido a algunos de los términos más importantes relacionados con este aspecto de la cirugía y que debería conocer.

a) ¿Qué es la Anestesia?

La anestesia se define básicamente como el proceso de administración de un medicamento a un paciente para permitir la realización de procedimientos quirúrgicos en ausencia de dolor. El paciente podría encontrarse en varios estados de conciencia dependiendo del tipo de anestesia administrada. El proceso de administración de la anestesia consiste en una disciplina médica especializada y requiere una cuidadosa monitorización de la cantidad y del tipo de anestésico empleado para evitar cualquier complicación temporal o permanente en el paciente.

Dicho en términos coloquiales, la anestesia consiste básicamente en el "entumecimiento" que un profesional médico provocará en un paciente antes del comienzo de un procedimiento quirúrgico.

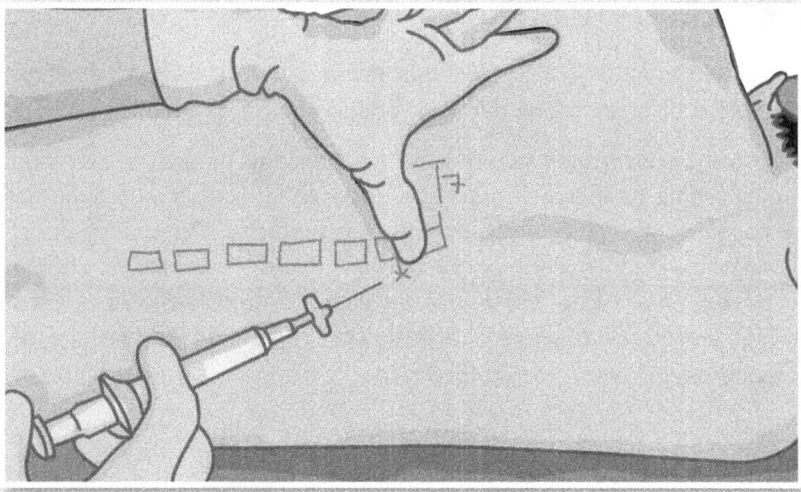

Existen básicamente cuatro tipos de anestesia empleados por los especialistas para cualquier tipo de cirugía, incluyendo:

1. Anestesia general, caracterizada por la ausencia total de consciencia

2. Anestesia regional, en la que se anestesia la región del cuerpo en el que se podría experimentar dolor pero manteniendo la conciencia y consciencia global del paciente

3. Anestesia local, caracterizada por el estado totalmente alerta del paciente pero la falta de sensación en la zona concreta de la cirugía

4. Cuidados Anestésicos Monitorizados (MAC), mediante los cuales se monitorizan constantemente los niveles de conciencia del paciente y sus variaciones de los niveles de despertar y de consciencia son ajustados constantemente por un especialista mediante la administración de medicamentos para evitar que el paciente experimente cualquier tipo de dolor o malestar durante el procedimiento.

La cirugía de escoliosis suele realizarse bajo anestesia general, con el paciente encontrándose en un estado de inconsciencia total.

b) Su Anestesiólogo

Su anestesiólogo será el individuo clave involucrado en la administración y el manejo de la anestesia durante toda su cirugía de escoliosis.

Básicamente, un anestesiólogo es un profesional médico que ha acudido a un programa de formación especializado en la disciplina de la anestesia tras haber completado su licenciatura en medicina. Aunque la duración del programa de formación podría variar entre distintos países y sistemas educativos, en los Estados Unidos un ejemplo típico sería de 4 años de residencia con formación de postgrado tras completar los cuatro años de sus estudios universitarios en medicina.

Objetivos clave

Existen tres objetivos clave que deberán ser cumplidos por un anestesiólogo:

- Permitir un grado de sedación suficiente para comenzar la cirugía
- Permitir un estado de alerta adecuado durante la cirugía para asegurar la monitorización intraoperatoria con el fin de detectar posibles complicaciones
- Facilitar una fácil analgesia intra y postoperatoria, es decir, facilitar el alivio del dolor antes o después de la cirugía

La Cirugía de Escoliosis – La función del anestesiólogo

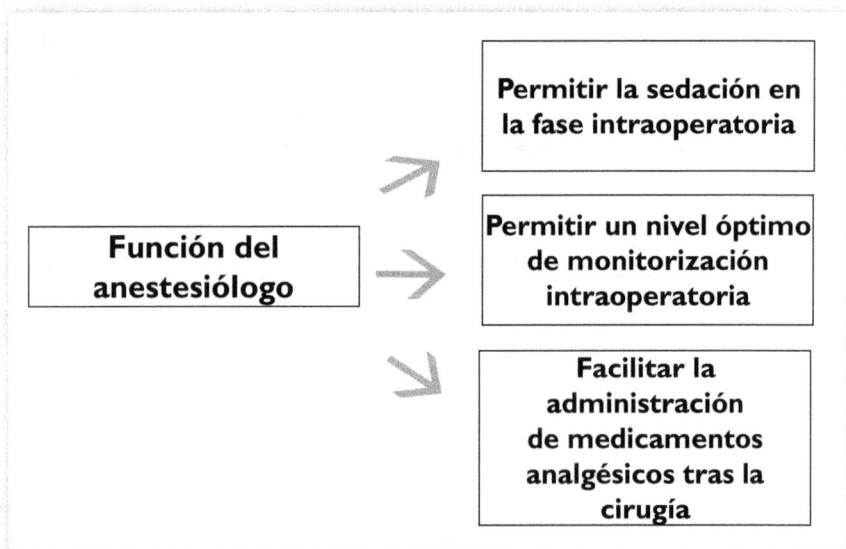

Función del anestesiólogo	→	Permitir la sedación en la fase intraoperatoria
		Permitir un nivel óptimo de monitorización intraoperatoria
		Facilitar la administración de medicamentos analgésicos tras la cirugía

c) Agentes Anestésicos

Un agente anestésico consiste típicamente en un fármaco que produce la sedación y que altera el nivel de conciencia del paciente. Cuando opta someterse a una cirugía, su anestesista empleará distintos tipos de medicamentos y de agentes anestésicos durante las distintas fases de su cirugía, tanto antes, durante y después de la operación para conseguir el estado requerido de conciencia y de alivio del dolor. Leerá más acerca de dichos agentes anestésicos en las siguientes secciones.

Evaluación preoperatoria – Los Parámetros

Dado que la totalidad del proceso de su cirugía de escoliosis dependerá y comenzará con la anestesia, es importante prever y prepararse para cualquier complicación potencial durante esta fase. En primer lugar, su anestesiólogo deberá calcular el posible índice de complicaciones que podrá presentar debido a los siguientes factores:

- La duración prolongada de la cirugía
- El posicionamiento decúbito prono del paciente
- El alcance de la pérdida de sangre intraoperatoria
- La regulación de la temperatura corporal
- La necesidad de permitir la monitorización intraoperatoria de la médula espinal

También se ha observado que en algunos casos la causa fundamental de la escoliosis puede influir en los riesgos asociados a la anestesia. Por ejemplo, si la escoliosis se debe a alguna enfermedad neuromuscular subyacente, los riesgos asociados con el uso de la anestesia podrían aumentar de manera significativa. A tal fin, los expertos suelen recomendar realizar una evaluación preoperatoria adecuada y elegir la correcta técnica anestésica para el procedimiento[i].

Con el fin de evitar cualquier complicación generada por cualquiera de los anteriores factores, su anestesiólogo considerará algunos parámetros de evaluación estandarizados antes de la cirugía. En esta sección le explicaremos cada uno de dichos parámetros, mostrándole las funciones corporales vitales que deberán ser valoradas durante dicha evaluación preoperatoria.

a) Evaluación de las vías aéreas

El manejo de las vías aéreas podría ser el aspecto más crítico que deberá evaluar su experto debido al papel crucial que desempeñan para la correcta intubación y administración de medicamentos. Existen algunas situaciones y factores que podrían determinar que ciertos pacientes de cirugías de escoliosis sean más vulnerables a experimentar dificultades en el proceso de manejo de las vías aéreas, incluyendo principalmente los siguientes:

→ Si se le va a operar la columna torácica superior o cervical
→ Si presenta antecedentes de problemas de intubación o una restricción de movimiento de su cuello
→ Si presenta inestabilidad en su columna cervical
→ Si está empleando algún dispositivo de halo-tracción
→ Si presenta alguna enfermedad, como la distrofia muscular de Duchenne, que podría conducir a una hipertrofia lingual

Estudios requeridos: Radiografías laterales de la columna cervical con vistas laterales y en flexión, una tomografía computarizada (TC) y/o una RMN.

b) Problemas respiratorios

Es muy habitual que los pacientes que se someten a cirugías de escoliosis u otras padezcan problemas de su función respiratoria. Se deberán realizar ajustes adicionales antes de la cirugía para aquellos pacientes con un elevado nivel de trauma cervical o torácico con el fin de evitar cualquier problema del sistema respiratorio o dificultad para respirar, requiriendo generalmente el empleo de ventilación artificial.

En general, el trastorno de la escoliosis en sí provoca un déficit pulmonar y una capacidad pulmonar total reducida. En otras palabras, este hecho implica que un paciente escoliótico pueda presentar un mayor riesgo de experimentar complicaciones respiratorias, especialmente durante el proceso quirúrgico. Dichos riesgos potenciales hacen que la evaluación de las funciones respiratorias sea una parte muy importante de la evaluación preoperatoria

Estudios requeridos: Radiografía de pecho, gasometría arterial, espirometría (FEV, FVC)

c) Problemas cardiovasculares

En pacientes con escoliosis, podría producirse una anormalidad del sistema cardíaco debido a cualquiera de las siguientes dos razones. Es crucial realizar una evaluación preoperatoria para determinar cualquier probabilidad de ocurrencia de dichas complicaciones. Las causas de este tipo de problemas podrían incluir:

→ Patologías subyacentes específicas, como por ejemplo que el paciente padezca una distrofia muscular

→ Una consecuencia de la escoliosis, resultando en la distorsión del mediastino y en hipertensión pulmonar.

d) Sistema neurológico

Siendo uno de los estudios preoperatorios requeridos más importantes, la evaluación neurológica completa del paciente es esencial para evitar que se produzca cualquier daño irreversible durante la cirugía. Más concretamente, una detallada evaluación neurológica es vital debido a los siguientes motivos:

→ Los pacientes que se someten a una cirugía de la columna cervical presentan un mayor riesgo de experimentar un mayor deterioro neurológico al realizar procesos como la intubación y el posicionamiento traqueal

→ Los pacientes que padecen distrofias musculares podrían correr el riesgo de sufrir una aspiración postoperatoria debido a la disfunción de sus músculos bulbares

Agentes Anestésicos Clave

La totalidad del proceso de administración de anestesia durante una cirugía de escoliosis se basa en el empleo de varios tipos de agentes durante las distintas fases del procedimiento. Se emplean varios medicamentos y agentes para obtener el efecto deseado en cada fase de la cirugía

El Proceso

Para empezar, explicaremos los pasos clave de una cirugía de escoliosis, desde el comienzo de la cirugía, junto con los agentes empleados para obtener los resultados deseados.

Primer paso – En primer lugar se administra anestesia por vía intravenosa. En ocasiones podría requerirse el uso de un gas anestésico debido a ciertos factores de riesgo del paciente. Sin embargo, típicamente se emplean medicamentos intravenosos como propofol y tiopental. El anestésico intravenoso suele ser de corta duración, con una duración de aproximadamente 5 minutos.

Segundo paso – A continuación se administra un agente bloqueante neuromuscular para reducir la función de los músculos de la respiración.

Tercer paso – Se coloca un tubo endotraqueal en la tráquea, se cierran los ojos del paciente con cinta adhesiva y se colocan parches oculares en su lugar.

Cuarto paso – El efecto de la anestesia es mantenido durante todo el procedimiento quirúrgico mediante el empleo de una mezcla de gas anestésico volátil, oxígeno y óxido nitroso. Durnate esta fase, el anestésico es administrado por una máquina de anestesia y a través del tubo endotracheal insertado previamente

La Importancia de los Agentes Anestésicos

La función del anestesiólogo comienza durante la fase preoperatoria y continúa hasta alcanzar el punto de la analgesia postoperatoria. El tipo de técnica empleado para cada objetivo dependerá de una serie de factores tales como la magnitud de su curva, el método quirúrgico adoptado y, lo que es más importante, el grado de monitorización intraoperatoria requerida. Intentemos comprender este mecanismo antes de continuar. Consultando con otros especialistas, su anestesiólogo determinará primero el grado de monitorización requerido durante la cirugía. Esto es especialmente importante en casos de complicaciones en las que exista una gran probabilidad de que se produzcan daños a la médula espinal o a las respuestas motoras durante la cirugía. Dicha monitorización se lleva a cabo mediante pruebas como la Prueba de Despertar Intraoperatorio de Stagnara previamente mencionado en el Capítulo 10.

Comenzando en la fase de pre-medicación y continuando hasta la administración de medicamentos analgésicos tras la cirugía, la técnica para la administración de la anestesia deberá ser pre-formulada y determinada. En esta sección explicaremos las opciones que podría considerar su anestesiólogo a la hora de decidir entre los distintos agentes anestésicos y maneras de administrar los medicamentos durante las distintas etapas del procedimiento, incluyendo:

1. Pre-medicación
2. Inducción
3. Intubación
4. Mantenimiento
5. Monitorización intraoperatoria
6. Analgesia postoperatoria

Siga leyendo para obtener explicaciones detalladas de cada una de las etapas enumeradas.

1) Pre-medicación

La regla de oro más importante a la hora de administrar medicación antes de la fase anestésica es evitar el empleo de narcóticos, especialmente en aquellos pacientes que presenten un riesgo de padecer complicaciones pulmonares. No obstante, su anestesiólogo tomará otras medidas y administrará otros medicamentos durante esta fase, algunos de los cuales se señalan a continuación:

→ Su anestesiólogo podría decidir emplear un broncodilatador para regular su función pulmonar.

→ En el caso de que se espere que la incisión realizada en su columna vertebral vaya a ser larga o si se prevé la aplicación de una intubación de fibra óptica, su especialista podría considerar administrarle un agente anticolinérgico tal como el glicopirrolato o la atropina.

→ Podrían administrarle una dosis de un antagonista de los receptores de la histamina-2, como la ranitidina, si se presenta uno o más de los siguientes factores[2]:

- Si se prevé un riesgo relacionado con su función gástrica, tal como la aspiración o regurgitación de los contenidos gástricos; como por ejemplo de los opioides previamente consumidos
- Una lesión reciente de la médula espinal
- Un accidente o trauma reciente de distinta naturaleza

→ Se podría emplear un antisialogogo si es probable que se vaya a realizar la cirugía en posición decúbito prono para prevenir que se humedezcan o se suelten las cintas que sujetan los tubos endotraqueales.

2) Inducción

Inducción es el término empleado por la comunidad médica para definir el proceso de administración de un fármaco anestésico a un paciente. Su estado en el momento de la cirugía junto con la dificultad prevista en el momento de la intubación son los dos factores principales que ayudarán a optar entre dos rutas principales de administración, es decir, entre la vía intravenosa o la vía inhalatoria. No obstante, la pre-oxigenación de todos los pacientes sometidos a cirugía es esencial en cualquiera de los casos.

Las investigaciones recientes apuntan hacia evidencia contundente en contra de la administración de succinilcolina en pacientes sometidos a cirugía de escoliosis que ya padezcan distrofias musculares y denervación resultando en condiciones como la hipekalemia.3Además, el empleo de este agente podría conducir también al desarrollo de una hipertermia maligna en aquellos pacientes que presenten afecciones como el síndrome de King-Denborough o una deficiencia en adenilato quinasa[4].

Si se le han diagnosticado alguna de dichas enfermedades, su anestesiólogo podría decidir emplear en su lugar un agente bloqueante neuromuscular no-despolarizante para la intubación.

3) Intubación

La decisión más crítica que deberá tomar su anestesiólogo durante la evaluación preoperatoria será si intubarle mientras está despierto o dormido. Dicho en otras palabras, la intubación es un procedimiento en el que se coloca un tubo flexible de plástico dentro de su tráquea o vía respiratoria. Se realiza para mantener abiertas sus vías respiratorias y para disponer de una vía de administración de los fármacos

Es probable que el especialista le explique las distintas opciones de las que dispone en este caso antes del procedimiento. Por norma general, su anestesiólogo preferirá intubarle mientras esté despierto siempre que se den las siguientes situaciones:

→ En el caso de que exista un posible riesgo de un retraso en el vaciado de los contenidos gástricos

→ Si su especialista quiere evaluar su condición neurológica tras finalizar la intubación, especialmente en el caso de que presente una columna cervical inestable

→ Si se supone que ya debería estar empleando un dispositivo de estabilización del cuello tal como un dispositivo de halotracción

En situaciones en las que no existan dichas circunstancias, el método normal de intubación consistirá en la inducción de la anestesia y la administración posterior de fármacos bloqueantes neuromusculares no-desporalizantes

4) Mantenimiento

Tras la inducción de la anestesia y la posterior intubación, el próximo objetivo clave de su anestesiólogo será mantener un nivel óptimo y estable de anestesia. Esto es muy importante para que su médico pueda monitorizar, detectar e interpretar los Potenciales Evocados Somatosensoriales (SSEPs) o los Potenciales Evocados Motores (MEPs).

Generalmente se administra un medicamento intravenoso de propofol para alcanzar este estado anestésico estable con el fin de poder realizar la crítica monitorización intraoperatoria.

Además, para asegurar una monitorización adecuada de los SSEP, los expertos podrían ocasionalmente decidir emplear una técnica que incluya el empleo de óxido nitroso al 60% junto con isoflurano, a menos de 0.5 MAC5. Sin embargo, se deberá tener en cuenta que con el óxido nitroso al 60%, las concentraciones espiratorias finales de isoflurano mayores de 0.87% podrían impedir la correcta interpretación de la monitorización MEP.

Uno de los principales retos que le podría surgir a su anestesiólogo durante esta fase sería una disminución de la presión arterial que podría requerir un cambio inmediato en la profundidad de la anestesia. Otra complicación que podría surgir sería una inestabilidad cardiovascular abrupta, probablemente debida a una estimulación de los reflejos del encéfalo y de la médula espinal, o a la pérdida de sangre. Finalmente, podría requerirse un cambio en la técnica anestésica en el caso de que se produzca una distorsión del mediastino.

5) Monitorización intraoperatoria

Para poder detectar cualquier anormalidad o complicación grave durante la cirugía, es importante que se mantenga un nivel básico y mínimo de monitorización durante el procedimiento. Se emplearán agentes anestésicos apropiados para facilitar la monitorización continua mediante el empleo de un monitor no-invasivo de la presión arterial (NIBP), un ECG, un oxímetro de pulso, una capnografía y un estetoscopio esofágico.

Se deberá llevar a cabo una monitorización intraoperatoria para prevenir que se produzca cualquier complicación en las varias partes vitales del cuerpo del paciente. A continuación hemos incluido una breve lista de las diversas funciones corporales que deberán ser monitorizadas durante la operación siempre que se empleen agentes anestésicos.

a) Monitorización cardiovascular, especialmente en aquellos casos en los que el paciente haya estado colocado en una posición inusual o en los que se esperen efectos hemodinámicos prominentes durante la realización de una cirugía torácica.

b) Monitorización respiratoria, incluyendo principalmente la medición de la fracción final espirada de dióxido de carbono y de la presión máxima en las vías respiratorias, para poder controlar cualquier posible complicación respiratoria causada por una exposición prolongada a la anestesia.

c) Monitorización de la temperatura, especialmente por el hecho de que una exposición prolongada a la anestesia puede provocar una gran pérdida de calor. Se deberá monitorizar la temperatura corporal basal y regularla apropiadamente mediante el empleo de fluidos intravenosos templados así como dispositivos tales como colchones de aire caliente.

d) Posicionamiento del paciente, que podría alterarse durante la etapa intraoperatoria en función de las circunstancias.

e) Monitorización de la médula espinal, especialmente en la zona crítica situada entre las vértebras T4 y T9 donde el suministro vascular es mínimo. Su anestesiólogo aplicará una serie de pruebas, enumeradas a continuación, durante su cirugía para detectar cualquier posible complicación:

→ Prueba de Despertar Intraoperatorio de Stagnara, una prueba básica de la función motora espinal del paciente

→ Potenciales Evocados Somatosensoriales (SSEP), un tipo de respuesta evocada sensorial que permite la monitorización de las regiones sensoriales del paciente estando éste bajo los efectos de la anestesia durante la cirugía espinal

→ Potenciales Evocados Motores (MEP), un indicador altamente sofisticado de la función motora en la que se estimula la corteza motora mediante el empleo de ondas eléctricas o magnéticas para estudiar las respuestas de la misma.

→ Prueba del reflejo del tobillo, en el que se flexiona fuertemente el pie en sentido dorsal y a la altura de la articulación del tobillo tanto al final de la cirugía como durante una prueba de despertar intraoperatorio para detectar cualquier posible daño producido sobre la médula espinal. La ausencia completa de movimientos repetidos en la articulación del tobillo indicaría la probabilidad de que se hubiese producido un daño en la médula espinal.

6) Analgesia postoperatoria

Es muy probable que su cirujano emplee una serie de agentes anestésicos para facilitar la analgesia postoperatoria y un alivio del dolor óptimos. A continuación se enumeran los posibles agentes empleados

→ Opioides parenterales, que incluyen los opioides administrados por diversas vías tales como la epidural, intrapleural e intratecal.

→ Analgesia epidural, administrada a través de un catéter epidural colocado durante la fase intraoperatoria, tanto sola como combinada con opioides

→ Analgesia intratecal, en la que el medicamento intratecal es inyectado durante el procedimiento quirúrgico de la columna antes del cierre de la herida.

Casos Reales de Escoliosis: ¡Ocurrió en un instante!

Para la mayoría de los pacientes, especialmente aquellos más jóvenes, el efecto de la anestesia provoca que el procedimiento parezca haber ocurrido en un instante, de manera que el paciente no tiene recuerdos del momento en el que realmente perdieron la conciencia. Maria (pseudónimo), una chica de 12 años sometida a una cirugía de escoliosis vivió una experiencia parecida. Al igual que otros chicos de su edad, estaba tremendamente nerviosa por la cirugía y tenía bastante ansiedad cuando la llevaron a la sala de operaciones. Tras firmar el formulario de consentimiento, su anestesista le explicó brevemente el agente que iban a emplear. Aunque prácticamente no pudo entender la mitad de lo que le decía, se sentía agradecida por el esfuerzo que se estaba tomando el especialista para familiarizarse con ella e intentar que se sintiese más cómoda.

Poco después se la llevaron a la sala de operaciones. Ya en la sala se le introdujo el catéter intravenoso Venflon y una de las enfermeras le administró el medicamento anestésico. María empezó a sentirse mareada y relajada al instante. Eso es lo último que recuerda. La próxima vez que se despertó ya se había acabado la cirugía y estaba viendo a sus padres sentados a ambos lados de la cama.

CAPÍTULO 15
Tipos de Cirugía

El tratamiento quirúrgico para la corrección de la escoliosis es considerada, con diferencia, como el último recurso para los pacientes que presentan dicha curvatura espinal. En los anteriores capítulos aprendimos cómo la comunidad médica recomienda emplear una serie de opciones no-invasivas antes de considerar la cirugía para corregir la curva existente así como para detener su futura progresión

No obstante, tras haber superado todos los rigores a la hora de decidir los beneficios de la cirugía para su caso individual, se hace imprescindible intentar comprender los distintos enfoques de cirugía disponibles. Aunque probablemente sea su cirujano quién decida el enfoque quirúrgico específico a seguir, le ayudará comprender las implicaciones de cada uno de dichos enfoques, por qué se eligió para su tipo de curvatura, y lo que es más importante, cuáles son los beneficios y los riesgos asociados a cada uno de los tipos de cirugía.

La cirugía de escoliosis – Una visión de conjunto

Antes de continuar, es esencial que comprenda el concepto básico de una cirugía de escoliosis. Este concepto clave está compuesto por dos elementos principales:

→ ¿Qué es lo que se hace exactamente durante una cirugía de escoliosis?

→ ¿Cuál es el enfoque empleado para realizar la cirugía?

En otras palabras, su cirujano sigue un método específico para corregir la curva de su columna vertebral. Sin embargo, en función del tipo y de la gravedad de su curva además de otros antecedentes médicos, el método podría ser aplicado de diversas formas. Su cirujano podría abordar su curva desde la parte anterior o posterior de su cuerpo, o incluso desde ambas zonas. La "manera" concreta en la que su cirujano aborde su columna será determinada por su cirujano para permitir una exposición óptima y minimizar los riesgos asociados a la cirugía.

Por lo tanto, tal como hemos aprendido, la comprensión de los tipos de cirugía existentes comienza con el entendimiento de qué incluye la cirugía en sí y posteriormente aprendiendo las distintas maneras que existen para realizar dicha cirugía. Así pues, en esta sección aprenderemos dos conceptos clave:

→ Parte 1: La Cirugía – ¿Qué implica?
→ Parte 2: Las distintas maneras de realizar dicha cirugía

En primer lugar, comencemos por comprender la primera parte descrita previamente.

La mayoría de los enfoques modernos de la cirugía de escoliosis emplearán una combinación de distintas varillas, ganchos y tornillos para fijar la curvatura de su columna. Independientemente del enfoque empleado durante la cirugía, por norma general, un procedimiento quirúrgico convencional para corregir una curvatura espinal seguirá la siguiente secuencia:

1. Primero se emplearán varillas largas para colocar su columna en la posición correcta
2. Posteriormente se emplearán varios tornillos y ganchos para anclar o apoyar dichas varillas. Aprenderá más acerca de estos instrumentos en el Capítulo 16.
3. Se espera que estas varillas mantengan la posición de su columna mientras que el nuevo hueso añadido se fusiona con el hueso existente.
4. Tras haber conseguido la fusión apropiada del hueso, éste será capaz de mantener a la columna en su sitio.
5. En la mayoría de los casos, las varillas permanecen dentro del cuerpo del paciente y no suelen crear problemas. Sin embargo, en ocasiones pueden comenzar a irritar el tejido blando que rodea a la columna, por lo que su cirujano podría decidir retirarlos quirúrgicamente.

La anterior explicación es simplemente una versión muy resumida de la totalidad del procedimiento quirúrgico para que comprenda el concepto clave de una cirugía de escoliosis. Entraremos más en detalle acerca del procedimiento de fusión y la colocación de las varillas, tornillos y ganchos en el Capítulo 18.

De aquí en adelante este capítulo se centrará exclusivamente en los distintos tipos de cirugía, en el tipo de curvas para los que son más aptas y, lo que es más importante, en los beneficios y riesgos concretos asociados a cada uno de los enfoques quirúrgicos disponibles.

(A) El Enfoque Anterior – Desde la Parte Frontal del Cuerpo

La Definición

Tal como indica su nombre, cuando un cirujano emplea el enfoque anterior para realizar una cirugía de escoliosis, esto implica que accederá a su columna vertebral desde la parte frontal de su columna. Según el diccionario, el término "anterior" en sí significa "cerca del frente", explicando así el concepto de este enfoque quirúrgico.

El enfoque quirúrgico anterior suele preferirse para las curvas clasificadas en las siguientes categorías:

→ Curvas presentes en la parte central o inferior de la columna
→ Curvas de gran magnitud o rígidas, especialmente en individuos adultos

El enfoque quirúrgico anterior o "frontal" suele ser empleado en el caso de curvas ubicadas en la región toracolumbar, es decir, entre las vértebras T12 y L1. En términos generales, la cirugía se realizará a través de la pared torácica, mediante un procedimiento clínicamente denominado toracotomía y siguiendo los siguientes pasos estandarizados:

1. Se realiza una incisión en el pecho
2. Se desinfla uno de los pulmones
3. Se retira una costilla
4. Se lleva a cabo el enfoque anterior y la fusión espinal

Comprendamos en detalle este enfoque quirúrgico anterior mediante el análisis de cada uno de estos pasos.

Paso 1 – Incisión, deflación pulmonar, retirada de una costilla

Lo primero que hará su cirujano será determinar la parte de la columna vertebral que deberá ser operada. El primer paso consistirá en la realización de una incisión a lo largo de la pared torácica o la parte inferior del abdomen, dependiendo de la ubicación de su curva. Aunque su nombre podría sugerir lo contrario, mediante este enfoque anterior, su cirujano realizará en realidad una incisión a lo largo de la parte lateral de su cuerpo para acceder a la parte anterior de su columna vertebral.

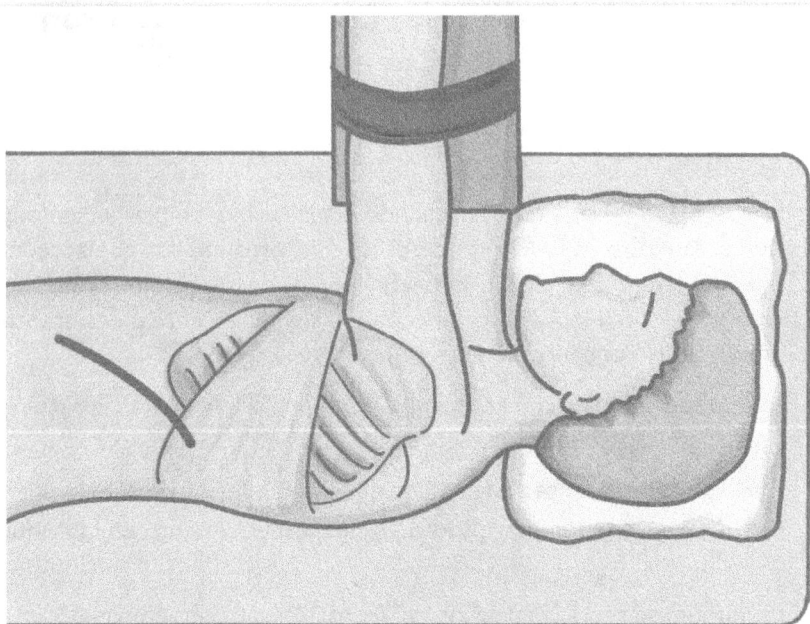

**Paso 1 – Incisión, deflación pulmonar
y retirada de una costilla**

Un Dato Interesante...

La costilla extirpada con el fin de exponer su columna podrá ser empleada tanto como apoyo para la columna durante el procedimiento como fuente del material empleado para realizar el injerto durante el proceso de fusión. Sin embargo, los pacientes consideran realmente interesante y fascinante el hecho de que la costilla vuelva a crecer con el tiempo, especialmente en el caso de pacientes jóvenes

Tras realizar la incisión, su cirujano desinflará uno de los pulmones y retirará una costilla para exponer su columna. Es muy probable que su cirujano también decida separar su diafragma en aquellos casos en los que la curva sea prominente en la región toracolumbar, para así poder exponer mejor su columna vertebral.

Paso 2 – Retirada del disco

Estando ya expuesta su columna vertebral, su cirujano procederá a retirar lentamente el material discal presente en las vértebras de la región afectada por su curva. Este es un paso importante en el enfoque quirúrgico anterior dado que ofrece un mayor espacio para la fusión espinal.

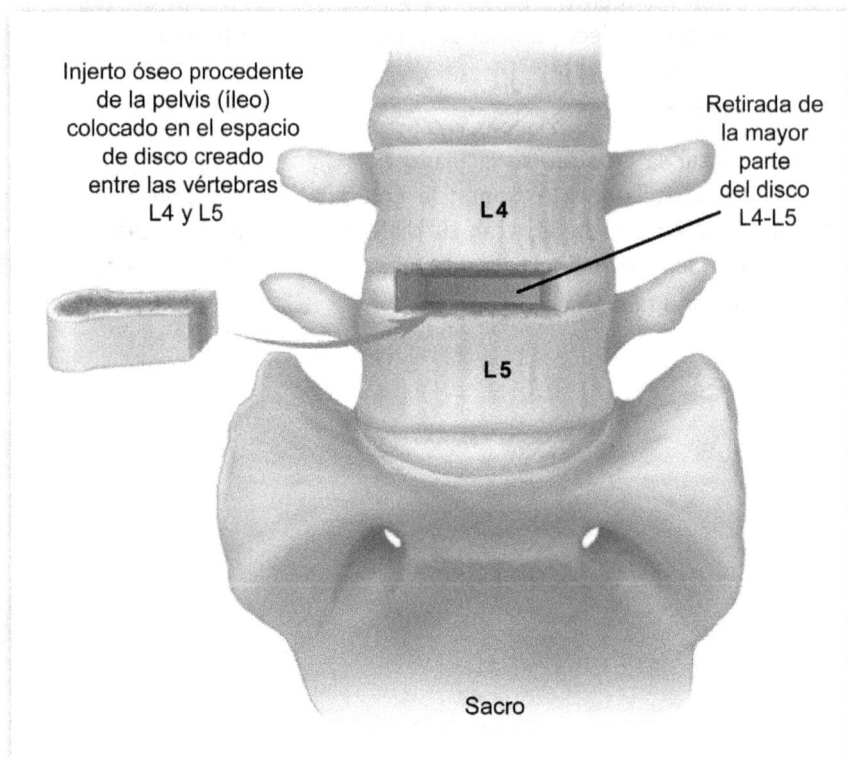

Injerto óseo procedente de la pelvis (íleo) colocado en el espacio de disco creado entre las vértebras L4 y L5

Retirada de la mayor parte del disco L4-L5

L4

L5

Sacro

Paso 3 – Colocación del instrumental quirúrgico

Para corregir la deformidad espinal, su cirujano deberá colocar una serie de instrumentos quirúrgicos, incluyendo tornillos y varillas, en frente de su columna. En el enfoque anterior, este proceso será llevado a cabo mediante la colocación de un único tornillo de cuerpo vertebral en cada uno de los niveles vertebrales que formen parte de la curva. Cada uno de los tornillos se unirá a una varilla simple o doble en cada uno de dichos niveles. La compresión provocada por la varilla junto con la rotación de la misma conducirá eventualmente a la corrección de la deformidad espinal.

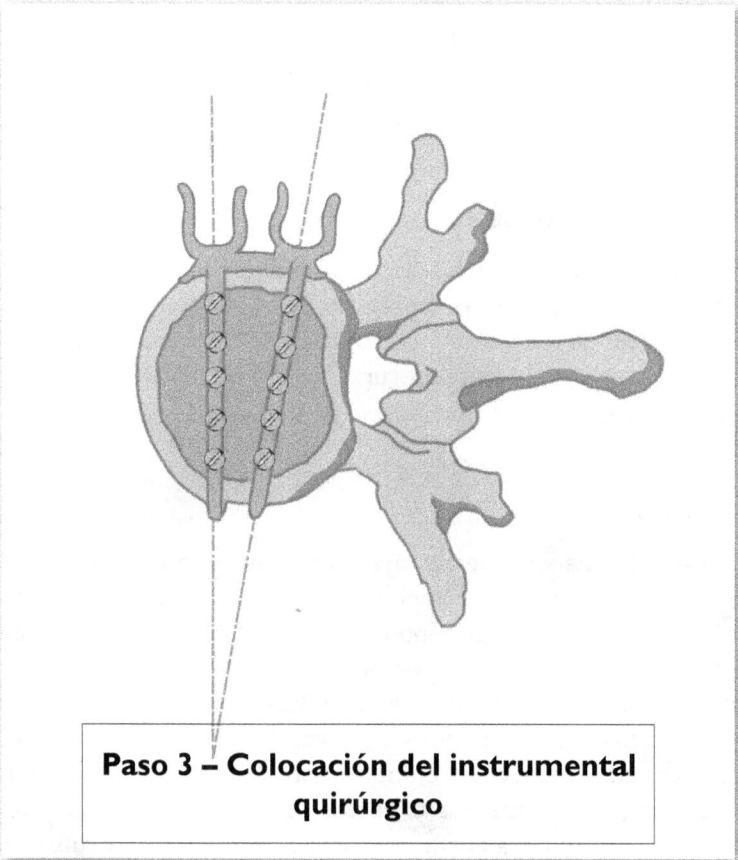

Paso 3 – Colocación del instrumental quirúrgico

Paso 4 – Fusión: El Proceso

El proceso de fusión espinal se llevará a cabo tras la colocación del instrumental quirúrgico en la posición correcta. Esto se realiza mediante el raspado de la superficie ósea presente entre los cuerpos vertebrales y la inserción del injerto óseo en el espacio creado entre los cuerpos vertebrales. El material para el injerto óseo puede proceder de varias fuentes, tales como:

- La cresta de la pelvis
- La costilla extirpada
- Un aloinjerto
- Otros sustitutos óseos

En la mayoría de los casos, la fusión ocurrirá al cabo de unos 3 o 6 meses, aunque podría tardar hasta un año en ciertos casos.

Paso 5 – Cierre de la Incisión

Tras haber completado los 4 pasos previos, su cirujano cerrará su incisión y aplicará un vendaje. En el caso de que se hubiese accedido a su columna vertebral desde la cavidad torácica, se colocará un tubo torácico hacia un lado de su pecho para asegurar la expansión adecuada del pulmón durante la totalidad del proceso quirúrgico y después del mismo.

El Análisis

Los expertos tienen diversas opiniones acerca de casi todos los tipos de cirugía, se trate de un enfoque anterior, posterior, combinado o la técnica más novedosa; incluyendo la cirugía endoscópica. Existen dos ventajas principales asociadas al empleado del enfoque anterior para la cirugía de escoliosis: existe un menor índice de lesiones de la espalda y una menor tasa de transfusiones sanguíneas. De hecho, las investigaciones demuestran que aunque el enfoque esté diseñado para mejorar la exposición de la columna, los expertos también lo han empleado para exponer la totalidad de la aorta, así como ambos riñones y su suministro sanguíneo. La exposición de la zona retroperitoneal para la extirpación de tumores de gran tamaño también consiste en otra posible aplicación de dicho enfoque.

Sin embargo, las investigaciones apuntan actualmente hacia dos posibles repercusiones del empleo de dicho enfoque, incluyendo un mayor riesgo de padecer una función pulmonar restringida tras la cirugía y una mayor incidencia de un fallo de los elementos quirúrgicos en comparación con el enfoque posterior.

(B) Enfoque Posterior – Desde la Espalda/Parte Trasera del Cuerpo

La Definición

Cuando su cirujano le comenta que está considerando un enfoque posterior, lo que realmente quiere decir es que está considerando abordar su columna vertebral desde la parte trasera de su cuerpo. Más concretamente, mediante el enfoque posterior su cirujano realizará una incisión larga y recta a lo largo de su espalda y apartará gradualmente los músculos de su espalda para exponer su columna con el fin de corregir su curva. Tras exponer su columna, su cirujano unirá una serie de instrumentos tales como varillas, tornillos, alambres y ganchos a su columna, la reposicionará y la mantendrá en su lugar para que el nuevo injerto óseo tenga tiempo de fusionarse adecuadamente y eventualmente corregir la curva.

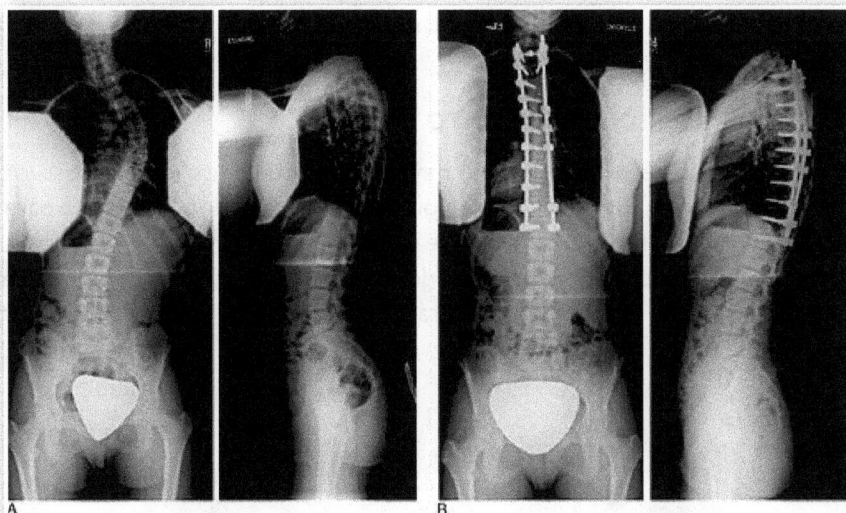

El ENFOQUE Posterior – Presentación Gráfica

Aunque se trate del enfoque más comúnmente empleado en casos de Escoliosis Idiopática Adolescente (EIA), el enfoque posterior también puede ser empleado para el tratamiento de todos los demás tipos de curva. De hecho, el enfoque posterior es también uno de los enfoques más tradicionales y comúnmente empleados para la realización de cirugías espinales.

La totalidad del procedimiento para la cirugía de escoliosis empleando el enfoque posterior se basa en una secuencia bastante parecida a la descrita previamente para el enfoque anterior.

En las siguientes secciones estudiaremos paso a paso, y de manera detallada, todas las partes implicadas en este enfoque.

Paso 1 – La Preparación

Al igual que en la mayoría de cirugías espinales, su cirujano comenzará el procedimiento pidiéndole al anestesiólogo que administre el agente anestésico apropiado. En cuanto esté sedado, se le colocará un tubo respiratorio y otros catéteres en las venas apropiadas para permitir una monitorización adecuada de aspectos tales como la presión sanguínea y la función cardíaca durante el procedimiento quirúrgico. Uno de los motivos más importantes por los que se colocan catéteres es la monitorización constante de la profundidad de su anestesia para asegurar que permanezca totalmente inconsciente durante la totalidad del procedimiento.

Paso 2 – Posicionamiento

En cuanto esté sedado y se le hayan colocado todos los dispositivos de monitorización indicados, se le colocará en la posición apropiada para el enfoque posterior que será empleado durante su cirugía de escoliosis. A tal fin, será colocado sobre su abdomen y en una posición totalmente plana. Sus brazos y sus piernas serán acolchados para evitar cualquier complicación adicional o lesión.

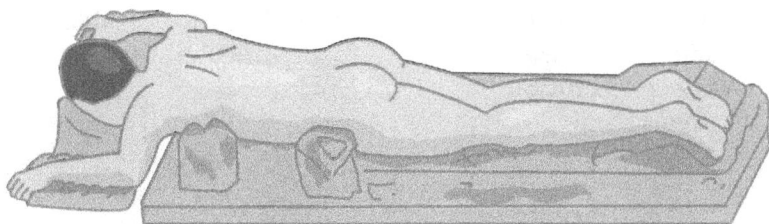

Posicionamiento – El Enfoque Posterior

Paso 3 – La Incisión

Empleando varios instrumentos médicos, su cirujano realizará la extremadamente importante incisión para acceder a su columna desde la parte posterior de su cuerpo. Para ello deberá realizar la incisión en la parte central de su espalda, extendiéndolo hacia abajo en la dirección de su columna vertebral.

La longitud de la incisión dependerá de la ubicación exacta de su curva. En la mayoría de los casos, los cirujanos que empleen el enfoque posterior preferirán una longitud de incisión algo mayor que el espacio requerido en sí para la fusión espinal.

Paso 4 – Colocación del Instrumental Quirúrgico

El éxito de su cirugía de escoliosis dependerá de lo bien que su cirujano logre colocar la columna en su postura original. Al emplear un enfoque posterior, los cirujanos suelen preferir emplear:

- Dos varillas de metal (de acero inoxidable o titanio)
- Ganchos unidos a sus láminas vertebrales
- Tornillos pediculares insertados en el pedículo de la parte central de su columna
- Alambres para unir dichos instrumentos y para asegurar un posicionamiento adecuado

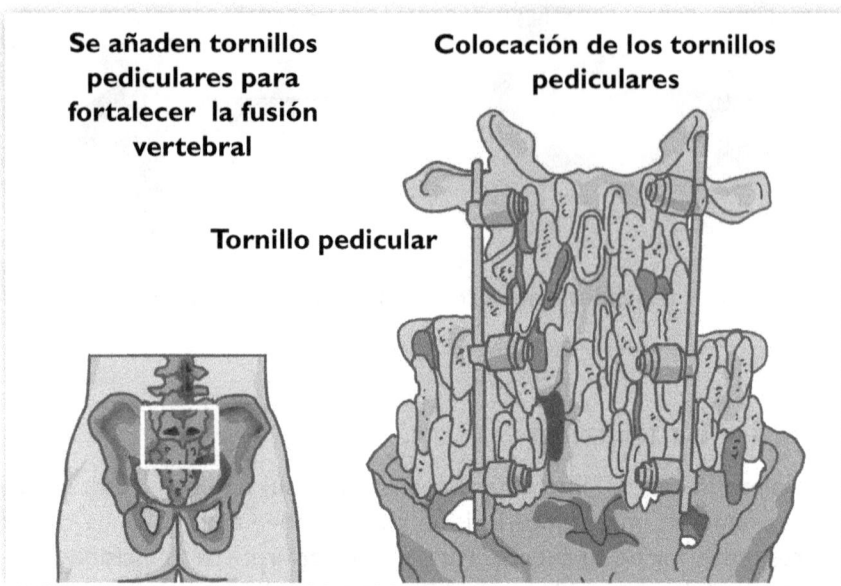

Se añaden tornillos pediculares para fortalecer la fusión vertebral

Colocación de los tornillos pediculares

Tornillo pedicular

Tras colocar todos estos instrumentos en la zona apropiada, se une la varilla previamente contorneada para ajustarse a su columna y se realiza la corrección de la curva.

Paso 5 – Tensado

Durante este paso breve pero esencial, su cirujano asegurará en primer lugar que todos los implantes se encuentren en la zona establecida y que estén adecuadamente posicionados. Tras realizar dicha comprobación, su cirujano procederá a tensar apropiadamente todos los implantes una última vez.

Paso 6 – Cierre de la Incisión

Finalmente se cerrará la incisión mediante suturas y se aplicará un vendaje sobre la misma. En algunos casos, los cirujanos podrían decidir tomar una medida adicional de protección de la incisión mediante la colocación de un dispositivo de drenaje en la herida tras la finalización de la cirugía.

El Análisis

La cirugía de enfoque posterior es definitivamente uno de los enfoques más comúnmente empleados para la realización de una cirugía para la corrección de una curva escoliótica. De hecho, las investigaciones demuestran que emplear el enfoque posterior para trastornos tales como la escoliosis es una opción de tratamiento quirúrgico de una única fase eficaz que puede ayudar a la hora de evitar las graves complicaciones asociadas con el enfoque anterior.

Sin embargo, aunque el enfoque posterior sea un método practicado con mucha frecuencia, también presenta diversas complicaciones potenciales. Algunas de las complicaciones más habituales incluyen la posibilidad de que se produzca un daño en el tejido o en los nervios debido al incorrecto posicionamiento de los implantes, así como una unión descolocada o retrasada y la generación de presión sobre la piel como consecuencia de una insuficiente cobertura de la piel del paciente sobre el implante o componentes del mismo.

(C) Posterior y Anterior – El Enfoque Combinado

La cirugía de escoliosis probablemente sea el último recurso para los pacientes con escoliosis. La técnica empleada para la cirugía afecta mucho a la tasa de éxito de la totalidad del proceso de tratamiento. Dichos factores determinan la importancia de que los expertos sigan desarrollando nuevas técnicas para este tipo de cirugías espinales, siendo el enfoque anterior y posterior uno de dichos avances.

Investigaciones recientes han mostrado resultados positivos respecto al empleo de dicho enfoque, aunque las opiniones siguen siendo divergentes. Por ejemplo, a menudo se ha observado que el empleo de dicho enfoque en pacientes jóvenes ayuda a prevenir el fenómeno de crankshaft. Además, el enfoque combinado suele ser útil para el tratamiento de curvas rígidas y largas junto con el tratamiento de curvas específicas de la columna torácica. Sin embargo, las investigaciones también demuestran que en comparación con el enfoque combinado, incluso el enfoque posterior por sí sólo es igual de eficaz en la escoliosis lumbar adulta, especialmente en curvaturas de entre 40 y 70 grados.

Fenómeno de Crankshaft

Se trata de un fenómeno que suele ocurrir en niños jóvenes, especialmente en aquellos con sistemas esqueléticos inmaduros. En el fenómeno de crankshaft se observa un tipo de progresión de la curva en la que la porción frontal de la columna fusionada sigue creciendo incluso tras el procedimiento. Dado que la columna fusionada no puede seguir creciendo, comienza a girarse, finalmente provocando el desarrollo de una curvatura.

El Procedimiento - ¿Cómo se realiza el enfoque combinado?

Por definición, el enfoque combinado para la cirugía de escoliosis emplea tanto el enfoque posterior como el anterior. Cada uno de dichos enfoques se emplea con un objetivo diferenciado.

A la hora de seguir este enfoque, su cirujano empleará tanto una ruta anterior como una posterior. Empleará el enfoque anterior para acceder a la columna vertebral y el posterior para realizar la fusión espinal. En resumen, durante el enfoque combinado su cirujano empleará:

→ El enfoque anterior para acceder a su columna vertebral

→ El enfoque posterior para realizar la fusión espinal

¿Por qué emplear el enfoque combinado?

Tanto el enfoque posterior como el anterior presentan sus propias limitaciones para la realización de una cirugía de escoliosis. Por ejemplo, cuando su cirujano intenta acceder a su columna vertebral empleando el enfoque posterior, los nervios espinales estarán siempre en medio y podrían impedir una correcta realización del procedimiento. Esto también dificulta la colocación de los implantes entre las vértebras.

Por estos motivos los expertos comienzan a considerar el enfoque combinado como el más eficaz, especialmente en el caso de curvas graves. En dichos casos, su cirujano realizará en primer lugar una incisión separada en el abdomen y a continuación empleará el enfoque posterior para realizar la fusión espinal en dos pasos diferenciados.

Intentemos echar un vistazo más de cerca al método de aplicación de dicho enfoque combinado posterior-anterior.

Los Pasos

El procedimiento comenzará con un enfoque anterior en base al cual su cirujano realizará una incisión en su pared torácica o en el abdomen, dependiendo del caso concreto, encontrándose usted en posición tumbada sobre su espalda. Se extirpará material de los discos presentes entre las vértebras para aumentar la flexibilidad de su curva. Al igual que en el enfoque anterior, podrían extirparle una costilla para facilitar el acceso del cirujano a la zona afectada.

Tras abordar la columna vertebral desde la parte anterior del cuerpo, se continúa el procedimiento necesario y previamente explicado del enfoque anterior y se cierra la incisión. A continuación, se le reposicionará sobre su espalda y se realizará una incisión sobre la misma para iniciar el enfoque posterior de la cirugía

Tipos de cirugía – presentación gráfica

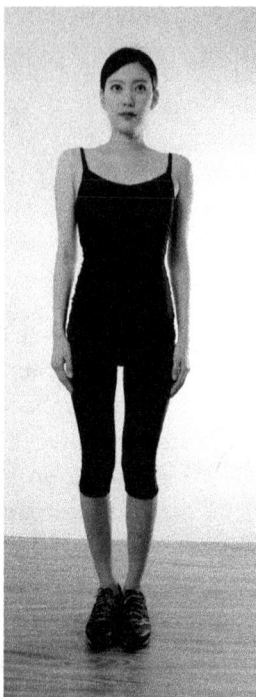

Anterior

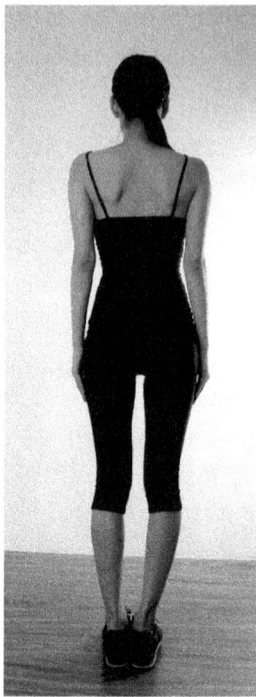

Posterior

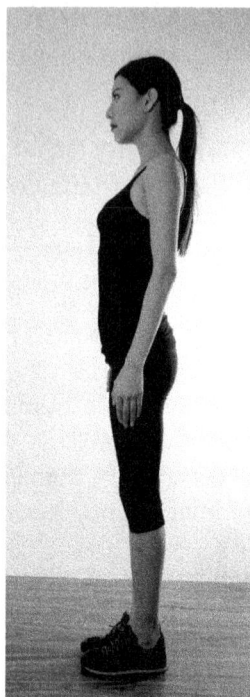

Enfoque Combinado
Anterior Posterior

(D) Enfoque Endoscópico – La Técnica Mínimamente Invasiva

El ámbito de la medicina y de la cirugía se encuentra en un continuo proceso de evolución para obtener las mayores tasas de éxito y para asegurar el mínimo trauma posible para el paciente intervenido. Por ejemplo, una técnica mínimamente invasiva, tal como la técnica endoscópica, proporciona al paciente una alternativa al método tradicional de cirugía abierta en la que se realiza una incisión de al menos 7,5-12,5 cm. de largo, así como la extracción de hueso de la cadera o de la caja torácica. Las estadísticas suelen demostrar que hasta un 27% de los pacientes intervenidos siguen experimentando dolor en la zona de la cadera hasta dos años tras haberse sometido al procedimiento quirúrgico, lo que explica la mayor preferencia por las técnicas mínimamente invasivas.

Durante los últimos años se ha observado un gran aumento en el uso de dichas técnicas mínimamente invasivas para realizar cirugías de distinta naturaleza, incluyendo la cirugía de fusión espinal. Una técnica mínimamente invasiva consiste básicamente en una cirugía en la que se emplean dispositivos muy novedosos, como las cámaras de vídeo de fibra óptica y otros instrumentos, y en la que se requieren incisiones de menor tamaño. De hecho, se ha registrado un aumento dramático en el número de procedimientos de injerto óseo autólogo realizados empleando técnicas mínimamente invasivas para la realización de procedimientos tales como la fusión espinal.

Continuemos por entender qué involucra exactamente la técnica endoscópica para la cirugía de escoliosis.

La Definición

Para empezar, un endoscopio es un instrumento muy pequeño que permite que el cirujano visualice el interior de su cuerpo cuando se coloca sobre un cable corto y se inserta en el interior del cuerpo a través de una pequeña incisión. La técnica endoscópica para la cirugía de escoliosis emplea un endoscopio que permite que el cirujano visualice la cavidad torácica junto con la columna vertebral en un monitor de televisión. Esto facilita la corrección de la curva espinal basándose en el proceso descrito a continuación.

Antes de continuar, echémosle un vistazo a los criterios ideales y a los mejores candidatos para dicho enfoque endoscópico para la cirugía de escoliosis. Es un candidato ideal para dicha técnica endoscópica , también conocida como Cirugía Toracoscópica Asistida por Video (VATS), si

- Presenta una curva torácica (en la parte central de su columna o en la zona torácica)
- Ya se sometió a una cirugía fallida para la corrección de su curva

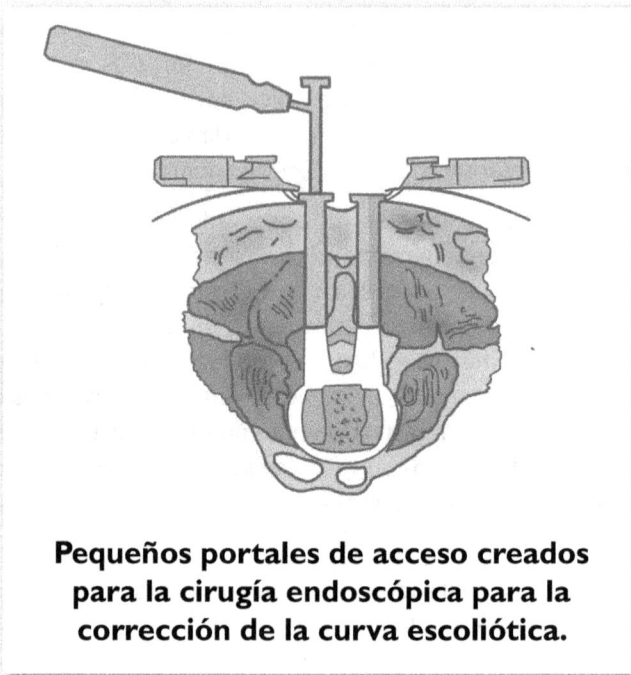

Pequeños portales de acceso creados para la cirugía endoscópica para la corrección de la curva escoliótica.

Los Pasos

Los expertos suelen seguir los siguientes pasos para realizar una cirugía endoscópica para el tratamiento de su escoliosis.

En primer lugar, su cirujano colocará el endoscopio sobre un cable corto y lo posicionará adecuadamente. Insertará el endoscopio a través de una pequeña incisión para magnificar la zona quirúrgica. De esta manera podrá visualizar toda la zona que ocupa su curva en un monitor de televisión de gran tamaño. Realizará cierto número de pequeñas incisiones, de aproximadamente 1 cm. de largo, en lugar de una única gran incisión. Su cirujano creará una serie de portales de acceso de tipo túnel o pasadizos muy estrechos a través de los cuales realizará todo el proceso de corrección de la curva. Se insertarán pequeños instrumentos quirúrgicos a través de estos túneles para realizar el procedimiento esencial de injerto óseo y fusión.

Ventajas

La técnica endoscópica para la cirugía de escoliosis es considerada como una de las principales alternativas a las cirugías convencionales abiertas por diversos motivos. Las investigaciones demuestran que la fusión endoscópica anterior corta para la escoliosis torácica suele ofrecer una gran corrección de la curva con la mínima formación de cicatrices.

Echémosle un vistazo rápido a los motivos por los que esta cirugía mínimamente invasiva es considerada como una buena opción para el tratamiento de la escoliosis:

→ Preserva una gran cantidad de músculo sano.
→ Reduce drásticamente el dolor y el tiempo de recuperación tras la cirugía.
→ Provoca daños mínimos en el tejido circundante.
→ Reduce la formación de cicatrices asociadas a las cirugías convencionales, debido a la menor duración e intensidad de la retracción muscular prolongada. Además, un menor tamaño de incisión también implica que se reduzca la magnitud de cicatrización.
→ En general provoca menos malestar y trauma para el paciente.
→ Reduce la probabilidad de ocurrencia de problemas respiratorios durante y tras la cirugía.

Sin embargo, sí existen algunas desventajas o posibles complicaciones asociadas al empleo de la técnica endoscópica, aunque el impacto eventual podría variar. Por ejemplo, algunos estudios sostienen que se podrían producir roturas de las varillas tras la realización de dicha cirugía endoscópica para el tratamiento de la escoliosis. No obstante, la rotura podría no estar asociada a una pérdida significativa de corrección de la curva.

(E) Toracoplastia

Escoliosis Torácica

Cuando un paciente padece una escoliosis torácica, se genera una curva que afecta a las vértebras torácicas que se sitúa justo detrás del pecho, provocando el desarrollo de una giba. Sabemos que la columna vertebral de un paciente con escoliosis adopta una curva con forma de "S", deformando toda su apariencia física. No obstante, cuando la curva se sitúa en la columna torácica (parte superior), adopta la forma de una deformidad externa, más comúnmente conocida como una giba que le otorgará el aspecto de un jorobado.

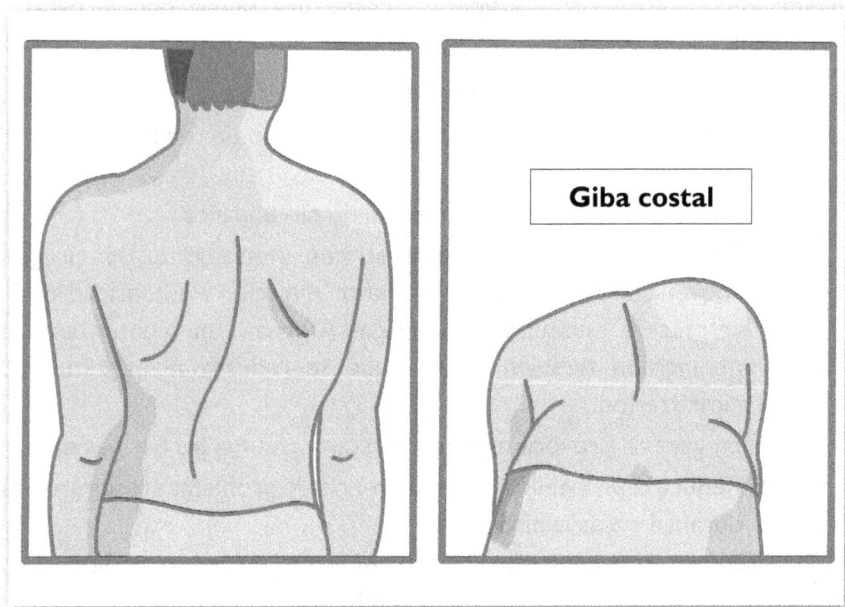

Giba costal

En dichos casos se requiere retirar o reducir dicha giba mediante el acortamiento o extirpación de un número determinado de costillas. La toracoplastia consiste en un procedimiento común realizado en pacientes con curvas escolióticas torácicas, dado que puede ser útil a la hora de reducir la deformidad externa. Tal como sugiere su nombre, el procedimiento de toracoplastia es especialmente importante para aquellos pacientes que padezcan una escoliosis torácica o que presenten costillas prominentes tanto en el pecho como en la parte superior de su espalda.

Toracoplastia y Escoliosis

Por definición, la toracoplastia consiste en un procedimiento que acortará o extirpará cierto número selecto de costillas con el propósito de reducir la típica giba costal. Continuemos leyendo para averiguar más acerca de dicho procedimiento quirúrgico y su relevancia para la escoliosis.

En la mayoría de los casos, la toracoplastia será llevada a cabo sólo tras haber realizado una corrección estándar de la curva mediante el empleo de un enfoque anterior/posterior o cualquiera de los enfoques mencionados previamente.

Los Beneficios

Realizado para el tratamiento de trastornos como la Escoliosis Idiopática Adolescente (EIA), especialmente con el empleo de instrumentos basados en tornillos pediculares, se ha observado que la toracoplastia ofrece una mejor corrección de una giba costal sin que se produzca un gran compromiso pulmonar u otras complicaciones. De hecho, también se ha visto que se alcanza mucho mejor el objetivo de corrección de la curva si se combina el procedimiento de toracoplastia con la fusión espinal en comparación con el uso exclusivo de la fusión espinal.

Además, en casos en los que se realice una toracoplastia junto con una fusión espinal, las costillas extirpadas podrían servir también como una excelente fuente para el injerto óseo.

Además de reducir la giba por motivos médicos, la toracoplastia también se realiza con el fin de obtener una notable mejora cosmética en el paciente afectado. Un ejemplo típico de esto es el malestar o el dolor que experimenta el paciente como consecuencia de dicha deformidad externa al intentar apoyarse contra el respaldo de una silla. Con la toracoplastia, dichas gibas costales se reducen y se recupera la comodidad.

El Procedimiento

La cantidad de costillas que deberán ser recortadas o extirpadas dependerá totalmente de la magnitud y de la gravedad de su curva así como del tamaño de su giba costal. Sin embargo, los expertos del campo opinan que se deberán tratar al menos cinco costillas en el caso de que se requiera generar una diferencia considerable en la giba, aunque dicho número podría variar.

Tal como se mencionó previamente, en la mayoría de los casos la toracoplastia será practicada tras haber realizado una fusión espinal pero aún estando presente la giba costal.

Durante el procedimiento, su cirujano accederá a las costillas seleccionadas mediante la apertura del periostio, una membrana de formación ósea que forma una capa sobre las costillas, actuando como la corteza de un árbol. A continuación extirpará las costillas seleccionadas o designadas. Los extremos abiertos serán empujados hacia abajo y unidos mediante alambres fijados por medio de orificios taladrados. Tras su curación, las costillas acortadas serán igual de fuertes que las originales.

(F) Los Últimos Avances

La Fusión – La Premisa Clave

El tratamiento quirúrgico de la escoliosis ha sido, hasta la actualidad, de naturaleza bastante extensiva e invasiva. Los procedimientos quirúrgicos implicaban tradicionalmente el acceso a la columna tanto mediante una exposición integral como mediante una endoscopia y la realización de una fusión espinal para corregir la curva.

No obstante, debido al grave potencial de complicaciones y de riesgos asociados, el campo de la investigación médica desarrolla técnicas más novedosas, seguras, y sobre todo menos invasivas, para realizar la corrección de la curva escoliótica. Aunque algunas de estas técnicas han demostrado ser eficaces, siendo plenamente adoptadas por la comunidad médica, otras siguen siendo debatidas y se adoptan con ciertas modificaciones, o sólo para el tratamiento de pacientes concretos. Tome como ejemplo el caso de la moderna barra de Luqué, una técnica basada en el auto-crecimiento de las varillas. Los expertos sostienen que dicha técnica podría ser útil para el manejo de una escoliosis de aparición temprana (EOS) en pacientes jóvenes, pero empleando una técnica modificada, dado que presenta un gran número de riesgos asociados tal como el efecto de las partículas de desgaste y el riesgo de que se produzcan fusiones espontáneas.

Cirugía sin Fusión

La fusión espinal ha sido siempre una de las premisas clave de la cirugía para la corrección de las curvas escolióticas. La fusión, tradicionalmente realizada mediante cirugías abiertas, ha sido el método más empleado hasta la actualidad. No obstante, las investigaciones recientes demuestran una elevada tasa de éxito asociada a la cirugía espinal sin fusión. La cirugía sin fusión es mínimamente invasiva y resulta especialmente útil para el tratamiento de la escoliosis progresiva presente en jóvenes en etapa de crecimiento. Los procedimientos quirúrgicos invasivos como la fusión espinal presentan una gran probabilidad de crear complicaciones en niños con una escoliosis de aparición temprana (EOS) o incluso en individuos pre-adolescentes, que aún deben experimentar grandes brotes de crecimiento. Incluso los tratamientos como los corsés, que podrían no ser invasivos, no ofrecen una corrección de la curva y simplemente detienen la progresión de la misma y demoran la eventualmente necesaria cirugía.

Es por este motivo que las opciones de tratamiento sin fusión son consideradas como una gran alternativa de las tradicionales cirugías de fusión espinal, especialmente en el caso de jóvenes que aún se encuentran en proceso de crecimiento.

Siga leyendo a medida que enumeramos algunos de los últimos avances en el campo de la cirugía de escoliosis para intentar comprender los conceptos y la eficacia de cada uno.

a) Grapado de los Cuerpos Vertebrales

Mediante este procedimiento se insertan una serie de grapas a lo largo de las placas de crecimiento vertebral de la columna para modular el crecimiento asimétrico de la misma. El propósito de este procedimiento es reducir la tasa de crecimiento de la parte anterior de la columna para que la parte lateral tenga tiempo de adaptarse a dicho ritmo de crecimiento. De hecho, estudios controlados mostraron una mejoría en hasta un 80% de los pacientes sometidos a esta técnica como un método de cirugía de escoliosis sin fusión.

Los expertos sugieren que los mejores candidatos para este tipo de cirugía son los pacientes del grupo de edades comprendidas entre los 8 y 11 años y con una curva de entre 25 y 35 grados.

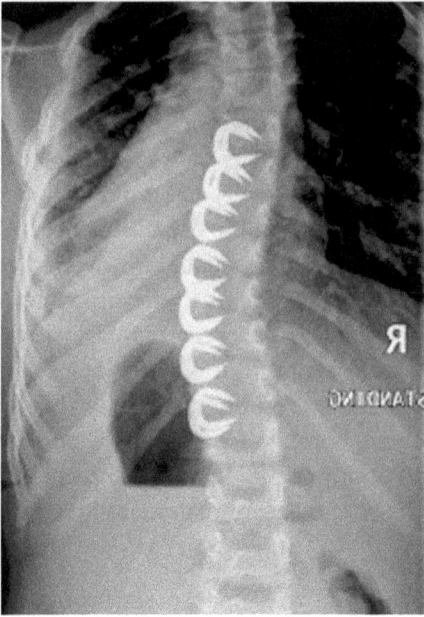

Grapado de los Cuerpos Vertebrales

b) Costilla Prostésica Vertical Extensible de Titanio (VEPTR)

La VEPTR es una de las últimas técnicas que está siendo analizada por los expertos médicos, especialmente para el tratamiento de casos de escoliosis congénita. Mediante esta técnica se implanta un instrumento dentro de la columna vertebral del niño a través de un procedimiento quirúrgico. Este instrumento podrá ser ajustado posteriormente a medida que crezca el paciente. La VEPTR actúa expandiendo la columna torácica, permitiendo el crecimiento de la columna torácica y de los pulmones. Esto ocurre a medida que el niño crece, eventualmente corrigiendo la curvatura.

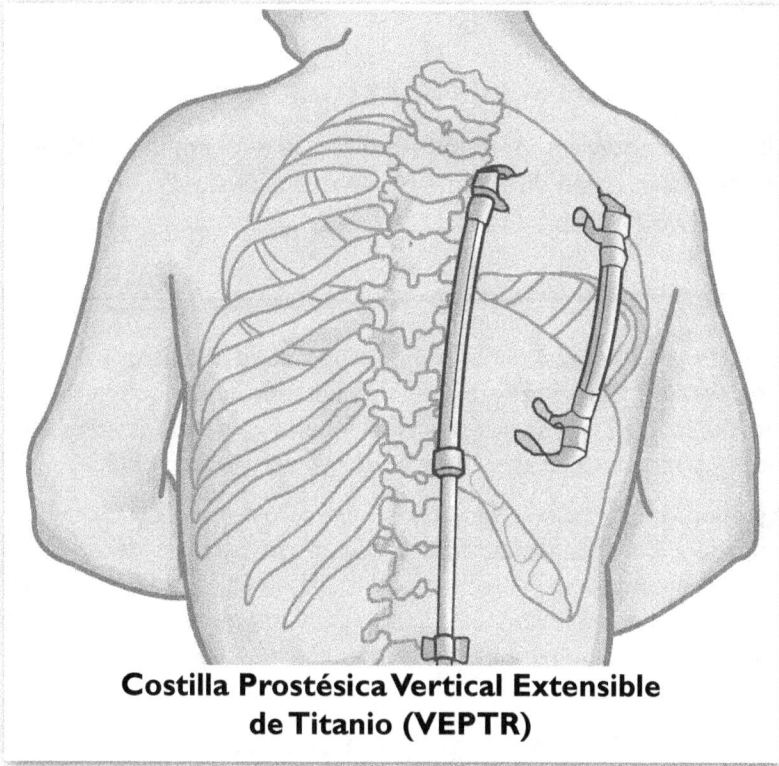

Costilla Prostésica Vertical Extensible de Titanio (VEPTR)

c) Sistema de Orientación del Crecimiento SHILLATM de Medtronic

Enfocado al tratamiento de niños jóvenes con una Escoliosis de Aparición Temprana (EOS), el SHILLATM es el primer sistema de orientación del crecimiento de Medtronic para ayudar a niños con escoliosis y en fase de crecimiento. El sistema se encuentra comercialmente disponible en Europa como una opción de tratamiento para niños muy jóvenes con EOS. Se dice que actúa permitiendo el crecimiento natural mientras reduce simultáneamente la deformidad de la columna sin la necesidad de una intervención quirúrgica.

Cuando se emplea el concepto de SHILLATM, primero se corrige el ápice de la curva, se fusiona y se une a un conjunto de varillas duales. El sistema SHILLATM podrá así orientar el crecimiento a ambos lados de las varillas duales mediante un procedimiento preestablecido y programado. Este crecimiento es posible gracias a los tornillos pediculares implantados de manera extraperiostial.

¿Qué significa extraperiostial?

Una implantación o unión extraperiostial implica que los tornillos no están directamente unidos al periostio ni al tejido conectivo fibroso.

Los tornillos se deslizan a ambos lados de la estructura compuesta por las varillas. Las investigaciones demuestran que la columna crecerá eventualmente en una posición normal y con los implantes colocados en su sitio, permitiendo un crecimiento normal en niños con EOS.

Este innovador sistema SHILLATM fue galardonado con la marca CE (Conformité Européene) durante el Congreso Semanal de la Columna celebrado en Ámsterdam para ofrecer una alternativa adecuada de las cirugías debilitantes y limitantes para los niños que padecen una grave curvatura de su columna.

Palabras del Autor

Las cirugías mínimamente invasivas y sin fusión definitivamente parecen ser una mejor opción frente a las cirugías tradicionales y abiertas para la corrección de curvas escolióticas. Existen ciertas ventajas concretas asociadas a casi todos los tipos de procedimientos de cirugía mínimamente invasiva para el tratamiento de la escoliosis tales como cicatrices de menor tamaño, un menor tiempo de recuperación, una menor pérdida de sangre y menos dolor. No obstante, bastantes de estas cirugías están centradas en el tratamiento de niños con curvas espinales y en la porción de la población que se encuentra en edad de crecimiento, una etapa en la que las fusiones permanentes podrían provocar complicaciones adicionales. Por otra parte, las cirugías tradicionales abiertas han sido más probadas y son empleadas de manera universal.

Siempre resulta beneficioso analizar cada una de las opciones disponibles con su cirujano, especialmente teniendo en cuenta su edad, el tipo e intensidad de su curva y, lo que es más importante, su estado de salud, antes de decidir qué tipo de cirugía se deberá emplear para el tratamiento de su escoliosis.

Casos Reales de Escoliosis: La diferencia que marca la tecnología

La Sra. Richards (pseudónimo) tenía aproximadamente 49 años cuando fue diagnosticada de escoliosis. En el pico de su vida activa, la idea de que su eficiencia pudiese verse afectada debido a la deformidad la destrozó. No ayudó el hecho de que supiese que la cirugía de escoliosis fuese un procedimiento doloroso que implicaba el empleo de una serie de instrumentos insertados dentro de su cuerpo.

No obstante, cuando tenía unos 51 años, 2 años más tarde, se encontró eventualmente con un cirujano que le ofreció la posibilidad de realizar una cirugía mínimamente invasiva para corregir su curva. La nueva técnica implicaba abordar su columna con una incisión lateral desde su costado y justo por debajo de las costillas. Según los expertos, tanto el grado de pérdida de sangre como el de complicaciones, así como el tiempo de recuperación total, era mucho menor mediante el empleo de dichas técnicas. La paciente volvió al trabajo tres semanas más tarde y señaló que había logrado retomar un estilo de vida relativamente independiente.

CAPÍTULO 16
Los Instrumentos y Armamentos de su Cirujano

A e stas alturas ya ha aprendido todo lo necesario acerca de los preparativos para su cirugía, los riesgos asociados y las distintas opciones de cirugía disponibles. A continuación es el momento de aprender acerca del procedimiento en sí, comenzando por las herramientas empleadas siguiendo con lo que ocurre exactamente en la sala de operaciones y cómo se realiza la fusión espinal. En este capítulo leerá en detalle aspectos relativos a todos los principales sistemas de instrumentación y herramientas, cómo y dónde se aplican y demás.

Las Herramientas Empleadas por su Cirujano

Las herramientas y los instrumentos quirúrgicos empleados para la cirugía de escoliosis han sido el mejor amigo del cirujano desde que a Jules Rene Guerin, el cirujano Francés, se le ocurriese aplicar la cirugía para la corrección de la escoliosis y que el Dr. Russel Hibbs inventase la cirugía de fusión espinal en el Nuevo Hospital Ortopédico en 1914.

Posteriormente llegó la era del famoso descubrimiento de Paul Harrington en la década de 1950. El procedimiento consistía básicamente en el empleo de una única varilla inflexible de acero para enderezar la columna vertebral. La Varilla de Harrington, que lleva el nombre de su inventor, fue una de las primeras piezas de instrumentación empleadas para la cirugía de escoliosis

Los instrumentos y armamentos empleados por los cirujanos en la sala de operaciones componen la piedra angular del éxito o, por el contrario, del fracaso de la cirugía de escoliosis. Al fin y al cabo, existen estudios específicos que demuestran la importancia de que los cirujanos de la columna vertebral y los radiólogos estén totalmente familiarizados con los varios tipos de instrumentos quirúrgicos empleados para el tratamiento de la escoliosis y de que sean capaces de detectar cualquier posible fallo de los elementos empleados en dichos casos. Aunque también podría existir evidencia de que los instrumentos quirúrgicos podrían no ser totalmente responsables de una corrección precisa de su curva, dicha evidencia es insuficiente y aún es un tema a debatir.

Dado esto, es muy importante que cualquier persona que se vaya a someter a una cirugía de escoliosis tenga amplios conocimientos de cada una de dichas herramientas, de su utilidad y demás.

Las Herramientas que Debería Conocer

Las herramientas y los instrumentos que serán empleados por su cirujano pueden clasificarse en las dos siguientes categorías principales:

1. Elementos de unión al hueso – Ganchos, tornillos, alambres y alambres sublaminares

2. Elementos de anclaje longitudinal – Tornillos y placas

Siga leyendo a medida que le ofrecemos un conjunto claro de detalles relacionados con este conjunto de instrumentos.

I. Varillas

a) Varillas de Harrington

Tal como mencionamos previamente, el procedimiento de Harrington es uno de los conceptos más antiguos para la realización de procedimientos espinales, aunque la tecnología sigue evolucionando y los nuevos procedimientos comienzan a hacerse un hueco en el campo de la cirugía de la columna vertebral.

El procedimiento de Harrington básicamente logra obtener una corrección de la columna vertebral mediante su fortalecimiento o distracción. Antes de la aparición del invento del Dr. Harrington, el procedimiento para realizar fusiones espinales se basaba en un método muy rudimentario. La cirugía se practicaba sin emplear ningún tipo de implante metálico y, tras la cirugía, se aplicaba una escayola junto con tracción para mantener la curva enderezada hasta que se hubiese producido la fusión. No obstante, debido a la elevada tasa de fracaso de la fusión y al hecho de que el índice de ocurrencia de pseudoartrosis tras la cirugía fuese muy elevado, el novedoso invento de Paul Harrington acabó convirtiéndose en la opción más preferida por parte de la comunidad médica.

Fusión espinal

Las varillas de acero ayudan a apoyar la fusión vertebral

Se colocan injertos óseos para que crezcan y fusionen las vértebras

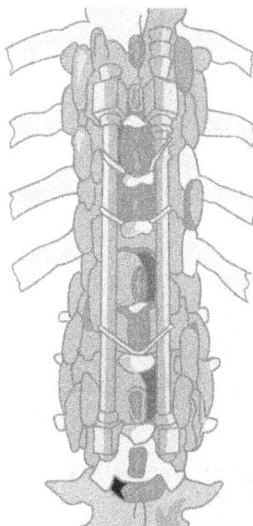

Entonces, ¿De qué trataba el procedimiento de Harrington?

El Dr. Harrington introdujo un sistema de instrumentación espinal de metal que ayudaba a mantener la columna recta hasta que se produjese la verdadera fusión espinal. Actualmente obsoleto y en desuso, el sistema original de Harrington empleaba un sistema de trinquete. El sistema se unía a la columna vertebral mediante ganchos en la zona superior e inferior de la curvatura, ayudando a distraer o enderezar la curva.

En la versión moderna del procedimiento de Harrington se emplea una varilla de acero que se extiende desde la parte inferior de la curva hasta la parte superior. Tras la cirugía, deberá llevar puesta una escayola y reposar en cama durante unos cuantos meses. Aunque podrían existir variaciones, el procedimiento de Harrington sigue una serie de pasos estandarizados que hemos enumerado a continuación:

- En primer lugar se coloca una varilla de acero, extendiéndose desde la parte inferior de la curva hasta la parte superior de la misma. Su cirujano podría decidir emplear dos varillas a cada lado de las vértebras espinales.
- La varilla se une al hueso mediante ganchos, sujetados por unas pinzas que se habrán insertado previamente en el hueso.
- Posteriormente se extiende la varilla, una acción bastante parecida a cuando se cambia el neumático de un coche, y se fija en el lugar indicado para asegurar la posición de la columna vertebral.
- En esta fase se produce la fusión de las vértebras.
- Tal como mencionamos previamente, su cirujano le prescribirá reposo total durante unos 3 o 6 meses junto con el empleo de una escayola durante el mismo período de descanso.
- La varilla de acero suele permanecer dentro del cuerpo a menos que empiece a generar problemas.

Las roturas de las varillas suelen ser poco frecuentes en el caso del empleo de instrumentos quirúrgicos de Harrington. Ciertos estudios demuestran que incluso en el caso de realizarse una fusión sólida, apenas un 10 o un 15% de las varillas se rompen. No obstante, existen dos complicaciones potenciales asociadas al empleo del procedimiento de Harrington.

A continuación hemos explicado brevemente cada una de ellas.

i) El Fenómeno de Crankshaft

Este fenómeno suele ocurrir en individuos jóvenes, especialmente en aquellos con sistemas esqueléticos inmaduros. Consiste básicamente en un tipo de progresión de la curva donde la porción frontal de la columna fusionada continúa creciendo incluso tras completar el procedimiento. Dado que la columna fusionada no puede seguir creciendo, comienza a girarse y acaba desarrollando una curvatura.

ii) El Síndrome de la Espalda Plana

Esta complicación ocurre cuando la parte inferior de su espalda pierde la característica curvatura dirigida hacia su cuerpo, también conocida como lordosis. Tras unos cuantos años también podrían colapsar los discos que se encuentran debajo del punto de fusión, lo que dificultará que el paciente mantenga una posición erguida y conduciendo que éste experimente mucho dolor.

b)Sistema de Cotrel-Dubousset (CD)

¡El objetivo principal de este sistema es conseguir un equilibrio 3D óptimo de la columna y no el porcentaje de mejora del ángulo de Cobb! Jean Dubousset

Se trata de uno de los tipos de sistemas segmentarios empleados para el tratamiento de la escoliosis en los que se insertan dos varillas paralelas dispuestas transversalmente, mediante el empleo de ganchos, para permitir una mayor estabilidad de las vértebras fusionadas. Se colocan ciertos instrumentos quirúrgicos en cada parte de la columna vertebral que requiera ser enderezada. Las dos funciones clave ofrecidas por el Procedimiento de Cotrel-Dubousset son:

→ La corrección de la curva existente

→ La corrección de la rotación existente

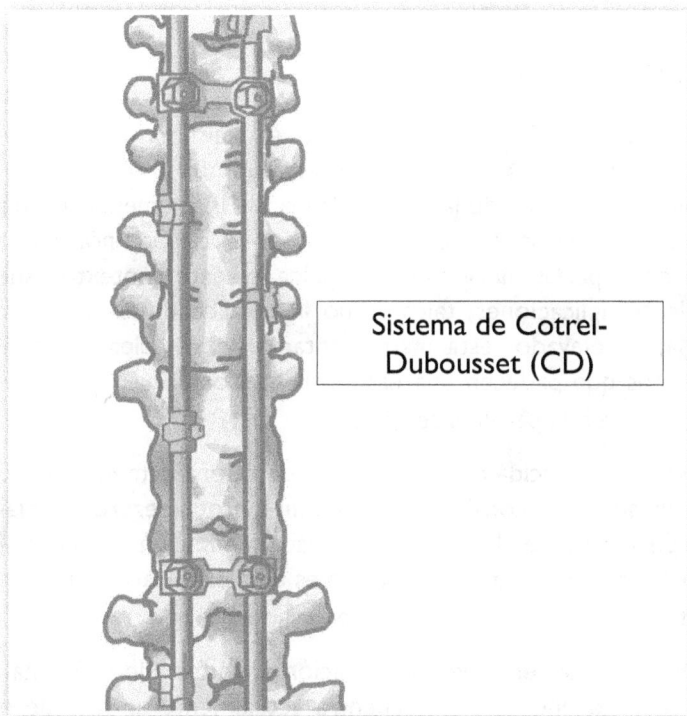

Sistema de Cotrel-Dubousset (CD)

Uno de los estudios controlados llevados a cabo para valorar la eficacia de dicho sistema obtuvo un índice de corrección de un **66%**. Resulta interesante que mientras sólo un **86%** de los pacientes que se sometieron al procedimiento de Harrington decían estar satisfechos, la tasa ascendía a un 95% en los casos en los que se empleó el Sistema de CD. No obstante, la duración de la cirugía y el grado de pérdida de sangre también es mayor empleando el sistema CD en comparación con el procedimiento de Harrington. Por otra parte, este sistema no provoca el síndrome de la espalda plana generalmente asociada al concepto de Harrington.

c) El Sistema del Texas Scottish-Rite (TSRH)

El sistema TSRH, otro tipo de sistema segmentario, es bastante parecido al procedimiento de Cotrel-Dubousset, especialmente en cuanto a que también emplea varillas paralelas para controlar la curvatura y para revertir la rotación existente. No obstante, este procedimiento da un paso más allá y emplea varillas y ganchos más lisos. La principal ventaja que ofrece esta característica es el hecho de que facilite la retirada o el ajuste de los instrumentos quirúrgicos en el caso de que se produjese una complicación en el futuro.

Otros Sistemas

a) La instrumentación de Luque – A estas alturas ya sabemos que el sistema de varillas de Harrington lleva asociado un gran riesgo de que se desarrolle el Síndrome de la Espalda Plana. La instrumentación de Luque fue desarrollada inicialmente para mantener la lordosis normal (la curva natural) de la parte inferior de la espalda en este contexto. Aunque el índice de complicaciones, tales como la pérdida de la corrección tras la cirugía, es elevado, esta instrumentación se emplea principalmente en pacientes que padecen una escoliosis neuromuscular y en niños con trastornos como la parálisis cerebral.

b) WSSI – Conocida como la Instrumentación Segmentaria Espinal de Wisconsin, suele ser considerada como un método seguro, al igual que el sistema de varillas de Harrington y la instrumentación de Luque. En este método, la base de la apófisis espinosa es empleada para realizar la fusión segmentaria junto con un implante apropiado.

c) DDS – El Sistema de Estabilización Dinámica de la Espina Dorsal es un concepto que aún se encuentra actualmente en fase de pruebas en Alemania. Se trata de un sistema semi-rígido que básicamente ofrece una mayor flexibilidad a la columna en comparación con otros sistemas convencionales.

2. Ganchos

Tradicionalmente los ganchos fueron las herramientas empleadas con mayor frecuencia para unir las varillas a la columna vertebral. Tras colocar las varillas alrededor de la zona curvada de la columna, se aplican unos ganchos con el propósito de fijar las varillas en la posición adecuada. La otra opción para asegurar las varillas son los tornillos pediculares que describiremos en la siguiente sección.

A continuación echémosle un vistazo más de cerca al propósito de dicha herramienta, a cómo y cuándo se emplea así como otros aspectos.

Uso e Implementación

Empleado habitualmente como parte de sets de instrumentación tal como el de Cotrel-Dubousset (CD, los ganchos segmentarios han formado una parte estándar del tratamiento quirúrgico de la escoliosis desde la década de 1980. El motivo clave de la inmensa popularidad de dichos ganchos es que proporcionaban al cirujano la capacidad de colocar diversos ganchos a lo largo de la misma varilla en lugar de emplear métodos de compresión o distracción

Los Principales Tipos de Ganchos

Los cirujanos emplean una serie de ganchos de distintas formas y tamaños en función de la edad del paciente, así como del tipo y de la magnitud de su curvatura. En esta sección hemos descrito cada uno de estos tipos de ganchos junto con detalles sobre su aplicación y uso específico.

1. Ganchos Pediculares

Tal como sugiere su nombre, este tipo de ganchos se une a los pedículos de sus vértebras. Más concretamente, estos ganchos pediculares pueden ser aplicados sobre las vértebras torácicas T1-T10 (zona central de su columna); por favor consulte el capítulo 1 para leer más detalles acerca de las vértebras torácicas. Con la hoja del gancho situada siempre hacia arriba, se insertan los tornillos pediculares empleando una pinza para ganchos, un empujador de gancho captivo o una maza. Alternativamente se puede emplear una combinación de cualquiera de estos instrumentos.

2. Ganchos Supralaminares

Colocados siempre hacia abajo, los ganchos supralaminares son colocados en la porción superior de la lámina. Tal como se explicó en el Capítulo I, la lámina cubre el canal espinal, extendiéndose desde el cuerpo vertebral y formando un anillo que engloba la médula espinal con el fin de protegerla. Es muy probable que se deba extirpar un extremo de la lámina para poder colocar este tipo de gancho. Tras este paso se insertará un gancho empleando un soporte de implante adecuado.

3. Ganchos Infralaminares

Generalmente colocadas al nivel de la vértebra TII o justo por debajo, estos ganchos siempre deben estar dirigidos hacia arriba. Para insertar este tipo de ganchos su cirujano deberá separar el ligamento amarillo de la superficie inferior de la lámina, que además mantiene intacto al hueso.

4. Ganchos de la Apófisis Transversa

Consisten en ganchos con una hoja gruesa que suelen emplearse típicamente en la disposición en forma de garra empleada en los sistemas CD. Colocados tanto en sentido hacia arriba como hacia abajo, estos ganchos se implantan tras haber eliminado cualquier tejido blando de la apófisis transversa

5. Ganchos de reducción

Un gancho de reducción, disponible en los anteriores cuatro estilos, suele colocarse típicamente en el extremo de la curva torácica y sobre el lado en el que se esté corrigiendo la curva. El propósito principal de los ganchos de reducción es facilitar la colocación de las varillas, especialmente en el caso de curvas de mayor tamaño o en casos en los que las curvas estén acompañadas de un grado significativo de lordosis (la curva de la parte inferior de su espalda).

3. Tornillos pediculares

La instrumentación basada en tornillos pediculares es una de las herramientas más novedosas que añade valor a los distintos enfoques de las cirugías de la columna vertebral, tales como los enfoques anterior y posterior. Compuestos por un tipo especial de tornillos para la porción pedicular de sus vértebras, este tipo de instrumentación está asociada actualmente con factores tales como un mayor éxito de la cirugía y un menor índice de complicaciones.

Antes de continuar, echémosle un vistazo rápido a algunos de los términos importantes que deberá conocer en este caso.

Términos que deberá conocer

(a) Pedículos

Un pedículo o un pedículo vertebral es una estructura pequeña, densa y con forma de tallo que se proyecta desde la porción posterior o parte trasera de su vértebra. Cada vértebra tiene unidos dos pedículos diferenciados; tal como se muestra en la siguiente imagen.

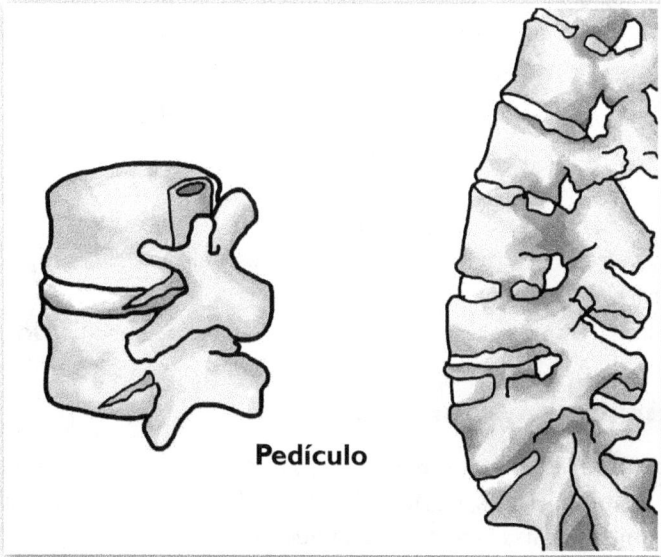

Pedículo

(b) Tornillos pediculares poliaxiales

Los tornillos pediculares poliaxiales son el tipo de tornillo pedicular más novedoso y empleado. Fabricado en titanio, se trata de un tornillo roscado con una cabeza móvil. El tornillo pedicular axial tolera niveles muy elevados de fatiga y de corrosión, es compatible con RMNs y se encuentra disponible en varios tamaños. Ya que la cabeza es móvil, el tornillo puede girar, lo que ayuda a reducir cualquier estrés vertebral. Su cirujano podrá elegir entre varios tamaños comprendidos entre los 30mm o 60mm y con un diámetro de entre 5.0 y 8.5 mm.

Método y Propósito

Los tornillos pediculares se emplean para corregir la deformidad espinal. En casos específicos de escoliosis, los tornillos pediculares pueden ser empleados como parte de otros sistemas de instrumentación tales como el procedimiento de Harrington, con dos fines específicos:

→ Fijar las varillas y las placas en la columna vertebral
→ Inmovilizar una zona específica de la columna para ayudar en el proceso de fusión espinal

Aunque el procedimiento exacto podría variar en función de la localización quirúrgica exacta en la columna vertebral (torácica, lumbar o sacra), existe un método generalizado mediante el cual se implantan los tornillos pediculares. Siga leyendo para obtener una breve descripción de los pasos implicados en el proceso:

- Empleando una radiografía o un fluoroscopio normal, el cirujano determinará en primer lugar la profundidad a la que se deberá insertar el tornillo.
- Tras haber determinado la profundidad, se estimará el ángulo en el que se deberá insertar el tornillo.
- Se taladrará un canal receptor a través del pedículo empleando las herramientas apropiadas.
- Finalmente se insertará el tornillo en el punto especificado

Eficiencia y Popularidad

Los tornillos pediculares suelen fijarse directamente sobre los pedículos, situados a ambos lados de las vértebras. Estos tornillos mantienen la posición de las varillas al adherirse al hueso.

Existen diversos estudios que demuestran la eficacia de la instrumentación basada en tornillos pediculares para la corrección de la curvatura escoliótica. Por ejemplo, un estudio del Centro de Cirugía Espinal y del Centro de Escoliosis de Alemania demostró que dicha instrumentación segmentaria basada en tornillos pediculares podía ser empleada para la corrección quirúrgica de la deformidad en plano frontal y sagital resultante de una escoliosis toracolumbar y lumbar de menos de 60 grados. Los resultados también demuestran que la fijación del tornillo pedicular implica una fusión de menor longitud en comparación con la fusión anterior. Además, la instrumentación basada en tornillos pediculares también ofrece una mejor corrección de la curva así como una función pulmonar mejorada con problemas neurológicos mínimos.

Otro estudio de este estilo indicó que, en comparación con los sistemas híbridos o de ganchos, los pacientes en los que se aplicó instrumentación basada en tornillos pediculares mostraron un mayor grado de corrección de sus curvas de gran magnitud y requirieron un tratamiento posterior de menor duración. No obstante, tal como revelan ciertas investigaciones importantes, el único prerrequisito para que la instrumentación basada en tornillos pediculares ofrezca resultados como la fijación rígida y una corrección mejorada de la deformidad es que se emplee la técnica apropiada que podrá ser determinada por análisis y juicios preoperatorios adecuados.

Las investigaciones también comienzan a demostrar que la instrumentación basada en tornillos pediculares podría ofrecer una mejor corrección de la curva sin los problemas neurológicos asociados con el uso de la instrumentación segmentaria basada en ganchos.

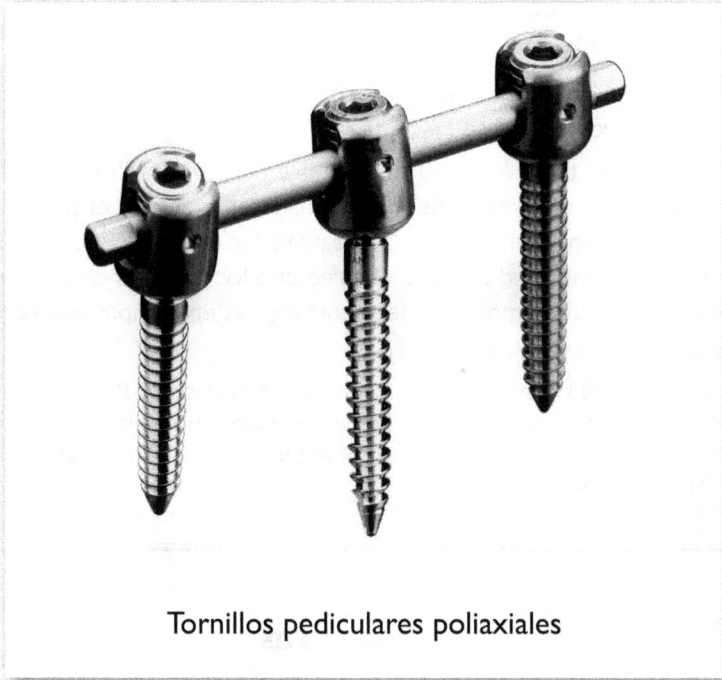

Tornillos pediculares poliaxiales

Ganchos segmentarios vs. Tornillos Pediculares

¡La disputa continúa sobre si los tornillos o los ganchos funcionan mejor en el caso de una cirugía de escoliosis! Inicialmente, los tornillos pediculares sustituyeron a los ganchos segmentarios, empleados tradicionalmente en el procedimiento de Harrington, una de las primeras técnicas quirúrgicas empleadas para el tratamiento de la escoliosis.

Académicamente, existen dos motivos principales por los que los cirujanos consideran los tornillos pediculares como una mejor opción que los ganchos, aunque existan complicaciones y factores de riesgo asociados a ambos casos. Los dos factores que ofrecen dicha ventaja a los tornillos pediculares frente a los ganchos son:

• Los ganchos tienen una mayor capacidad de resistir la fuerza de la tensión (esfuerzo) sobre la columna vertebral en comparación con los ganchos

• Se cree que la posición en la que se colocan los tornillos les ofrece una ventaja sobre los ganchos

De hecho, también se cree que al emplear tornillos, la parte de la columna que requiere ser fusionada es menor y el paciente experimenta una menor pérdida de sangre. Sin embargo, una sección de la comunidad médica también cree que los ganchos ofrecen un menor índice de complicaciones neurológicas en comparación con los tornillos pediculares.

Reference: Liljenqvist, et al. Comparative Analysis of Pedicle Screw and Hook Instrumentation in Posterior Correction and Fusion of Idiopathic Thoracic Scoliosis. In European Spine Journal. August 2002. Vol. 11. No. 4. Pp. 336-343.cv

4. Alambres

Los procedimientos quirúrgicos modernos para el tratamiento de la escoliosis emplean una combinación de herramientas e instrumentos que pueden proporcionar los mejores resultados posibles para las fusiones espinales.

Los alambres, empleados típicamente como conectores durante una cirugía de escoliosis, son considerados como una parte esencial de los sistemas de segunda generación (décadas de 1960-1970) para la corrección quirúrgica de la escoliosis. Se cree que estos sistemas han avanzado un paso más allá del procedimiento de las varillas de Harrington, intentando superar las complicaciones asociadas al mismo.

A modo de ejemplo, una de las formas en las que se comenzaron a aplicar alambres para la corrección de curvas escolióticas fue en conjunción con la instrumentación de Luque, una parte habitual de los sistemas de segunda generación. En esta técnica en particular se colocaban dos varillas a ambos lados de la columna y se unían a ésta mediante alambres.

Aplicación de Alambres Sublaminares – A día de hoy

Posteriormente llegó la era de las técnicas que empleaban alambres sublaminares, aún empleadas en la actualidad aunque son poco comunes. La aplicación de alambres sublaminares se emplea principalmente en pacientes incluidos en dos categorías:

→ Aquellos pacientes cuyos huesos son demasiado frágiles para soportar los ganchos o tornillos
→ Aquellos pacientes cuyas curvas se hayan desarrollado debido a problemas musculares o neurales

Últimamente, los típicos alambres de acero inoxidable han sido sustituidos por cables de titanio. No obstante, los expertos expresan su preocupación sobre el hecho de que dichos alambres sublaminares puedan descolocarse o incluso romperse si el paciente presenta una curva rígida.

Los alambres también pueden ser empleados para fijar curvas junto con la instrumentación empleada en el método de Wisconsin y en el caso de la Estimulación de la Columna Dorsal, un procedimiento quirúrgico llevado a cabo para tratar el dolor de espalda.

¿Qué sostienen las investigaciones recientes?

Se emplean una gran variedad de alambres en función del tipo de cirugía a realizar, cada una presentando distintos resultados. Por ejemplo, el alambre con aleación de cromo-cobalto ofrece mayores ventajas sobre el alambre de acero, especialmente en términos de resistencia a la tracción y de compatibilidad con el titanio. De hecho, los alambres sólidos con aleación de cormo-cobalto son empleados como implantes

Casos Reales de Escoliosis: ¡La Experiencia con los Instrumentos Quirúrgicos

Jane, quién se había sometido a su primera cirugía a los 16 años, vivió una experiencia bastante traumática con el empleo de los instrumentos y elementos quirúrgicos. Desarrolló escoliosis como parte de su estructura genética, ya que su madre también había sido diagnosticada con una curva hacía 20 años. Tras llevar un corsé durante casi 24 horas al día y durante un largo período de tiempo, no lograron detener la progresión de su curva. Se sometió a su primera cirugía en el año 1987. Desafortunadamente, tuvo que volver a someterse a una segunda operación para retirar la varilla en 1995.

A pesar de haberse sometido a ambas cirugías, Jane seguía sintiéndose incomoda y dolorida tras los procedimientos. A menudo sufría graves infecciones y derrames líquidos tras las intervenciones.

Incluso años después de su operación, a Jane le cuesta tumbarse sobre su espalda o incluso sentarse erguida con su espalda apoyada sobre el respaldo. Jane suele asumir que son los instrumentos quirúrgicos empleados durante su cirugía los que le siguen provocando dicho dolor y malestar.

sublaminares junto con instrumentación espinal de titano, obteniéndose a menudo resultados impresionantes. No obstante, los resultados en el caso del empleo de la instrumentación de Luque junto con alambres muestran que el índice de corrección es bastante bajo. Incluso la tasa de daños producidos sobre el canal espinal, a través del cual se introducen los alambres, era considerablemente elevada. Por norma general, los alambres son considerados peligrosos, dado que incluso el proceso de extirpación de alambres dañados o rotos tras dicho tipo de cirugías puede resultar ser muy peligroso, provocando complicaciones tales como lesiones neurológicas.

Por el contrario, existen otros estudios que sostienen que la colocación de alambres sublaminares es un proceso complementario útil y seguro para el tratamiento quirúrgico de la escoliosis idiopática.

5. Abrazaderas

En el mundo de la cirugía para el tratamiento de la escoliosis, una abrazadera quirúrgica consiste en un pequeño dispositivo metálico que actúa como una interfaz entre las distintas partes de su columna y las varillas metálicas, juntando el sistema de instrumentación entero. El sistema de fijación mediante abrazaderas une la varilla a la estructura espinal empleando la técnica de paso de banda conservadora de pedículo.

Cuando se coloca un implante en su estructura espinal para la reducción de una curva escoliótica, suele producirse una gran cantidad de fricción, factor clínicamente nombrado "estrés por contacto". Las abrazaderas reducen la cantidad de estrés por contacto al permitir la compresión, distracción, des-rotación y translación de la columna vertebral. La mayoría de las abrazaderas comunes, tales como las Abrazaderas Universal, funcionan bien cuando se emplean junto con otras herramientas tales como ganchos, tornillos y alambres para permitir una mayor flexibilidad al cirujano durante el procedimiento quirúrgico. La abrazadera suele colocarse con la ayuda de una banda de poliéster tejido y un tornillo de fijación.

Un estudio relevante analiza la utilidad de la Abrazadera Universal, un implante de osteosíntesis relativamente nuevo, como un dispositivo de instrumentación para el tratamiento de la EIA. La abrazadera, compuesta principalmente por una banda sublaminar y una pinza de titanio, es considerada como un dispositivo útil a la hora de reducir el riesgo de que se produzcan fracturas laminares y de ayudar a reducir la progresión de la curva. Las investigaciones también demuestran que la Abrazadera

Universal distribuye el estrés sobre una zona más amplia de la corteza laminar en comparación con los alambres sublaminares, disminuyendo por tanto el riesgo de que se produzca una grave fractura laminar.

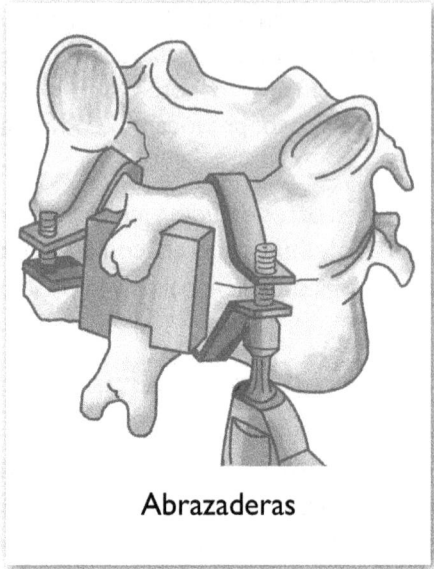

Abrazaderas

La Combinación

El tipo de curva que presente determinará la categoría de herramientas que serán empleadas por su cirujano, especialmente en el caso de los tornillos y ganchos. De hecho, en numerosos casos se emplea una combinación adecuada de tornillos, ganchos y alambres para controlar la curvatura.

CAPÍTULO 17

En la Sala de Operaciones

N uestras mentalidades psicológicas siempre han jugado un importante papel en el mundo de la medicina. Conseguir que el paciente e incluso el personal de apoyo tengan un estado de ánimo correcto ha sido siempre un elemento crítico para el éxito de cualquier procedimiento, especialmente en los más sofisticados como la fusión espinal para la corrección de una curva escoliótica. Para usted como paciente, es importante que sepa qué le depara a medida que se aproxima a la sala de operaciones para el momento decisivo. En este capítulo le ofreceremos una visión completa de qué ocurrirá desde el momento en el que le llevan a la sala de operaciones justo hasta el punto en el que realmente comience la cirugía.

¡El conocimiento es poder!

¡Esto es absolutamente cierto! Estar informado implica tener poder. Cuanto se trata de su salud personal, y lo que es más importante, su seguridad personal, probablemente nunca sea capaz de fiarse de nadie que no sea usted mismo. Someterse a una cirugía de tal magnitud como la que se realiza para corregir una curva escoliótica requiere que sea consciente, que esté informado y debidamente educado sobre todo a lo que se deberá enfrentar.

En los capítulos previos leyó acerca de los diversos riesgos asociados a su cirugía, los distintos métodos quirúrgicos empleados, los detalles para las preparaciones financieras y demás. En las siguientes secciones explicaremos exactamente todo lo que ocurrirá desde que llegue a la sala de operaciones hasta el punto en el que realmente comience su cirugía. A continuación explicamos el escenario completo en tres pasos diferenciados, que incluyen:

1. Las rutinas preoperatorias
2. El traslado hasta la Sala de Operaciones (SO) tras haber completado las formalidades y comprobaciones iniciales.
3. Posicionamiento, monitorización y sedación – La posición en la que será colocado sobre la mesa de operaciones dependerá del enfoque que su cirujano decida emplear para la cirugía. Colocarán varias herramientas de monitorización y dispositivos sobre su cuerpo para poder detectar cualquier riesgo potencial. Eventualmente le sedarán para poder comenzar la cirugía.

Siga leyendo para obtener una explicación detallada de cada uno de estos pasos.

1. Rutinas preoperatorias

Tal como comentamos en capítulos anteriores, a estas alturas ya le habrán realizado todas las evaluaciones y exploraciones preoperatorias esenciales. Estas pruebas se llevan a cabo para asegurar que está médicamente apto para someterse a dicha cirugía. Por norma general, estas comprobaciones incluirán:

- Radiografías, para facilitar la planificación del enfoque quirúrgico
- Una electrocardiografía (ECG), para asegurar que su corazón funciona adecuadamente
- Pruebas de su función pulmonar, para asegurar que presenta patrones respiratorios normales
- Fotografías médicas, para poder mantener un registro de las fotografías de antes y después de su cirugía
- Análisis de sangre para descartar cualquier tipo de infección u otras complicaciones

Cada uno de estos procedimientos/pruebas será realizado unos días antes de su cirugía como parte de una evaluación preoperatoria formal. Tras obtener los resultados de dichas pruebas, se le asignará una fecha específica para la cirugía. Mientras que algunos hospitales requerirán que ingrese ese mismo día, otros preferirán que ingrese la noche anterior para asegurar una evaluación y preparación adecuadas.

Tras ingresar en el hospital y concluir todas las formalidades rutinarias, se le entregará una serie de instrucciones que deberá seguir durante las próximas horas.

Brevemente antes de ser trasladado a la SO, el personal médico seguirá los siguientes pasos:

- Tomarán medidas de su peso y altura
- Medirán su temperatura corporal, su pulso, su tasa respiratoria y su presión sanguínea
- Le preguntarán cuál fue la última comida y bebida que consumió
- Le colocarán una banda de identificación que probablemente deba llevar alrededor de su muñeca
- Le pedirán que rellene algunos formularios importantes, como el formulario de consentimiento
- Le extraerán algo de sangre para realizar una donación autóloga en el caso de que lo haya decidido así previamente (consulte el capítulo 13 para obtener más detalles)

Justo antes de ser trasladado hasta la sala de operaciones le entregarán unas prendas que se deberá poner, generalmente una bata de hospital, ropa interior y un gorro. Posteriormente le trasladarán en silla de ruedas hasta la sala de operaciones para comenzar el siguiente paso del procedimiento.

2. Traslado hasta la sala de operaciones

Cuando llegue a la sala de operaciones se enfrentará a un escenario totalmente distinto. De repente visualizará un ejército de complicados dispositivos, alambres y herramientas desplegados por toda la sala junto con hombres y mujeres vestidos de verde. A menudo resulta útil intentar mantenerse centrado y calmado, incluso aunque implique practicar ciertas técnicas de relajación. Algunos profesionales que se estarán preparando para el procedimiento en la SO incluirán:

- El cirujano jefe
- Los anestesistas
- El personal de enfermería
- Los técnicos
- Otros especialistas

El Anestesista

Durante esta fase también mantendrá una importante conversación con el jefe de anestesia. Este profesional será el responsable de sedarle durante la cirugía y de asegurar que se mantenga sedado el tiempo requerido para asegurar la monitorización intraoperatoria, tal como la monitorización de la médula espinal. Esto es sumamente importante para asegurar que no se haya producido ningún daño en la médula espinal o que no se hayan visto afectadas otras funciones corporales durante la cirugía. Consulte el Capítulo 10 relativo a los riesgos y a las complicaciones para aprender más acerca de dichas pruebas.

Su anestesista le realizará varias preguntas importantes relacionadas con sus antecedentes médicos y con las posibles alergias que podría padecer. Esto es esencial para asegurar que su cuerpo tolere los importantes fármacos que empleará con el fin de sedarle.

Manteniendo la calma...

Varios cirujanos recomiendan que el paciente pida ayuda a un profesional en el caso de que la inminente operación les esté causando demasiado estrés. Al fin y al cabo, su estado psicológico juega un importante papel en el éxito de su cirugía. Toda la parafernalia de instrumentos y alambres en la SO podría resultar intimidante incluso para el paciente más tranquilo. Ayuda a mantener su compostura conscientemente, intentando no mostrarse inquieto a medida que se acerca a la fase final de su procedimiento.

---

3. Posicionamiento, monitorización y sedación

En esta fase, encontrándose ya en la SO, su médico comenzará a posicionarle adecuadamente sobre la mesa de operaciones. La posición y las precauciones que se tomarán dependerán del método o enfoque de cirugía que decidan emplear, tales como un enfoque anterior, posterior, combinado o incluso el enfoque VATS. Puede leer más acerca de estos métodos en el Capítulo 15 "Tipos de Cirugía".

Acolchado y Posicionamiento

Se le colocará sobre la sala de operaciones y se le acolchará y posicionará según corresponda. Por ejemplo, si se pretende emplear un enfoque anterior (desde la espalda) para su fusión espinal, se le colocará dentro de un marco acolchado, con abdomen al aire. Esto ayudará a minimizar el sangrado y facilitará la progresión de la cirugía.

Otro importante aspecto para asegurar una protección global es el posicionamiento adecuado, que se realizará para proteger sus nervios y sus articulaciones con acolchado adicional. Con el fin de protegerlas, también se acolcharán todas las partes sensibles de su piel y de su cara, tal como los ojos.

Junto con el acolchado y el posicionamiento también se fijarán todos los catéteres y vías arteriales, un proceso que podría durar más de una hora desde el momento en el que entre en la SO hasta el momento en el que realmente comience la intervención.

En la siguiente sección le ofrecemos un breve resumen de las varias vías intravenosas y arteriales así como de los catéteres que serán empleados.

Vías Intravenosas y Monitores

Le conectarán con una serie de tubos, vías intravenosas, monitores y dispositivos cuyo propósito será administrar medicamentos, nutrición, sangre transfundida y demás. Asimismo, también le colocarán ciertos dispositivos de monitorización para asegurar que sus funciones corporales vitales estén funcionando adecuadamente.

En esta sección explicamos detalles sobre cada una de estas herramientas y dispositivos que le conectarán para realizar su cirugía de escoliosis.

(A) Vías intravenosas, tubos y catéteres

→ El catéter Foley consiste en un tubo pequeño y blando que permite el vaciado de su vejiga para que no se tenga que levantar e ir al baño. Suele retirarse tras unos 4 o 5 días. Se insertará durante la cirugía en el mismo orificio por el que orina.

→ PCA (Analgesia Controlada por el Paciente) – Se trata de una vía intravenosa que suministra la cantidad necesaria de antibióticos y analgésicos.

Casos Reales de Escoliosis: Una experiencia abrumadora incluso para los más valientes

Angelina era una chica bastante alegre y segura de sí misma e incluso se tomó muy bien la idea de someterse a una cirugía. Aceptó bien su trastorno de escoliosis y junto con su madre se informó completamente sobre todo lo que podía hacer para que todo el procedimiento quirúrgico fuese más cómodo y exitoso. No obstante, incluso para una adolescente de carácter fuerte, la experiencia de encontrarse en una sala de operaciones y de someterse a todas las actividades previas a la cirugía resultó ser abrumador.

Le diagnosticaron escoliosis a la edad de 13 años. Tras una serie de diagnósticos y enfoques de tratamiento variados, le recomendaron finalmente la opción quirúrgica a los 16 años tras confirmar que presentaba una doble curva de gran magnitud. Estaba bastante contenta y satisfecha con la manera en que los médicos y enfermeros le explicaron el procedimiento. Sin embargo, en el momento en el que fue trasladada hasta la sala de operaciones y vio ese enorme despliegue de herramientas, comenzó a ponerse nerviosa. Su experiencia más traumática fue cuando el médico quiso tomar fotografías de su columna vertebral para que pudiese compararlas con las de la columna postquirúrgica. De hecho, Angelina describió estos breves instantes siendo fotografiada simplemente en su ropa interior como, "¡uno de los momentos más incómodos y humillantes!"

→ Una vía intravenosa introducida en su arteria para monitorizar sus niveles de presión sanguínea (consulte el siguiente cuadro).

¿Sabía qué?

No es lo mismo una vía arterial que una vía intravenosa. Mientras que la vía intravenosa se inserta en la vena, la vía arterial se inserta en una arteria. Además, la vía intravenosa suele ser empleada para suministrar medicación y nutrición, mientras que la vía arterial suele actuar como un mecanismo de monitorización empleado para monitorizar su presión sanguínea. También puede ser empleada para extraer muestras de sangre para los análisis y pruebas de laboratorio que podrían requerirse más tarde

---

→ Un tubo endotraqueal (tubo ET), insertado dentro de su boca y garganta para facilitar su respiración. Dado esto, es muy posible que le duela la garganta y que tenga la voz ronca tras la cirugía. Al igual que en el caso del catéter de Foley, el tubo se coloca durante la cirugía.

(B) Monitores y dispositivos

→ Le colocarán una serie de electrodos sobre su pecho. Los electrodos parecen pegatinas pequeñas y suaves con cables conectados a un monitor cardíaco situado justo encima del cabecero de su cama. Estos electrodos y cables tienen el propósito de mostrar su tasa cardíaca y respiratoria, que serán visualizadas en el monitor en forma de líneas y números.

→ Una máscara de oxígeno, para ayudarle a respirar con facilidad, ya que sus pulmones podrían tardar un poco en recuperarse, especialmente si le realizaron una incisión anterior (desde de la parte delantera/lateral de su cuerpo).

→ Un oxímetro de pulso, que comprobará sus niveles de oxígeno y que estará conectado a su dedo mediante una tirita adhesiva.

→ Una series de medias de compresión y botas de compresión neumáticas que evitarán la formación de coágulos sanguíneos en sus vasos debido a las largas horas de inactividad.

Con fines de monitorización

En esta fase, y durante la cirugía, le realizarán una exploración neurofisiológica regular. A tal fin, un médico especialista conocido con el nombre de neurofisiólogo conectará una serie de alambres especiales sobre su cabeza para permitir la monitorización intraoperatoria. También se colocarán otros monitores y vías intravenosas importantes para asegurar una monitorización y administración de fármacos apropiadas durante la intervención.

La Sedación

Aquí es donde entra su anestesista. Existen distintas formas de administrar la dosis del agente anestésico, incluyendo la administración por vía intravenosa o a través de una máscara. Generalmente su anestesista le preguntará qué prefiere usted y decidirá qué opción es la más recomendable en su caso. Resulta interesante destacar que este suele ser el paso más sobrecogedor para el paciente. El motivo siendo que este vaya a ser realmente el primer procedimiento que le realicen en la SO aparte de las pruebas y valoraciones realizadas previamente. Simplemente échele un vistazo rápido a la siguiente cita:

"Pensaba que iba a dar más miedo. No sabía qué aspecto tendría la sala de operaciones. Pensaba que sería como en la televisión. Como una habitación enorme con una única cama enana y todo el mundo mirándote fijamente. Pero no fue así en absoluto. Aunque sí hacía un frío que pelaba. Me dieron mi osito de peluche y lo mantuve abrazado hasta que me quedé dormida. Cuando me desperté aún lo tenía entre mis brazos. ¡Todo fue muy bien!"

Tras administrarle el fármaco, poco a poco se empezará a quedar profundamente dormido, momento en el que comenzará el procedimiento.

CAPÍTULO 18
La Cirugía –
El Procedimiento en Sí

El momento de la cirugía en sí llegará en cuanto se encuentre dentro de la sala de operaciones. En este capítulo le llevaremos literalmente a través de una visita guiada de la cirugía completa, del procedimiento completo a medida que ocurre.

Acerca de la Fusión Espinal

Que la fusión espinal sea la cirugía realizada con más frecuencia para corregir y controlar la curva escoliótica es algo que definitivamente sabemos a estas alturas. Sin embargo, la fusión espinal sigue siendo una cirugía ampliamente practicada, incluso más allá del tratamiento de la escoliosis con el fin de cumplir ciertos objetivos. A continuación comenzaremos por comprender qué es la fusión espinal y por qué se requiere en el ámbito del manejo del dolor, la deformidad y el trastorno.

Pues bien, tal como sugiere su nombre, la fusión espinal es una cirugía que une o "fusiona" parte de su columna vertebral con el fin de tratar una deformidad o reducir el dolor.

Tal como leyó en los capítulos iniciales, su columna vertebral está compuesta por cierto número de vértebras interconectadas, comenzando desde justo debajo de su cráneo y extendiéndose hasta su cóccix. Todas estas vértebras están conectadas y vinculadas entre sí como si se tratase de una cadena en la que cada vértebra se encuentra colocada encima de la anterior. Las vértebras están vinculadas de tal manera que se puedan mover de manera coordinada y permitiendo que la columna vertebral sea flexible y que se mueva tal como se requiera. Para evitar la fricción, cada una de estas vértebras se encuentra acolchada por suaves discos intervertebrales que las separan de las vértebras adyacentes. Estos discos intervertebrales, junto con las articulaciones facetarias, otorgan la visible flexibilidad de la columna vertebral así como una protección adecuada.

En este punto, y debido a ciertas afecciones y enfermedades, estas vértebras espinales podrían traspasar la rutina de movimiento normal y verse afectadas por ciertas enfermedades, traumas o los efectos de la edad. Cuando ocurre esto, el movimiento normal que se produce entre 2 o más de las vértebras afectadas resulta doloroso y conduce a la inestabilidad y al dolor de la columna.

El proceso de fusión espinal tiene el objetivo de eliminar este movimiento doloroso de las vértebras afectadas, lo que se consigue gracias a la fusión de las vértebras afectadas mediante el empleo de injertos óseos e instrumentación.

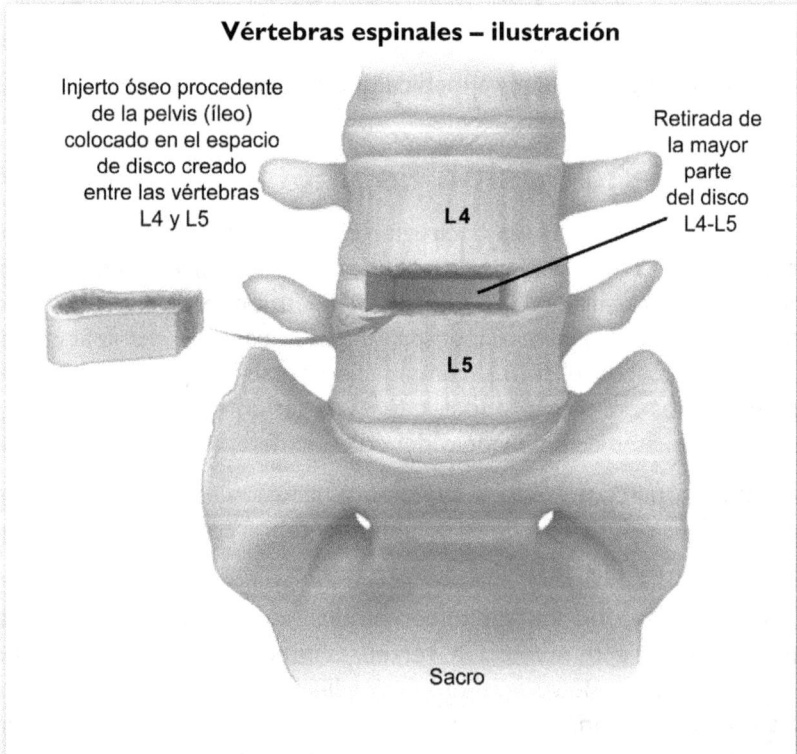

Vértebras espinales – ilustración

Injerto óseo procedente de la pelvis (íleo) colocado en el espacio de disco creado entre las vértebras L4 y L5

Retirada de la mayor parte del disco L4-L5

L4

L5

Sacro

Las Condiciones

Para aclarar más las cosas, tratándose de un procedimiento quirúrgico, la fusión espinal se adopta en el caso de uno o más de los siguientes trastornos espinales:

- Un trauma o accidente que genera trastornos como una vértebra fracturada
- La excesiva movilidad entre vértebras concretas que provoca inestabilidad y dolor de la columna vertebral
- Trastornos de la columna vertebral tales como la espondilólisis, la espondilolistesis y la osteoartritis
- Deformidades espinales tales como la escoliosis y cifosis
- Un disco herniado o protuberante

En términos simples...

Como proceso, la fusión espinal trata de conseguir de manera instantánea y artificial lo que haría gradualmente la Madre Naturaleza al imitar el proceso natural de crecimiento óseo. Mediante este crecimiento óseo se fusionan las dos vértebras de manera permanente y se eliminan todos los movimientos dolorosos generados entre ambos

---

Los Objetivos

Dicho lo anterior, la fusión espinal se lleva a cabo en pacientes con escoliosis para alcanzar los siguientes fines específicos:

- En la medida de lo posible, corregir/enderezar la curva y recolocar a la columna en su posición original
- Intentar reducir el dolor y la inestabilidad espinal, aunque los resultados podrían alejarse de las expectativas
- Detener la posible progresión de la curva
- Prevenir cualquier daño potencial del sistema nervioso u otros órganos

Habiendo comprendido los aspectos básicos de la fusión espinal y sabiendo cuáles son los objetivos que consigue, continuemos por comprender qué ocurre exactamente durante la cirugía y cómo se realiza.

El Procedimiento en Detalle

A) La Incisión

El primer paso de la cirugía será la realización de una incisión a través de la cual su cirujano accederá a la columna vertebral. El tipo y la ubicación de la incisión dependerá de un único factor fundamental; la ubicación de su curva. Mediante la realización de radiografías previas, consultas y otras medidas diagnósticas, su cirujano habrá planificado y decidido previamente el enfoque que deberá emplear, que podría ser un enfoque posterior, anterior o uno combinado. Puede consultar el Capítulo 15 para leer más acerca de cada uno de estos enfoques.

Habiendo predeterminado el enfoque a seguir, su cirujano procederá a realizar la importante incisión. Dependiendo de la ubicación exacta de su curva, su cirujano podría proceder a realizar la incisión de las siguientes maneras:

→ En el caso de la columna lumbar (parte baja de la espalda) - Encontrándose tumbado sobre su abdomen, su cirujano abordará su columna vertebral desde la parte posterior de su cuerpo, es decir, desde su espalda. Su cirujano realizará una incisión directa sobre su columna vertebral.

→ En el caso de la columna cervical (parte superior de la espalda) – Para que su cirujano pueda acceder a su curva y a las vértebras afectadas en la porción cervical de su columna vertebral, deberá estar tumbado sobre su espalda, mientras su cirujano realiza una incisión desde la parte frontal de su cuello para seguir un enfoque anterior y desde su espalda para seguir un enfoque posterior.

→ En el caso de la curva torácica (parte central de la espalda) – En este caso su cirujano realizará una incisión en función de su situación. De hecho, en bastantes casos en los que se debe tratar la columna torácica se sigue un enfoque combinado anterior y posterior.

Incisión cervical posterior

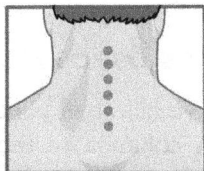

Incisión cervical anterior

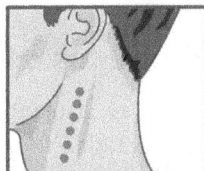

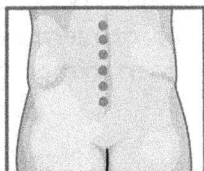

Incisión lumbar posterior

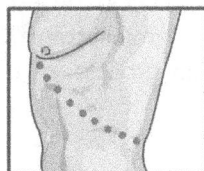

Incisión lumbar anterior

VARIOS PUNTOS DE INCISIÓN

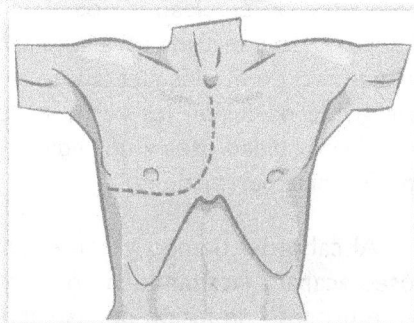

Siguiendo el enfoque predeterminado, su cirujano accederá primero a los procesos espinales, que son unas pequeñas proyecciones óseas presentes en la parte dorsal de sus vértebras. Con ciertas herramientas quirúrgicas de precisión, apartará los músculos que rodean a la columna vertebral para alcanzar la lámina (el hueso protector que rodea la superficie dorsal de la médula espinal).

En este punto su cirujano también comprobará si los nervios próximos se encuentran afectados por cualquier tipo de presión. En un proceso conocido como descompresión, retirará lentamente toda la presión y tensión de los nervios circundantes tanto mediante la extirpación de parte de la lámina o incluso raspando cualquier espolón óseo cercano.

Tras haber realizado la incisión, se expondrá el segmento de su columna que deberá ser fusionado. Este será el momento en el que comenzará el siguiente paso de la colocación del injerto óseo.

B) Extracción de los espolones óseos

En este momento su cirujano podrá visualizar el punto exacto en el que las vértebras afectadas fuerzan a la columna vertebral a desviarse de su posición normal, aplicando presión sobre los nervios espinales y resultando en la curva de escoliosis. En un proceso conocido como descompresión o laminectomía, su cirujano extraerá dichos espolones óseos, dejando un espacio en el que se insertarán posteriormente los injertos óseos.

C) Injertos Óseos

Un injerto óseo consiste básicamente en un conjunto de trozos de material óseo que eventualmente se colocan entre las dos vértebras afectadas. Se emplean varios factores para decidir cuál es la opción de injerto óseo adecuada para la cirugía, incluyendo el tipo de fusión espinal, el número de niveles afectados, la ubicación de la fusión, los factores de riesgo de no-fusión (es decir, la obesidad, que el paciente sea fumador, una mala calidad ósea y una edad avanzada), la experiencia quirúrgica y la preferencia personal.

Al cabo del tiempo y con el apoyo de la instrumentación, el injerto óseo acabará facilitando la unión o la "fusión" de las vértebras. Durante este proceso de fusión de las vértebras mediante el empleo de injertos óseos se crea la base actual de la totalidad de la cirugía de fusión espinal

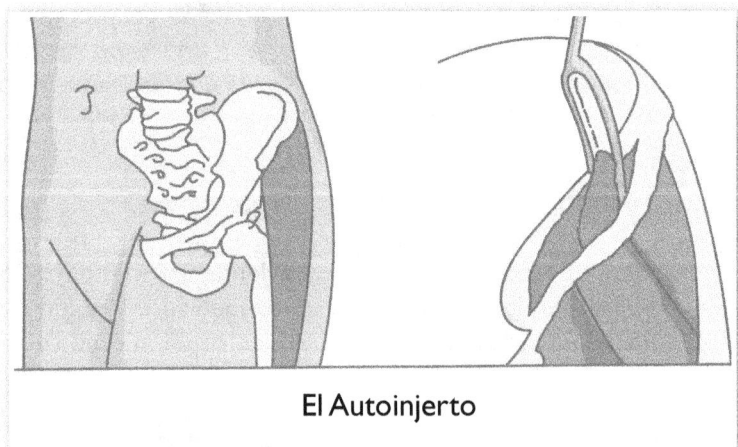

El Autoinjerto

Consulte la siguiente tabla para aprender más acerca de los diversos tipos de injertos óseos que se pueden emplear.

Injertos Óseos

Con el fin de realizar una fusión espinal, el injerto óseo podría proceder de tres fuentes distintas, incluyendo:

1. Autoinjerto óseo

Tal como sugiere su nombre, un autoinjerto es un injerto óseo procedente del cuerpo del propio paciente, generalmente de la cresta ilíaca de la cadera. Si su cirujano emplea este tipo de injerto óseo, deberá realizar una incisión adicional sobre la parte superior de su cadera durante el paso A descrito previamente. En el caso de que se vaya a emplear un autoinjerto, el material óseo será extraído de su cadera durante esta fase

2. Aloinjerto óseo

Se trata básicamente de hueso procedente de un cadáver y que su cirujano ya habrá obtenido a partir de un banco óseo externo antes de la fecha de la cirugía. Un aloinjerto generalmente evitará el dolor y el riesgo asociados que experimentaría el paciente al tener que realizar una segunda incisión durante la cirugía para obtener el autoinjerto. No obstante, su cirujano decidirá qué tipo de injerto será empleado durante el procedimiento.

3. Injerto óseo de materiales sintéticos

Debido a los enormes avances e innovaciones que han sido desarrollados en el ámbito de la medicina y la cirugía, los pacientes también pueden optar ahora por injertos óseos de materiales sintéticos para realizar su fusión espinal. Algunos ejemplos de dichos injertos óseos de materiales sintéticos incluyen:

- Matriz ósea desmineralizada (DBM) – Obtenida mediante la extracción de calcio de huesos de cadáveres, la DBM tiene una consistencia de tipo gel y se cree que contiene proteínas que ayudan y aceleran el proceso de curación del hueso.
- Injertos de Cerámica – Bastante similar en cuanto al tamaño y la consistencia del autoinjerto óseo, este tipo de injerto a base de cerámica está compuesto por materiales sintéticos de calcio o fosfato y es considerado como una alternativa eficaz del autoinjerto.
- Proteínas morfogenéticas óseas (PMO) – Aprobadas por la Administración de Fármacos y Alimentos de los EE.UU. (FDA), las PMO son proteínas sintéticas formadoras de hueso extremadamente potentes que promueven una fusión sólida, eliminando totalmente la necesidad de un autoinjerto.

Las PMO se generan mediante el procesado y la desmineralización de un autoinjerto óseo para extraer las proteínas que estimulan la formación ósea. A menudo se emplean junto con autoinjertos ya que por sí solas podrían no estimular una fusión adecuada. Sólo se aprueba el empleo de PMOs para la cirugía de fusión intercorporal lumbar anterior y se trata de un procedimiento caro.

Colocación de los injertos óseos

Estando ya preparado el material del injerto óseo, ahora es el momento de colocarlos apropiadamente en la porción expuesta de la vértebra situada a lo largo de la curva. Cuidadosamente, y empleando instrumentos quirúrgicos específicos, su cirujano colocará pequeños injertos óseos del tamaño de una cerilla en posición vertical y a lo largo de toda la porción expuesta. En este caso es importante señalar que cada uno de los injertos o trozos de hueso serán colocados de tal manera que entren en contacto con cada una de las vértebras adyacentes. Sólo así podrá tener lugar la fusión espinal, que es el objetivo fundamental de la cirugía.

D) Inmovilización e instrumentación

Durante la cirugía de fusión se emplean instrumentos metálicos que le proporcionarán estabilidad e inmovilización a la columna durante los primeros meses tras la cirugía, finalmente obteniendo una estabilidad permanente al producirse gradualmente la fusión sólida del hueso.

Su cirujano realmente inicia un proceso que imita el proceso natural de crecimiento óseo. Las dos vértebras tratadas comenzarán a cementarse con los injertos óseos a cada lado y eventualmente se fusionarán para crear una única estructura.

Hasta el momento en el que realmente se produzca la fusión, su cirujano deberá mantener unidos todos los materiales, incluyendo sus vértebras y los injertos óseos. Es aquí donde radica la importancia de la instrumentación empleada. En la mayoría de los casos se emplean varillas para mantener la posición de la columna. Por otra parte se insertarán tornillos pediculares, ganchos segmentarios o placas metálicas para mantener al injerto óseo en su sitio, permitiendo que transcurra el tiempo suficiente para que se fusione, formando así un único hueso.

Consulte la imagen a continuación para visualizar una representación gráfica detallada sobre todo el proceso de la cirugía.

E) Cierre de la Incisión

Tras insertar la instrumentación quirúrgica y fijarla adecuadamente para mantener la posición de los injertos óseos, su cirujano recolocará cuidadosamente las capas de piel apartadas y realizará el necesario cierre quirúrgico. Además de esto, su cirujano también podría colocar uno o más

Corrigiendo las tres dimensiones de la escoliosis

La escoliosis ha sido considerada tradicionalmente como una deformidad bidimensional de la columna vertebral – por ejemplo, una curva en forma de "s" que el cirujano intentaría enderezar al "estirar" la curva con varillas. Pero la mayoría de los pacientes, incluyendo Nicholas Sheridan, padecen un tipo de giro de la vértebra que provoca una malformación tridimensional. El Dr. Maric Barry, el Cirujano Ortopédico Pediátrico de Nicholas , ha desarrollado una técnica que corrige las tres dimensiones.

Las radiografías empleadas durante la cirugía ayudan a que el cirujano pueda colocar los tornillos pediculares sobre la columna vertebral en el ángulo adecuado. En el caso de que se coloquen mal los tornillos, la médula espinal podría verse dañada, provocando parálisis o problemas más graves. El Dr. Barry tardó una hora en anclar los 19 tornillos que sujetaban las varillas a lo largo de la columna vertebral de Nicholas Sheridan.

Enderezando la columna

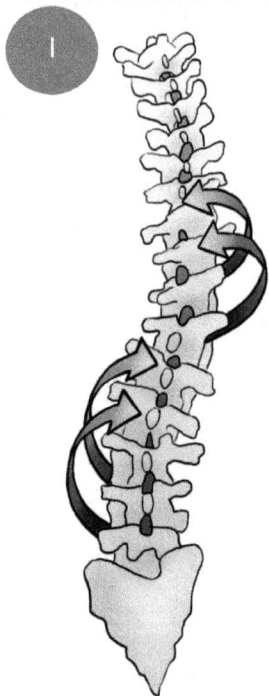

La escoliosis, un trastorno que provoca la rotación de la columna vertebral como si se tratase de un sacacorchos, puede provocar un dolor constante, afectar a la función cardíaca y pulmonar y limitar la actividad del individuo que la padece. El anterior diagrama muestra la manera en la que la escoliosis provoca el giro de la columna en distintas direcciones

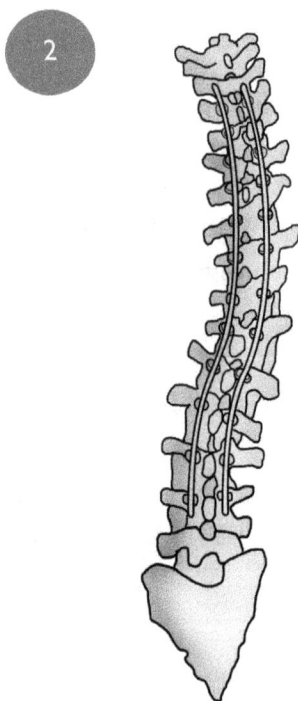

Se insertan tornillos especiales sobre los pedículos de la columna vertebral dentro de cuyas cabezas se tejen varillas de titanio de ¼ de pulgada de diámetro. Posteriormente se coloca un tapón al final del tornillo para mantener la posición de la varilla

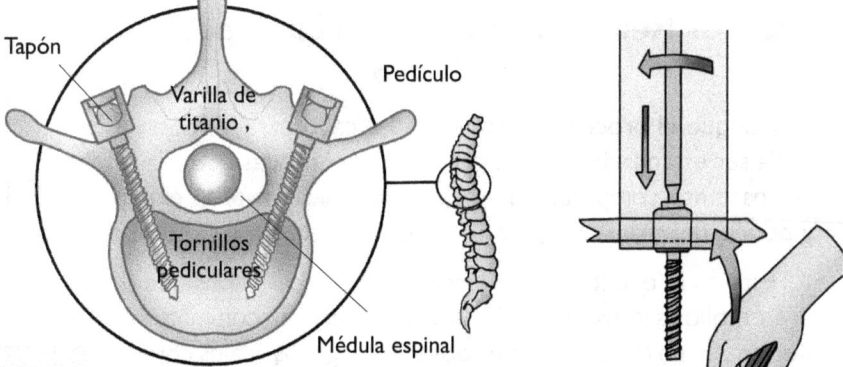

Sección transversal de la vértebra

Tapón

Varilla de titanio ,

Pedículo

Tornillos pediculares

Médula espinal

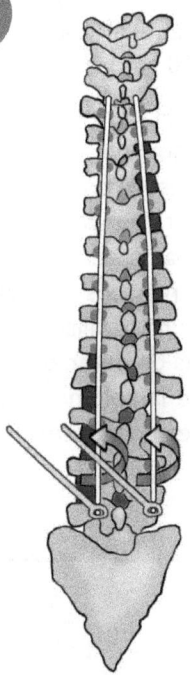

3

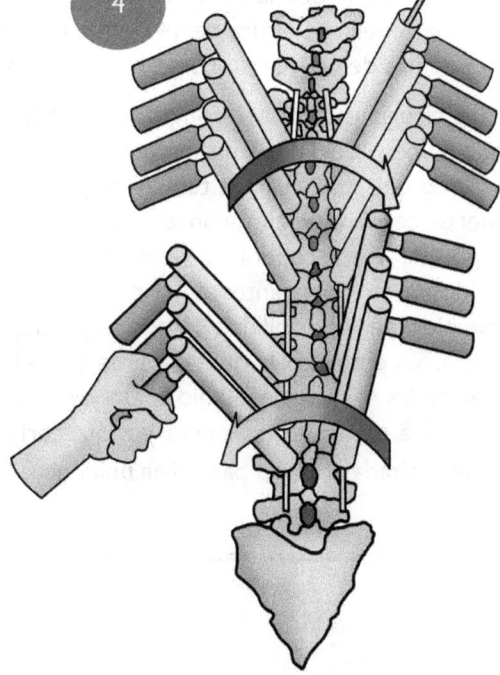

4

Empleando dos llaves inglesas, el Dr. Barry rota las varillas hasta lograr que se enderece la columna vertebral desde un punto de vista posterior o al observarlo desde una posición erguida. Se corrigen ambas dimensiones de la escoliosis, pero las vértebras rotadas (de color rojo en la imagen) aún deberán ser tratadas por el equipo quirúrgico del Dr. Barry

Empleando un sistema manual de vínculos enlazados diseñados por el Dr. Barry, el cirujano y su equipo quirúrgico rotarán las vértebras giradas hasta una posición alineada. El proceso en sí dura aproximadamente un minuto. Una herramienta de tipo destornillador ancla los tornillos en su sitio. Finalmente se esparce el injerto óseo a lo largo de las varillas

Casos Reales de Escoliosis: La Experiencia del Cirujano

Aunque el procedimiento llevado a cabo para la fusión espinal suela ser estandarizado, en algunos casos el proceso podría resultar ser bastante complicado. En este caso, únicamente la experiencia y pericia del cirujano lograrán corregir la escoliosis del paciente.

Esto es lo que le pasó a Harry, un chico de 14 años que padecía una escoliosis grave. Según los médicos, tenía su columna vertebral doblada en un ángulo de 90 grados y sus órganos vitales comenzaban a verse aplastados por la curvatura. Los expertos realizaron una cirugía para corregir la curva, lo que eventualmente condujo a que pasara a tener una altura de 147 cm a una chocante altura de 160 cm, además de reducir su curva hasta tan sólo 20 grados.

La cirugía resultó ser complicada. De hecho, Harry perdió casi todo su peso corporal en sangre y su cerebro entró en coma. Esto provocó que los cirujanos temiesen que se hubiese producido una muerte cerebral y entraron en pánico. No obstante, comenzó a responder y a recuperar la normalidad paulatinamente. Tal era el estado de su curva antes de la cirugía que los médicos le habían advertido de la posibilidad de que se produjese una parálisis tras la cirugía. Sin embargo, la operación de ocho horas de duración para insertar las varillas de titanio a ambos lados de la columna logró ayudarle a enderezar su curva y a ofrecerle a este adolescente la tan necesitada libertad para vivir una nueva vida.

CAPÍTULO 19

Complicaciones potenciales - ¿Qué podría salir mal?

P ues bien, siempre ha existido una enorme brecha entre lo que debería haber sido y lo que realmente ocurre en la vida! Aún así, en el ámbito de la medicina y de la cirugía, las cosas que se desvían incluso levemente del plan de acción previsto pueden provocar graves problemas, a veces resultando ser fatales. A medida que avanza en sus planes de cirugía para el tratamiento de su escoliosis, le ofrecemos una visión clara del lado más oscuro del procedimiento. En este capítulo hablaremos acerca de todo lo que podría ir mal respecto a su cirugía, qué complicaciones pueden ocurrir inmediatamente y cuáles pueden aparecer incluso tras un largo período de tiempo.

¿Qué se debe esperar?

Sólo como una referencia rápida, esto es lo que se debería esperar idealmente tras recuperarse de su intervención:

- Una espalda más recta, con la desaparición o reducción de su giba
- Una reducción drástica del dolor
- Un mayor nivel de comodidad al realizar sus actividades diarias rutinarias
- Una mejor apariencia cosmética

El proceso de fusión tarda aproximadamente 3 meses en solidificarse, aunque podría continuar durante un período de tiempo de hasta 2 años. Por tanto es probable que el dolor y el entumecimiento asociados a la cirugía tarden al menos 3 meses en resolverse, tras lo cual se puede esperar una recuperación gradual de su función neural normal.

No obstante, no todo podría ocurrir de esta manera y podrían surgir algunas complicaciones imprevistas que explicaremos en las siguientes secciones.

En el caso de que no todo vaya bien...

Es bastante obvio que un procedimiento tan complicado como la cirugía de escoliosis conlleva el enorme riesgo asociado a las posibles complicaciones que podrían surgir, aunque los expertos señalan que un proceso apropiado de diagnóstico y la técnica quirúrgica adecuada pueden reducir dichas complicaciones.

Desde daños neurológicos hasta un sangrado excesivo, dolor, recurrencia de la curvatura e incluso parálisis; una cirugía de escoliosis conlleva una serie de complicaciones, desde leves a graves, aunque la mayoría suelan ser poco habituales.

En el caso en el que se emplee instrumentación quirúrgica externa y el cirujano esté tratando una zona tan sensible de su cuerpo tal como la médula espinal, la posibilidad de que ocurran dichas complicaciones no puede ser ignorada. Por ejemplo, existen estudios específicos que demuestran que la tasa global de complicaciones no está influenciada por el tipo de su curva, pero también sostienen que definitivamente aumenta si su cirujano emplea un enfoque combinado anterior/posterior o si debe someterse a procedimientos adicionales tales como una osteotomía; un procedimiento quirúrgico llevado a cabo para acortar, alargar o cambiar la alineación de un hueso.

¿Qué es FBSS?

El Síndrome de la Cirugía Fallida de Espalda es un término global que hace referencia a una serie de problemas postquirúrgicos que se presentan mediante síntomas y complicaciones como los mencionados previamente.

A continuación le echaremos un vistazo rápido a algunos de los factores que aumentan la probabilidad de ocurrencia de dichas complicaciones:

- El empleo de metal y de otros instrumentos que básicamente consisten en cuerpos extraños y que podrían no ser aceptados fácilmente por su cuerpo
- Un estado de debilidad corporal preexistente debido a complicaciones adicionales provocados por la escoliosis, tal como el dolor de espalda
- Descubrimientos inesperados en la deformidad tras haber realizado la incisión
- La complejidad de la curva, especialmente en el caso de curvas rígidas o graves
- Enfermedades preexistentes como el Síndrome de Prader-Willi (PWS) que aumenta el índice de complicaciones

Debido a los factores previamente descritos y otros tantos que trataremos en este capítulo, podrían producirse una serie de situaciones en los que las cosas no ocurrirán tal como se esperaba y la cirugía podría fallar por diversos motivos. Ahora bien, por alarmante que podría sonar todo esto, siempre recomendamos que el paciente en cuestión e incluso los cirujanos estén preparados e informados sobre todas las complicaciones que podrían surgir durante o después de la cirugía.

La Rectificación

Aunque cada paciente sea diferente y cada complicación tenga su propia cura y tratamiento, resulta útil conocer algunas de las opciones de tratamiento que emplean los expertos para manejar dichas complicaciones quirúrgicas.

Por norma general, su cirujano optará por uno o más de los enfoques enumerados a continuación para solucionar dichas complicaciones, sean inmediatas, duraderas, leves o graves:

- Medicamentos analgésicos
- Antibióticos para hacer frente a infecciones
- Otros medicamentos para controlar problemas como el sangrado excesivo
- Cirugías de revisión y repetición de la colocación/instrumentación del injerto óseo

Tipos de Complicaciones

Las investigaciones demuestran que cerca de un 40% de los pacientes experimentan complicaciones menores mientras que al menos un 20% experimentan complicaciones graves tras someterse a una cirugía de escoliosis.

Pues bien, para comenzar, es importante saber que existen dos categorías de complicaciones que podrían ocurrir:

→ Las complicaciones que ocurren durante la cirugía, es decir, riesgos intraoperatorios

→ Las complicaciones que podrían aparecer como efectos secundarios de la cirugía tras un mayor intervalo de tiempo

En esta sección explicaremos ambos tipos de complicaciones asociadas a la cirugía, demostrando qué ocurre exactamente en su cuerpo en el caso de que surjan.

Complicaciones intraoperatorias inmediatas

I. Sangrado excesivo

Conocido también con el nombre de hemorragia, se trata quizás de la complicación más frecuente e inmediata asociada a la cirugía de escoliosis. De hecho, las investigaciones suelen demostrar que el sangrado excesivo es una de las complicaciones más graves que podría ocurrir, tanto durante la cirugía como durante la fase postoperatoria.

Aunque el riesgo de que se produzca un sangrado excesivo está asociado a la gran mayoría de las cirugías, resulta fundamental en una cirugía de fusión espinal debido al gran tamaño de la incisión realizada.

Problemas tales como la dificultad para acceder a la curva, un tejido adiposo complejo e incluso el uso inadecuado de la instrumentación pueden conducir a una pérdida excesiva de sangre. Resulta interesante señalar que factores tales como la densidad de nuestra médula ósea también influyen en el alcance y la intensidad del sangrado. Las investigaciones demuestran que los pacientes con una densidad de médula ósea menor presentan un mayor riesgo de experimentar una pérdida excesiva de sangre durante una cirugía de escoliosis

Los expertos explican que no sólo se trata del volumen de sangre perdido, sino que también podrían surgir otras complicaciones a la hora de realizar la transfusión de sangre, la más común estando asociada a enfermedades tales como el SIDA o la hepatitis. Además, dado que la transfusión de sangre intraoperatoria (durante la cirugía) dura bastante tiempo, creará más complicaciones debido al aumento de la duración global de la cirugía.

Por esta razón los expertos suelen recomendar la donación autóloga (de uno mismo) de sangre antes del procedimiento para que esté equipado en el caso de que se deba realizar una transfusión de sangre. Puede leer más acerca de la donación de sangre en el Capítulo 13.

Su cirujano seguirá los siguientes importantes pasos para minimizar la pérdida de sangre intraoperatoria:

→ Empleará dispositivos apropiados, tal como el marco acolchado de Relton-Hall para posicionar al paciente de manera que su abdomen cuelgue libremente, reduciendo así la presión intraabdominal y el posible riesgo de sangrado excesivo
→ Empleará agentes hemostáticos tópicos, tal como la cera ósea u Ostene (un material soluble en agua y recientemente aprobado por la FDA que tiende a reducir las complicaciones asociadas al sangrado), para controlar el sangrado procedente del hueso
→ Colocará una espuma de gel empapada en trombina dentro de las articulaciones facetarias extirpadas durante un breve intervalo de tiempo

2. Infección

Las infecciones son uno de los problemas más frecuentes asociados a la cirugía debido al empleo de herramientas, instrumentos, injertos óseos externos y por el tipo de sangre transfundida. Las infecciones pueden ocurrir debido a una gran variedad de motivos, tales como

→ Que el cuerpo no acepte adecuadamente la instrumentación insertada en el cuerpo

→ Que la sangre transfundida contenga agentes causantes de infecciones

→ Mediante el empleo de herramientas quirúrgicas

→ Mediante un injerto óseo procedente de un donante que también podría ser el vector de un agente causante de enfermedades

→ Que se produzca una reacción a los medicamentos o fármacos administrados

→ Que existan ciertas condiciones preexistentes, tal como la parálisis cerebral en niños que puede aumentar el riesgo de infecciones postquirúrgicas

Pueden desarrollarse infecciones incluso aunque se administren antibióticos de manera continuada antes y después de la cirugía. Algunas de las señales de advertencia de dichas infecciones podrían ser:

- Sensibilidad, enrojecimiento o inflamación excesiva alrededor de la herida
- Supuración de fluido a través de la herida
- Dolor agudo
- Escalofríos
- Una temperatura elevada (más de 100°F)

3. Problemas cardíacos y respiratorios

Las complicaciones pulmonares son un problema bastante común relacionado con la cirugía de fusión espinal. La curvatura anormal de la columna a menudo ejerce presión sobre la caja torácica y puede provocar malestar e impedir la función respiratoria y cardíaca. Durante la cirugía, el paciente podría experimentar síntomas tales como la falta de aliento, el dolor de pecho o complicaciones cardíacas relacionadas. También podrían desarrollarse otros trastornos respiratorios hasta una semana después de la cirugía. Dichos problemas podrían surgir debido a diversos factores tales como:

- El estrés asociado a la cirugía
- La presión física ejercida sobre la caja torácica
- Alteraciones repentinas de los niveles de presión sanguínea
- Antecedentes médicos de una función pulmonar limitada
- Efectos adversos de los medicamentos

Las investigaciones demuestran que dichos trastornos pulmonares y respiratorios son más habituales en niños cuya escoliosis se debe a un problema neuromuscular como la espina bífida, la parálisis cerebral o la distrofia muscular.

Para evitar dichos problemas, su cirujano se asegurará de realizar una monitorización continuada y evaluaciones intraoperatorias regulares para evitar cualquier complicación grave.

Complicaciones a largo plazo

Lo primero que deberá tener en cuenta en este caso es que la fusión espinal, el procedimiento más habitual para la corrección de la escoliosis, fusiona permanentemente parte de su columna vertebral. Esto implica que tras la cirugía, su espalda y su médula espinal adoptarán una forma y una estructura totalmente nueva. Para la mayoría de los pacientes escolióticos, esto podría implicar recuperar su postura normal original y librarse de su deformidad. Sin embargo, en algunas ocasiones la cirugía no sale según lo planeado y los resultados obtenidos no son los esperados. En tales casos las complicaciones provocadas por la cirugía suelen ser visibles tras unos cuantos meses o incluso años, y pueden conducir a problemas incluso más graves y debilitantes que la curva en sí.

A menudo los pacientes deberán someterse a una segunda cirugía en estos casos. Un estudio multicéntrico llevado a cabo entre un total de 306 pacientes sometidos a esta cirugía reveló un elevado índice global de complicaciones de hasta un 39%. Mientras que un 44% de los pacientes estaban en riesgo de tener que someterse a una segunda cirugía, un 26% de ellos fueron re-operados debido a complicaciones mecánicas y neurológicas relacionadas con la cirugía de escoliosis. De hecho, existen varios factores que podrían influir en el hecho de que ocurriesen o no dichas complicaciones, tales como la técnica quirúrgica empleada así como la edad, el estado de salud y el tipo de curva del paciente.

Comprendamos en detalle cada una de estas implicaciones a largo plazo..

1. Dolor crónico de espalda

Es bastante normal que el paciente experimente cierto grado de dolor y sensibilidad en la zona de inserción del injerto. No obstante, este dolor resulta preocupante cuando la zona quirúrgica sigue doliendo incluso mucho tiempo después de haber concluido la cirugía, hasta 4 o 5 años más tarde.

Es posible que siga experimentando dolor algunos meses tras la cirugía. No obstante, en algunos casos el paciente podría comenzar a experimentar un dolor repentino en la zona del injerto óseo incluso años más tarde.

Probablemente siendo una de las complicaciones a largo plazo más frecuentes de la fusión espinal, el dolor crónico deriva de una serie de factores relacionados con su cirugía de escoliosis. A continuación hemos enumerado algunas de las razones que podrían provocar dolor crónico años después de haberse sometido a la cirugía:

- Un rango de movimiento limitado debido a la fusión de las vértebras
- Un cambio permanente en la forma y estructura de su columna vertebral
- La incomodidad provocada por las varillas, tornillos u otros implantes metálicos
- Una infección o lesión de los huesos, nervios o del tejido presente alrededor de la zona de fusión
- La inflamación del tejido circundante
- Una degeneración de disco

Además de lo anterior, también podría seguir experimentando un dolor y malestar general mucho tiempo después de someterse a la cirugía sin que exista ningún motivo específico o plausible. Si esto ocurre, asegúrese de pedirle a su cirujano que busque cualquier otra posible causa que deba ser tratada adecuadamente.

Manejando el dolor crónico...

En la mayoría de los casos, dicho tipo de dolor a largo plazo y provocado por una cirugía de escoliosis, será tratado en primer lugar mediante opciones conservadores de tratamiento tales como el consumo de analgésicos de venta libre e incluso de terapias alternativas. Sólo se emplearán analgésicos narcóticos sujetos a receta en el caso de que el dolor sobrepase cierto umbral. Si el dolor está provocado por los tornillos u otros implantes metálicos, su cirujano podría decidir extirparlos quirúrgicamente.

2. Fallos de los elementos quirúrgicos

Los problemas o fallos de los elementos quirúrgicos de la instrumentación empleada suelen reflejarse unas semanas, meses o incluso años después de la operación. Existen dos categorías principales de problemas que podrían ocurrir debido a fallos de estos elementos:

→ La incapacidad del cuerpo de aceptar los implantes metálicos
→ Problemas adicionales provocados por la instrumentación, tales como la rotura, el posicionamiento inadecuado, la medida incorrecta, etc.

Continúe para leer acerca de situaciones específicas que explican más sobre del fallo de los elementos quirúrgicos/instrumentación:

→ Los tornillos pediculares podrían descolocarse o soltarse, interrumpiendo el proceso normal de fusión. En un estudio llevado a cabo para analizar las complicaciones asociadas a la fijación de tornillos pediculares durante la cirugía de escoliosis se demostró que en un 11% del total de pacientes los tornillos se habían descolocado o desviado tras la intervención.
→ Se prevé que aproximadamente un 5% de los pacientes experimentarán un desplazamiento de sus varillas, habiéndose desviado los ganchos de su posición original
→ En algunos pacientes, la varilla que fue colocada inicialmente para enderezar la columna podría rozar contra partes sensibles de su cuerpo. Esto puede ocurrir entre 1 o 5 años tras la cirugía y suele requerir la realización de una cirugía de revisión.

Dado que estos casos de fallos de los elementos quirúrgicos o de desplazamientos de la instrumentación suelen presentar bastantes riesgos asociados, los expertos hacen hincapié en la importancia de que los cirujanos de la columna y los radiólogos estén totalmente familiarizados con los distintos tipos de instrumentación empleados. Dichos expertos clínicos también deberán estar adecuadamente equipados para reconocer los síntomas clínicos y radiográficos de un fallo de los elementos quirúrgicos para poder tratar las complicaciones asociadas de manera precoz y eficaz.

3. Problemas asociados al proceso de fusión espinal

La fusión espinal es un tipo de cirugía tremendamente complicada y compleja. La tasa de complicaciones asociadas a los varios pasos de esta cirugía y a la etapa postquirúrgica es muy elevada. Incluso aunque todo haya ido bien durante su cirugía, existe la probabilidad de que la fusión espinal no haya ocurrido de la manera prevista. Esté pendiente de los siguientes síntomas comunes que indican que la fusión no se ha desarrollado debidamente:

→ Un dolor constante y crónico en la espalda o el cuello

→ Un dolor sordo o agudo en la espalda o el cuello

→ E ntumecimiento y sensación de hormigueo en la espalda/ cuello que irradia a través de sus extremidades; es decir, sus hombros, manos, brazos, piernas, muslos o pies.

¿Entonces, por qué falla la fusión espinal?

En otras palabras, ¿cuáles son los motivos por los que sus vértebras no se fusionan apropiadamente a pesar de haber aplicado un injerto óseo y otros procedimientos? Veamos algunas de las posibles razones:

- El rechazo del injerto óseo por parte de su cuerpo
- La rotura o el mal funcionamiento de los implantes metálicos o de otros elementos quirúrgicos
- El desarrollo de problemas en los discos circundantes y en las vértebras debido al aumento del estrés soportado por estas zonas
- Infecciones postquirúrgicas graves que dificultan el proceso de fusión espinal
- La formación de un exceso de tejido cicatricial
- Un sangrado excesivo o la coagulación de sangre que interrumpe el proceso de fusión

4. Dolor en la zona de extracción del injerto óseo

Este dolor sólo será relevante en el caso de que le hayan aplicado un autoinjerto para la fusión ósea, lo que implica que el material del injerto óseo fue extirpado quirúrgicamente de la cresta ilíaca de su cadera. Dado que el procedimiento de extracción es una cirugía menor en sí, podría experimentar dolor en esta zona de extracción por las siguientes razones:

- Infección debido a la cirugía
- Lesión provocada durante el proceso de extracción
- Sensibilidad e inflamación
- Malestar físico global
- Formación ralentizada del tejido cicatricial

Com plicaciones Poco Frecuentes

Además de lo anterior, también existen otras complicaciones a largo plazo que son bastante poco comunes. Sin embargo, dado que sí ocurren en un porcentaje reducido de pacientes, es importante comprender el significado y la implicación de cada una de ellas. A continuación hemos explicado algunas de las complicaciones a largo plazo más cruciales asociadas a la cirugía de escoliosis.

5. Daño Neural

En algunos casos, los nervios o los vasos sanguíneos pueden verse dañados durante la cirugía de escoliosis. Tal como leímos previamente, una cirugía de escoliosis implica la exposición de capas de músculos y de nervios para acceder a la columna vertebral mediante un enfoque anterior, posterior o combinado. Los daños neurales también podrían producirse debido al estiramiento o la formación de hematomas en el nervio, algo que podría solucionarse sólo al cabo del tiempo.

Además, cuando se aplica la instrumentación y el injerto óseo para fusionar la vértebra, el cirujano podría aplicar accidentalmente una fuerza o presión adicional sobre la columna que podría provocar el desarrollo posterior de distintos síntomas tales como los siguientes:

- Incontinencia urinaria o intestinal
- Debilidad parcial o completa, entumecimiento u hormigueo en una o ambas piernas
- Incapacidad de elevar el pie
- Disfunción eréctil

Para prevenir y detectar dichos trastornos en una etapa precoz, su cirujano empleará una serie de pruebas intraoperatorias, tal como la prueba de despertar intraoperatorio de Stagnara, para asegurar que sus nervios funcionen de manera óptima.

6. Formación de coágulos de sangre

Como un efecto asociado a la cirugía, podría desarrollar coágulos de sangre en sus piernas. En un gran número de casos los coágulos podrían soltarse de la columna vertebral. De hecho, estos coágulos de sangre pueden ser muy peligrosos si se liberan y viajan hasta los pulmones. Si se ha sometido a una cirugía de escoliosis, deberá estar al tanto de cualquiera de estas señales de aviso que podrían indicar la presencia de un coágulo de sangre

- Inflamación en la zona del tobillo, gemelo o pie
- Enrojecimiento excesivo o sensibilidad extendiéndose hasta o por encima de la rodilla
- Un dolor intenso en el gemelo

Con el fin de proteger su cuerpo de dicha coagulación de sangre, su cirujano podría recetarle anticoagulantes o emplear dispositivos especiales como las medias de compresión.

Información Importante...

En el caso de que se rompa un coágulo de sangre y viaje hasta sus pulmones, sentirá un dolor intenso y repentino en su pecho junto con tos y dificultad respiratoria. Esto puede resultar ser mortal si no se trata inmediatamente..

---

7. Pseudoartrosis

En términos médicos, la pseudoartrosis se define como un trastorno en el que no se produce una fusión apropiada de los huesos por varias razones. Tras haber insertado los injertos óseos, se coloca la instrumentación que mantendrá la alineación de su columna mientras tenga lugar el proceso de fusión espinal. No obstante, este proceso normal de fusión se ve interrumpido en el caso de la pseudoartrosis.

Produciéndose en aproximadamente un 5 o un 10% de los casos y siendo muy común en pacientes fumadores, la pseudoartrosis puede conducir eventualmente al malestar e incluso a la pérdida parcial de la corrección obtenida. En la mayoría de los casos, la pseudoartrosis requerirá una cirugía adicional en la que se colocarán más injertos óseos en la zona específica donde haya fallado el proceso previo de fusión espinal.

8. Inhibición del crecimiento

Sabemos que la cirugía de escoliosis fusiona dos o más vértebras y altera la estructura original de su columna vertebral. Aunque podría no suponer una gran diferencia en un individuo adulto o incluso en un adolescente, en la mayoría de los casos es muy probable que dicho proceso de fusión afecte al patrón de crecimiento normal de un niño joven. El proceso de crecimiento ocurre en todas las áreas del cuerpo del niño y un crecimiento espinal apropiado es extremadamente importante ya que tiene la capacidad de afectar al cambio que se produce en la estructura esquelética y en el funcionamiento de los órganos del niño.

Por lo tanto, el crecimiento atrofiado es una grave complicación a largo plazo de la cirugía de escoliosis en niños.

9. Deformidad incrementada

Aunque la cirugía de escoliosis tiene el propósito de reducir la deformidad de su espalda, en algunos casos podría acabar provocando lo contrario. Existen dos tipos de deformidades que se podrían generar:

* Una mayor deformidad del torso, empeorando la giba costal debido a la fuerza aplicada para enderezar la columna durante el procedimiento quirúrgico. El funcionamiento normal de su caja torácica podría verse afectada permanentemente y su apariencia física podría cambiar drásticamente
* Espalda plana. La deformidad sagital podría empeorar debido a la reducción de la curva lateral presente en la parte central de la espalda, conduciendo a la pérdida de la curvatura natural de su espalda. Se trata de un trastorno postural que podría resultar de la cirugía y provocar diversas anormalidades posturales, la más obvia siendo la pérdida de la lordosis lumbar.

10. Otros

Otras c omplicaciones a largo plazo y poco frecuentes incluyen:
* Infecciones del Tracto Urinario
* Cálculos Biliares
* Obstrucción Intestinal
* Pancreatitis

Casos Reales de Escoliosis: Escoliosis, Ballet y Tornillos

A menudo la escoliosis tiene el potencial de coger a los pacientes desprevenidos, perturbando sus metas y planes actuales.

Para alguien que siempre aspiró y practicó duro para convertirse en una bailarina de ballet, ser diagnosticada de escoliosis supuso un duro golpe. Samantha (pseudónimo) prácticamente no llegaba a ser una adolescente cuando supo que tenía una columna vertebral curvada y tuvo que llevar un corsé, que siguió llevando durante dos años. No obstante, el corsé no surtió efecto, y su curva había progresado hasta aproximadamente 52 grados en la parte superior de su columna y 45 grados en la parte baja de la misma para cuando alcanzó el segundo año de instituto. Ese mismo año se sometió a su primera fusión espinal desde la vértebra T4 hasta la L3.

Desafortunadamente, una revisión realizada tan solo unos meses después de la cirugía reveló que los ganchos de la parte superior de su columna se habían soltado. Tuvo que someterse a una segunda cirugía de fusión espinal poco después. Menos de dos semanas tras haberse sometido a esta cirugía se descubrió que los ganchos de la misma zona se habían vuelto a soltar, lo que condujo a una tercera cirugía. En esta última cirugía se extirpó la instrumentación colocada en la parte superior de la columna, dejando intactos los ganchos colocados en la parte interior. Sin embargo, nada de esto ayudó y su trastorno siguió deteriorando los siguientes años.

Afortunadamente, Samantha encontró al cirujano que realizó su cuarta cirugía, empleando un enfoque anterior y una fijación mediante tornillos pediculares, lo que finalmente logró tratar su curva.

CAPÍTULO 20

Las 50 Preguntas y Respuestas más Importantes Sobre la Cirugía

A través del recorrido de este libro le hemos presentado todos los aspectos importantes de la cirugía de escoliosis. Desde decidir someterse a la cirugía hasta explicar el procedimiento en sí, en esta sección del libro hemos tratado cada uno de dichos aspectos. Concluyendo ahora la segunda parte llega el momento de responder a todas las dudas que podría tener acerca de la cirugía de escoliosis.

Para su propia conveniencia hemos dividido todas las preguntas en 3 categorías fácilmente comprensibles para que pueda saber dónde buscar las respuestas a sus preguntas concretas. Por ejemplo, para obtener una respuesta acerca de los cambios específicos que requerirá en su estilo de vida, simplemente consulte la 3ra parte que responde a las preguntas más frecuentes respecto a la fase postquirúrgica.

Siga leyendo a medida que respondemos a todas sus preguntas clave acerca de la cirugía de escoliosis a través de 50 respuestas y explicaciones detalladas y exhaustivas. Aunque el número de preguntas y de dudas es definitivamente infinito, hemos intentado cubrir todas las posibles dudas que le podrían surgir a cualquier potencial paciente que se vaya a someter a esta cirugía.

A) Sus dudas antes de tomar la decisión

Si se encuentra en esa fase en la que su médico ha sugerido, incluso de manera remota, la opción de la cirugía de escoliosis tanto para usted como para su hijo/a, entonces esta sección es la indicada para usted. Busque las respuestas a las preguntas más cruciales que tenga a medida que decide en función de los beneficios y de los riesgos asociados. Las siguientes preguntas actuarán como una guía que le ayudará a lo largo del proceso de toma de decisiones.

P1. ¿Es realmente necesaria la cirugía?

Esta probablemente sea la primera duda, y la más común, que tendrá un paciente con escoliosis. Tratándose de un procedimiento extremadamente invasivo y conllevando una serie de futuras complicaciones potenciales, la cirugía de escoliosis suele ser concebida como un concepto muy intimidante. Por lo tanto, idealmente el paciente querrá explorar todas las posibles opciones disponibles antes de optar por la cirugía.

Aunque cada paciente dispondrá de un historial médico distinto y de distintas inquietudes respecto a su curva, existen ciertos factores que indican la necesidad de someterse a cirugía. La corrección quirúrgica de la escoliosis será necesaria en el caso de que experimente algunos de los siguientes factores:

→ Si su curva supera los 45 o 50 grados empleando el método de Cobb (consulte la tabla a continuación) y si ya ha alcanzado la madurez esquelética, es decir, que ya no experimentará ningún crecimiento esquelético de gran magnitud en el futuro. Esto es especialmente importante en el caso de niños, preadolescentes y adolescentes. En el caso de que aún se deba producir un crecimiento esquelético, lo ideal sería esperar un tiempo antes de someterse a la cirugía.

→ Si el alcance de la progresión de la curva es elevado (en función de su edad, la gravedad y la ubicación de su curva), debería someterse a cirugía.

→ Si se enfrenta a discapacidades y limitaciones serias al realizar sus actividades diarias rutinarias

→ Si presenta un problema cosmético grave, presentando una curva que le otorga un aspecto de jorobado

¿Qué es el Método de Cobb?

El Método de Cobb es un procedimiento universalmente empleado y estandarizado para medir el grado de una curva escoliótica. Se identifica sobre una radiografía de la curva. Se detectan las vértebras finales de la porción curvada, dibujando sobre ellas una serie de líneas perpendiculares y rectas para formar el ángulo de la medida.

Puede consultar el Capítulo 6 para obtener más información acerca del Método de Cobb.

Además, para comprender mejor su situación y determinar si la cirugía es la opción indicada para usted, simplemente hágase las 7 preguntas esenciales respecto a:

→ El estado de su curva
→ Su madurez esquelética
→ El riesgo de progresión de su curva
→ Los resultados obtenidos a partir de los métodos no invasivos empleados previamente
→ Su estado de salud actual
→ Las limitaciones que podrían estar provocadas por su curva
→ Su estado financiero actual

P2. ¿Será muy dolorosa la cirugía?

Durante la cirugía se encontrará bajo los efectos de la anestesia, por lo que es imposible que sienta dolor en la sala de operaciones. Tras finalizar la cirugía sí es posible que experimente un dolor agudo que disminuirá paulatinamente. Algunos pacientes experimentan un malestar general junto con entumecimiento y hormigueo, mientras que otros experimentan un dolor fuerte en la zona de inserción del injerto óseo. Además, podría resultar ser menos dolorosa si es más joven y si su cirugía no fue complicada..

No obstante, deberá estar mentalmente preparado para experimentar el dolor asociado con las inyecciones intravenosas previas y las pruebas que le realizarán. Por norma general, la magnitud del dolor será controlada y manejada por su anestesista y los especialistas del manejo del dolor, tanto antes como después de la cirugía.

P3. ¿Cuánto cuesta una cirugía de escoliosis?

El coste total de su cirugía dependerá de varios factores, incluyendo:

→ La gravedad de su curva y la técnica que será empleada

→ El tipo de instrumentos quirúrgicos que serán empleados durante la cirugía

→ Su ubicación geográfica, dado que las estimaciones de coste varían entre los distintos países y regiones

→ El coste del procedimiento que será cubierto por su proveedor de seguro

→ La cantidad de complicaciones o de estancias hospitalarias adicionales que podría requerir tras la cirugía

→ Su elección de cirujano y de hospital

Aunque los costes reales podrían variar mucho, la cirugía de escoliosis es considerada como un procedimiento caro, pudiendo costar entre 75,000 y 300,000$ por operación.

P4. ¿Desaparecerá totalmente mi curva?

Pues bien, esto depende del estado actual de su columna vertebral y de su flexibilidad antes de la cirugía. El grado en el que se enderezará su columna vertebral tras la cirugía depende mucho de ciertos factores como su edad, la gravedad de su curva, su estado global de salud y demás. Por ejemplo, las investigaciones demuestran que en el caso de preadolescentes y adolescentes se logra enderezar hasta un 50% de la curva, algo que podría ser imposible en el caso de pacientes de mayor edad. En otras palabras, el grado de corrección de la curva es muy variable y será predicho por su cirujano en la medida de lo posible.

P5. ¿Padeceremos mi hijo o yo alguna discapacidad permanente tras la cirugía?

Desde el punto de vista médico, la tasa de ocurrencia de complicaciones graves tras la cirugía no es muy elevada. No obstante, si está considerando la cirugía para su hijo/a, existe una leve posibilidad de que pudiese afectar a su patrón de crecimiento normal, factor conocido también como inhibición del crecimiento. En algunos adultos, las vértebras fusionadas podrían provocar que las actividades normales de torsión y flexión de la columna resulten difíciles o incluso imposibles. No se suelen reportar otras discapacidades graves tras la cirugía a menos que ocurra alguna complicación grave e imprevista durante el procedimiento, tal como se mencionó en el Capítulo 19

P6. ¿Afectará la cirugía de escoliosis a la posibilidad de que tenga un embarazo saludable?

Existe una conexión definitiva entre la escoliosis y el embarazo y la crianza de hijos, dado que ambos aumentan el estrés generado sobre la columna vertebral, influyendo por tanto en el desarrollo o la progresión de una curvatura espinal.

Si presenta una curva de gran magnitud, está pensando en someterse a cirugía y considerando dar a luz, es mejor que no programe ambos acontecimientos a la vez. Aunque las mujeres que hayan padecido escoliosis también suelen tener embarazos exitosos, es importante que siga los consejos de su experto acerca de la planificación del momento de su cirugía así como de la concepción y del embarazo.

¡Lectura obligatoria!

Si fue diagnosticada de escoliosis y está embarazada o planea concebir, le merecerá realmente la pena hacerse con una copia del libro "Una Guía Esencial Para la Escoliosis y Un Embarazo Saludable" del Dr. Kevin Lau. ¡El libro funciona como una guía mensual para todas aquellas mujeres que quieran saber cómo cuidar de la columna vertebral de su bebé!

P7. ¿Cuándo debería decidir que mi hijo se someta a cirugía? ¿Desaparecerá sola la curva?

Todo depende de la edad de su hijo/a y de la gravedad de su curva. Si su hijo/a aún es joven (entre 4 y 11 años) y es probable que aún crezca mucho, es mejor que posponga la cirugía, dado que el crecimiento podría aumentar las probabilidades de que se desarrolle una curva recurrente. Puede leer más acerca de este fenómeno en el Capítulo 7 (El Grado de Risser-Ferguson).

No obstante, uno no debería esperarse que la curva vaya a desaparecer sola. La detección y el tratamiento de una curva incluso mínima durante una fase precoz suponen una gran diferencia en el modo en el que la curva vaya a afectar a la vida del niño en el futuro.

Q8. P8. ¿Existen técnicas novedosas y mínimamente invasivas que pueda considerar?

Según su diseño original, una cirugía de escoliosis es un procedimiento extremadamente invasivo y conlleva un elevado riesgo de complicaciones. Es natural que el paciente se sienta intimidado y busque opciones menos invasivas. Puede considerar las siguientes opciones junto con su cirujano si desea explorar las opciones mínimamente invasivas:

→ Grapado de los cuerpos vertebrales
→ Costilla prostésica vertical expansible de titanio (VEPTR)
→ Cirugía torácica asistida por video (VATS).
→ El enfoque endoscópico
→ Toracoplastia

Puede leer más acerca de cada una de estas técnicas y aprender por qué son de naturaleza menos invasiva en el Capítulo 15. En términos generales, la corrección quirúrgica llevada a cabo tanto mediante la fusión espinal, una cirugía convencional o los anteriores métodos mínimamente invasivos, es considerada como la única opción para obtener una corrección a largo plazo de la curva.

No obstante, antes de optar por la cirugía, también se recomienda que utilice terapias no invasivas tales como la dieta y el ejercicio para intentar corregir su curva. Consulte "Su Plan para la Prevención y Tratamiento Natural de la Escoliosis" del Dr. Kevin Lau donde podrá encontrar toda la información que quiera saber acerca de cómo tratar la escoliosis de manera no invasiva.

P9. ¿Cómo puedo prepararme a mí mismo o a mi hijo mentalmente?

El primer paso será recopilar la máxima información posible. Infórmese a sí mismo o a su hijo sobre todos los aspectos de la cirugía. Explíquele las pruebas que deberá realizar y, en el caso de que sea lo suficientemente mayor, explíquele brevemente el procedimiento que se llevará a cabo. Sin embargo, el aspecto postquirúrgico es el más importante y por tanto deberá ser cuidadosamente explicado. Informe a su hijo/a de las principales diferencias a los que se deberá enfrentar tras la cirugía, incluyendo información acerca de cómo la cirugía cambiará su aspecto físico, su estilo de vida y cómo afectará a sus actividades diarias rutinarias durante al menos los próximos meses.

P10. ¿Estará cubierta la cirugía de escoliosis por mi seguro?

En la mayoría de los casos sí está cubierta. Dado que la cirugía de escoliosis es un procedimiento relativamente común, suele estar mayormente cubierta por su proveedor de seguro en los EE.UU. y por el Sistema Nacional de Salud en el Reino Unido. Por norma general, la cantidad exacta y la proporción cubierta por su seguro en los EE.UU. estará determinada por su póliza de seguros particular.

P11. ¿Tendré que realizar muchas pruebas?

Las pruebas y evaluaciones prequirúrgicas se realizan con el propósito de ayudar a su cirujano a la hora de decidir si está médicamente apto para someterse a este tipo de cirugía. Estas pruebas también son importantes para detectar cualquier trastorno o enfermedad grave que podría padecer el paciente en ese momento. Consulte el capítulo 13 para aprender más acerca de dichas pruebas y evaluaciones. Siempre le beneficiará cooperar plenamente con el equipo médico y someterse adecuadamente a todas las medidas diagnósticas requeridas. Algunas de las pruebas más importantes incluyen:

→ Exploración física
→ Radiografías
→ Pruebas de la función pulmonar
→ RMN y Mielografía
→ Electrocardiograma (EKG)
→ Electroencefalograma (EEG)
→ Análisis de sangre
→ Análisis de orina

P12. ¿Cómo elegir el cirujano y el hospital apropiados?

Su elección de cirujano y de hospital podría marcar una gran diferencia en el éxito de su cirugía. Existen diversos factores que puede tener en cuenta a la hora de elegir ambos tal como explicamos en el Capítulo 12. A continuación enumeramos algunos de estos factores.

Elección del hospital

→ Proximidad física o distancia desde su casa
→ Infraestructura y otras instalaciones disponibles
→ Reputación global
→ Si está o no cubierto por su póliza de seguro

Elección de cirujano

→ Si está o no cubierto por su póliza de seguro
→ Cualificaciones Académicas/Profesionales
→ Certificaciones y licencias
→ Experiencia previa, concretamente en su tipo de caso
→ Tasas de éxito/fracaso
→ Referencias de pacientes anteriores

Algunos pacientes se ven en una encrucijada cuando su cirujano prefiere trabajar en un hospital que no sea el que esté cerca de la casa del paciente. En dichos casos, podrá comentar el problema con su cirujano y el hospital para intentar buscar una solución viable.

B) Durante el procedimiento

P13. Los médicos hablan mucho acerca de la fusión espinal. ¿Qué es?

La fusión espinal consiste básicamente en un proceso en el que se "fusionan" o unen permanentemente dos o más de las vértebras presentes a lo largo de su curva con el fin de enderezar su columna. En este proceso se coloca un injerto óseo entre las vértebras y se emplean un conjunto de instrumentos quirúrgicos tales como varillas, tornillos y placas para mantener el material del injerto en el lugar hasta que se fusiona completamente al hueso.

P14. ¿Cuáles son los "instrumentos" empleados durante la cirugía?

"Instrumentos" es un término generalizado empleado para describir los elementos quirúrgicos empleados durante su cirugía. Todas las varillas, tornillos, ganchos y placas que serán empleados para enderezar la columna y mantener el injerto óseo en su sitio se conocen como instrumentos quirúrgicos o instrumentación.

P15. ¿Es lo mismo una cirugía abierta que una endoscópica?

No, no es lo mismo. Una cirugía abierta incluirá una o dos incisiones de gran tamaño. Por otra parte, la cirugía endoscópica incluirá varias pequeñas incisiones. Guiado por un endoscopio (un dispositivo que consiste en un largo y delgado tubo que contiene una fuente de iluminación y una cámara de video que permite que el cirujano visualice la zona quirúrgica a través de una pequeña incisión), se insertarán pequeños instrumentos quirúrgicos para realizar el proceso de fusión.

P16. ¿Cuánto tiempo dura la cirugía?

La duración total de la cirugía dependerá de la gravedad de su curva y del enfoque que haya empleado su cirujano. En promedio, una cirugía de escoliosis típica durará de 3 a 8 horas

P17. Dígame cuáles son los distintos tipos de técnicas disponibles para la cirugía de escoliosis..

En términos generales, existen 4 tipos principales de técnicas para la cirugía de escoliosis que podrán ser empleadas por su cirujano. Estas incluyen:

→ El enfoque posterior, mediante el cual se accede a su columna vertebral desde su espalda

→ El enfoque anterior, mediante el cual se accede a su columna vertebral desde la parte frontal de su cuerpo, es decir, a través de su pared torácica

→ El enfoque combinado, que emplea una combinación de los dos enfoques anteriores. En este caso la columna vertebral es accedida a través de la parte frontal de su cuerpo mientras que la fusión será llevada a cabo a través de la ruta posterior

→ Técnicas mínimamente invasivas tales como el enfoque endoscópico (que implica la realización de varias incisiones de menor tamaño), toracoplastia, grapado de los cuerpos vertebrales y demás.

P18. ¿Cuál es el mejor procedimiento?

Un cirujano experimentado y un análisis médico apropiado logran que cualquiera de las anteriores técnicas sean igual de eficaces. Cada procedimiento presenta sus propios beneficios y riesgos asociados. Además, existen tipos específicos de curvas que responden mejor a una técnica en particular. Por ejemplo, se suele considerar el enfoque anterior para el tratamiento de curvas ubicadas en la región toracolumbar (T12-L1). Su cirujano podrá decidir cuál es la técnica apropiada para su cirugía.

P19. ¿Estaré consciente durante la cirugía?

En cuanto llegue a la sala de operaciones estará bajo los efectos de la anestesia. Recuperará la conciencia tras finalizar el procedimiento y no podrá despertarse para ver qué ocurre durante la cirugía.

P20. ¿Cuál será el tamaño de la incisión?

La longitud de la incisión dependerá de dos factores, incluyendo el tipo de técnica empleada y el número de vértebras que se deberán fusionar. Por ejemplo, de promedio, un enfoque posterior típico incluirá una incisión de unos 15-30 cm, comenzando desde el centro de su espalda.

P21. ¿Qué son los drenajes y por qué y dónde se colocan?

Un drenaje consiste básicamente en un tubo que se coloca en la herida tras haber finalizado la cirugía y suturado la herida. Esto se realiza para drenar el fluido presente en la zona quirúrgica para poder proteger la incisión de cualquier daño o infección.

P22. ¿Pueden producirse complicaciones muy graves durante la intervención?

Sí, pueden. Aunque sean poco frecuentes, sí que existe una posibilidad de que ocurran complicaciones graves durante la cirugía, incluyendo:

→ Graves problemas respiratorios/pulmonares
→ Problemas cardíacos
→ Pérdida excesiva de sangre
→ Daño neural
→ Infección
→ Dolor crónico
→ Coágulos de sangre
→ Muerte

P23. ¿Podré ver cuáles son los instrumentos que se van a emplear?

Si le interesa, su cirujano podrá mostrarle los instrumentos que se colocarán dentro de su cuerpo para que se familiarice con ellos antes de la intervención. Si está bien informado, incluso le podrá pedir a su cirujano que le muestre dichos instrumentos en una reunión previa a la cirugía.

P24. ¿Cómo obtendrán el injerto óseo? ¿Me dolerá la zona durante mucho tiempo?

Existen tres opciones mediante las cuales su cirujano podrá obtener un injerto óseo. Estas incluyen:

→ Autoinjerto. Obteniendo el injerto óseo de la cresta ilíaca de su cadera durante el procedimiento quirúrgico
→ Aloinjerto. Su cirujano obtendrá el material del injerto óseo a partir de un banco de huesos antes de su cirugía
→ Un injerto sintético, que incluirá el empleo de varios materiales sintéticos artificiales de injerto óseo disponibles comercialmente

Si su cirujano decide obtener el injerto de su cresta ilíaca, normalmente no provocará muchas complicaciones ni un dolor excesivo tras la cirugía

P25. ¿Perderé mucha sangre?

Cierta pérdida de sangre es natural durante la cirugía debido a la naturaleza extremadamente invasiva del procedimiento. Es bastante habitual que el paciente requiera la transfusión de cierta cantidad de sangre debido a dicha pérdida. No obstante, a menos que se haya producido una pérdida excesiva de sangre es poco probable que sufra cualquier complicación grave debido a la misma.

C) Sus inquietudes sobre la fase postquirúrgica

P26. ¿Cómo me sentiré inmediatamente después de la cirugía?

Podría experimentar bastante dolor en la zona incluso aunque siga estando bajo los efectos de los analgésicos. También podría experimentar dolor y sensibilidad en la zona en la que se insertó el injerto óseo. Además, seguirá encontrándose bajo los efectos de la anestesia y se sentirá drogado por toda la medicación. Asimismo, toda la parafernalia de tubos y catéteres podrían ponerle nervioso. Por tanto es importante que se prepare mentalmente para este tipo de molestias.

P27. ¿Cuánto tiempo tardaré en poder volver a caminar?

Si su cirugía fue bien, el personal de su hospital podría ayudarle a caminar un poco con un bastón el segundo o tercer día tras la operación. Gradualmente le animarán a caminar distancias cada vez mayores (tales como el pasillo de su hospital) sin forzar su espalda. Además, podrían ordenarle seguir empleando andadores durante unas 4-6 semanas tras su cirugía. Un fisioterapeuta le tratará en el hospital, ayudándole a emplear un mecanismo de apoyo adecuado tal como un bastón o un andador, enseñándole cómo realizar las transiciones y la ambulación de manera adecuada para asegurar la seguridad y la protección de su espalda. También se asegurarán de que pueda realizar todos los movimientos necesarios antes de darle el alta del hospital.

P28. ¿Cuándo podré volver a comer o beber tras la cirugía?

La mayoría de los pacientes pueden beber pequeños tragos de líquidos unas 4 o 5 horas tras la cirugía. Sus médicos aumentarán gradualmente la cantidad y frecuencia de su ingesta en función de su condición.

P29. ¿Cuánto tiempo tendré que esperar para ducharme tras la cirugía?

El plazo mínimo estipulado para ducharse es de al menos 72 horas, antes de las cuales no podrá ducharse y será lavado con una esponja húmeda. No obstante, este plazo de tiempo podría aumentar en el caso de que su herida esté tardando más tiempo de lo habitual en curarse. Bajo ningún concepto deberá mojar una herida abierta.

P30. ¿Tendrán que quitarme los puntos?

Hoy en día la mayoría de los cirujanos sólo usan suturas reabsorbibles debajo de la piel. Sin embargo, definitivamente tendrán que examinar sus puntos para detectar cualquier infección o la necesidad de volver a realizar la sutura aproximadamente 10 días tras la cirugía.

P31. ¿Cuál es el plazo promedio de recuperación?

Aunque el número de días y de semanas que tarde en curarse pueda variar entre los distintos pacientes, el plazo de recuperación más habitual es el siguiente:

→ Estancia hospitalaria – Entre 3 y 5 días
→ Ser capaz de realizar sus rutinas diarias sólo – Entre 7 y 10 días
→ Volver al colegio – Entre 4 y 6 semanas
→ Ser capaz de conducir – Entre 2 y 4 semanas
→ Restricciones a la hora de levantar peso – Aproximadamente 6 meses
→ Recuperación total – Entre 8 y 12 meses

P32. ¿Cuándo podré retomar una vida normal?

Pues bien, la totalidad del proceso de fusión dura un mínimo de 6 meses. Esto implica que su cuerpo deberá necesitar al menos ese período de tiempo para curarse y recuperarse. Deberá limitar sus actividades físicas y adaptar sus rutinas adecuadamente. Por ejemplo, su doctor podría restringir la cantidad de peso que puede levantar durante los primeros meses

P33. ¿Qué nivel de independencia tendré al llegar a casa?

Necesitará mucha ayuda justo después de volver de la cirugía. Tanto para desplazarse como para cocinar, levantar objetos e incluso para adoptar posiciones complicadas en su cama. Incluso aunque sea el tipo de persona que prefiere hacer todo por sí mismo, no podrá permitirse soportar tensión en su espalda tras la cirugía y por tanto necesitará la ayuda de al menos un miembro de su familia, un amigo o una enfermera profesional. Idealmente, los expertos sugieren tener ayuda durante al menos las primeras 3-4 semanas tras su cirugía.

Además, también es probable que se recupere y recupere su independencia mucho antes si es una persona joven, saludable, energética y especialmente si mantenía un estilo de vida activo antes de la cirugía.

P34. ¿Seré capaz de coger y levantar cosas fácilmente después de la cirugía?

Con ciertas restricciones y cuidados deberá poder levantar cosas del suelo con facilidad. No obstante, dado que ahora tendrá una columna vertebral recta, deberá aprender a levantar las cosas doblando sus rodillas e inclinándose.

P35. ¿Creceré en altura?

Sí, es muy probable que crezca en altura. Dado que se endereza su columna vertebral, es muy probable que gane al menos 1 o 2 cm de altura.

P36. ¿Tendré que realizar algún tipo de ejercicio para facilitar mi proceso de recuperación tras la cirugía?

En cuanto su cirujano lo considere oportuno, le derivará a un fisioterapeuta que le prescribirá una serie concreta de ejercicios que deberá realizar a diario para acelerar su proceso de recuperación. El tipo más común de ejercicios recomendados para la fase postquirúrgica incluye:

→ Ejercicios para fortalecer la espalda
→ Ejercicios para fortalecer su tronco
→ Un régimen de caminatas regulares
→ Ejercicios de respiración para fortalecer su función pulmonar

Su fisioterapeuta le prescribirá un conjunto específico de ejercicios teniendo en cuenta su edad y su estado de salud.

P37. ¿Desaparecerá totalmente la desigualdad entre mis hombros/pecho?

Ante todo, la cirugía reducirá las costillas protuberantes presentes debajo de sus pechos en el lado afectado por la escoliosis. Aunque sí se espera una mejora cosmética notable, es posible que aún exista cierto grado de desigualdad tras la cirugía.

P38. ¿Tendré que realizar cambios importantes en mi estilo de vida?

Sí, por supuesto. De hecho, la preparación para esta fase debería comenzar mucho antes de someterse a la cirugía. Para comenzar, deberá cambiar la manera en la que se encuentren colocadas sus pertenencias en su hogar. Deberá colocar todo a una altura accesible para que no tenga la necesidad de agacharse o de estirarse para alcanzar sus pertenencias. También podría tener que alterar el emplazamiento de los interruptores eléctricos y disponer de un interruptor que pueda alcanzar desde su cama. Deberá organizarse para cocinar, conducir y demás actividades rutinarias. En resumen, deberá analizar todos los aspectos de su rutina diaria y valorar en cuáles debería realizar preparaciones previas para sentirse más cómodo tras la intervención. Por ejemplo, es posible que se percate de que necesitará una silla con un respaldo y apoyabrazos apropiados para disponer de un apoyo completo tras la cirugía.

P39. ¿Tendré que cambiar mis colchones después de la cirugía?

No necesariamente. Todo lo que necesitará será un colchón firme que soporte su espalda de manera adecuada, especialmente durante las primeras 3-4 semanas tras la cirugía

P40. ¿Tendré que realizar cambios importantes en mi dieta tras la cirugía?

Sí, por supuesto. Deberá realizar algunos cambios importantes que incluimos a continuación:

→ Deberá tomar comidas pequeñas y frecuentes
→ Deberá consumir comidas ligeras, poco especiadas y bajas en calorías
→ Deberá abstenerse del alcohol y del tabaco
→ Deberá ingerir comidas específicas que ayudarán en su proceso de recuperación (refer to chapter 23)

P41. ¿Recurrirá la curva?

En la mayoría de los casos la fusión es permanente y las probabilidades de recurrencia de la curva son relativamente bajos, a menos que sea mayor y padezca alguna degeneración grave. No obstante, aún podría presentar una giba mínima o cierto grado de desigualdad en su apariencia física..

P42. ¿Será visible el instrumental insertado en mi espalda?

Es muy raro que ocurra esto. Las investigaciones demuestran que el instrumental quirúrgico insertado en su espalda es invisible a simple vista en la mayoría de los casos, a excepción de que sea extraordinariamente delgado o que esté muy en forma.

P43. ¿Provocará algún daño futuro en mi cuerpo el instrumental insertado?

Esto no suele ser el caso. Las varillas y los demás instrumentos empleados han sido científicamente diseñados para permanecer dentro del cuerpo humano y ofrecer un soporte adecuado. No obstante, en algunos casos las varillas podrían comenzar a provocar cierto grado de malestar y de dolor al cabo del tiempo, algo que suele ser tratado con analgésicos. Sin embargo, en los casos más graves se podría requerir una cirugía adicional para retirar dichas varillas y demás instrumental quirúrgico..

P44. ¿Será muy duradera la cicatriz? ¿Tendrá un mal aspecto?

Generalmente la zona de la incisión realizada para la cirugía de escoliosis está ubicada en lugares que suelen estar cubiertos por ropa. A menos que se someta a una gran cirugía cosmética correctiva, la cicatriz se quedará con usted de por vida. Si es el tipo de paciente al que le gusta experimentar, probablemente pueda realizarse algún tratamiento cosmético alrededor de su cicatriz. Sin embargo, asegúrese de pedirle consejo a su cirujano para que ningún tratamiento afecte negativamente a la salud de su cicatriz o de su herida.

P45. ¿Qué es el fenómeno de crankshaft?

El fenómeno de crankshaft consiste en una complicación asociada al empleo del procedimiento de Harrington y es más frecuente en niños jóvenes que presentan sistemas esqueléticos inmaduros. En este fenómeno la parte frontal de la columna vertebral fusionada seguirá creciendo tras haber realizado la fusión espinal. Dado que la parte fusionada no puede seguir creciendo, eventualmente comenzará a girarse hasta desarrollar una curvatura adicional..

P46. ¿Qué es el síndrome de la espalda plana?

Este síndrome también está asociado con el empleo del método de Harrington. En este trastorno, la columna lumbar del paciente pierde su curvatura natural dirigida hacia dentro (lordosis). Consecuentemente, tras cierto número de años el disco presente bajo el punto de fusión degenerará, provocando que sea difícil para el paciente mantenerse erguido y provocando mucho dolor.

P47. ¿Qué es la prueba de despertar intraoperatorio y por qué se lleva a cabo?

La prueba de despertar intraoperatorio de Stagnara es una de las varias pruebas intraoperatorias (realizadas durante la operación) que se realizan para detectar cualquier posible daño neural que podría producirse durante la cirugía

P48. ¿Cuánta medicación tendré que tomar tras la cirugía?

Esta es una preocupación bastante importante en el caso de pacientes que presentan alergias a ciertos medicamentos. Inmediatamente después de la cirugía le administrarán una fuerte dosis de analgesia controlada por el paciente (PCA), lo que implica que se podrá controlar la cantidad de medicamento administrada en función de su nivel de dolor. Además de esto, es muy probable que le administren medicamentos para el manejo del dolor y fármacos antibióticos durante un período bastante largo de tiempo tras la cirugía. Por lo tanto, es importante que hable con su médico sobre estos factores antes de la cirugía.

P49. ¿Me sentiré muy débil al volver a casa?

Esto dependerá de lo bien que cuide de sí mismo. Definitivamente se sentirá débil y vulnerable durante bastante tiempo tras la cirugía, sin embargo, si mantuvo un estilo de vida saludable y activo antes de la cirugía, es probable que recupere su fuerza con mayor rapidez..

P50. ¿En qué casos se requieren cirugías de revisión?

Una cirugía de revisión es un requisito poco frecuente y sólo será necesaria en el caso de que se den uno o más de los siguientes casos:

→ Una recurrencia significativa de la curva
→ Dolores o molestias graves causadas por las varillas/otros instrumentos quirúrgicos
→ En el caso de que se requiera una realineación de la columna vertebral
→ Si su cirujano empleó técnicas obsoletas tales como el empleo de la instrumentación de Harrington
→ Si sufrió algún accidente o trauma grave que afecte al proceso de fusión
→ En el caso de que se produzca un fallo de los elementos quirúrgicos o si desarrolla pseudoartrosis

Casos Reales de Escoliosis: Y el dolor continuó...

Los resultados de una cirugía de escoliosis varían mucho entre los distintos individuos y la experiencia de uno podría no ser igual a la del otro.

Claudia fue diagnosticada de una escoliosis de 25 grados cuando tenía once años. Le aplicaron inmediatamente un corsé con el fin de detener la progresión de su curva. Dado que aún estaba en edad de crecimiento, Claudia experimentó toda la incomodidad y la vergüenza que suele sentir un adolescente cuando tiene un aspecto distinto a los demás.

Desafortunadamente, a la edad de 12 años su curva había progresado hasta los 59 grados a pesar de haber empleado un corsé. A estas alturas se sometió a cirugía para fusionar el tercio superior de su columna a un injerto óseo procedente de su cadera. Claudia tuvo que someterse a otra cirugía a los 19 años para extirpar algunos de los tornillos y de los elementos quirúrgicos empleados dado que le provocaban mucho malestar.

No obstante, incluso tras intentar una serie de métodos para manejar el dolor de su espalda, Claudia reportó sufrir un dolor constante en su espalda así como una importante pérdida de eficiencia en su rutina diaria resultante de la cirugía de escoliosis

Palabras Finales

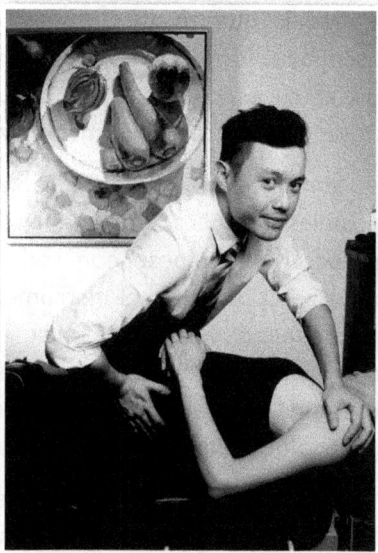

El mundo de la medicina a menudo puede resultar ser muy complejo. Un individuo no profesional podría encontrar la terminología técnica un poco ambigua y a menudo no podrá comprender dichos términos sin algún tipo de ayuda.

No obstante, en un mundo con millones de organismos vivientes es virtualmente imposible no enfermar de algo. No obstante, también resulta interesante observar que estar enfermo no tiene por qué significar lo mismo que tener una mala salud. Incluso los individuos más saludables están afligidos por trastornos y enfermedades potencialmente mortales. Todo lo que se requiere para contrarrestar el impacto de dichas enfermedades es un estilo de vida saludable, principalmente un sistema inmune fuerte y, sobre todo, una actitud positiva.

Estar sano es un estado que podemos mantener conscientemente durante un largo período de tiempo. Algunos de los dictámenes más importantes de dicho estado mental y corporal saludable incluyen mantener una dieta equilibrada, practicar ejercicio regular, estar libre de estrés, ser positivo y, sobre todo, tener un fuerte sistema inmune.

Cuando uno tiene un estado tan óptimo de salud física y mental, implica que está adecuadamente equipado para hacer frente a enfermedades y deformidades como la escoliosis. Tratándose básicamente de un trastorno de desalineación corporal, la escoliosis crea un desequilibrio en el estado original de su estructura espinal. Se requieren una serie de pasos, comenzando por el diagnóstico y el análisis y finalizando con el empleo de opciones de tratamiento probadas para recuperar el equilibrio natural de su cuerpo. Es a lo largo de este proceso de tratamiento que se deberá reeducar sobre la importancia de tomar decisiones con una buena perspectiva. "Su Plan para la Prevención y Tratamiento Natural de la Escoliosis" actuará como una válida guía a medida que intenta tratar su escoliosis de manera natural.

La medicina, la cirugía y la terapia serán sus compañeras esenciales a medida que se abre camino por el proceso de tratamiento de su escoliosis. No obstante, mientras que alguno de vosotros podrá lograr tratar su escoliosis siguiendo un enfoque conservador y no invasivo, otros con un trastorno más grave podrían tener que recurrir a la cirugía.

Simplemente recuerde hablar con su cirujano acerca de todas las posibles complicaciones asociadas a la cirugía para estar mentalmente preparado. Equípese con toda la información necesaria acerca de la cirugía, su proceso, el instrumental empleado y demás. Nunca se sabe, puede que decida junto con su médico que le conviene más vivir con una curva moderada que enfrentarse a los peligros asociados a la cirugía. Este suele ser el caso si ya se encuentra en el grupo de edad anciana o padece otra enfermedad debilitante.

Recuerde, su salud realmente yace en sus propias manos. Infórmese bien, hable con los expertos y asegúrese de hacer todo lo posible por tratar y manejar su curva. Aliméntese bien, practique ejercicio en la medida de lo posible y busque apoyo. En el caso de que finalmente opte por someterse a la cirugía, deberá realizar todas las modificaciones posibles en su hogar y en su lugar de trabajo así como reunir la suficiente ayuda. Elija algunos miembros de su familia o amigos que le podrán cuidar en el hospital y, lo que es más importante, cuando ya se encuentre en casa. Teniendo en cuenta que necesitará ayuda incluso para levantarse de una silla, deberá realizar diversos preparativos para el procedimiento.

Tras leer este libro agradecería que enviase cualquier recomendación o valoración que pueda tener al siguiente email: scoliosis.feedback@gmail.com. También le invito a que le eche un vistazo a la extensa información disponible en los siguientes libros:

- Su Plan para la Prevención y Tratamiento Natural de la Escoliosis
- Su Diario para el Tratamiento Natural de la Escoliosis
- Una Guía Esencial para la Escoliosis y un Embarazo Saludable

Mientras que el DVD de "Ejercicios para la Prevención y Corrección de la Escoliosis" resulta muy útil como una guía audiovisual, las siguientes aplicaciones son igual de valiosas para la generación tecnófila actual:

- ScolioTrack para iPhone y Android
- Escoliómetro para iPhone y Android
- Escoliómetro Pro para iPad

Podrá aprender más acerca de las mismas y mucho más en la siguiente página web: www.HIYH.info.

Me encantaría saber de usted, sus sugerencias hacen que mi trabajo valga la pena. El tiempo de actuar es ahora. Coja las riendas de su vida y progrese hacia una vida más sana.

Dr. Kevin Lau D.C.

References

1. Coventry MB. Anatomy of the intervertebral disk. Clin Orthop 67:9-15, 1969.

2. Jinkins JR: MRI of enhancing nerve roots in the unoperated lumbosacral spine. AJNR 14:193-202, 1993.

3. Langenskio¨ ld A, Michelsson JE. "Experimental progressive scoliosis in the rabbit," J Bone Joint Surg [Br] 1969;43:116–20.

4. Yamada K, Ikata I, Yamamoto H, et al. "Equilibrium function in scoliosis and active plaster jacket for the treatment.,"Tokushima J Exp Med 1969;16:1–7.

5. Yamada K, Yamamoto H, Nakagawa Y, et al. "Etiology of idiopathic scoliosis," Clin Orthop 1984;184:50–7.

6. Piggott, H.: "The natural history of scoliosis in myelodysplasia," J. Bone Jt Surg. 62: 54-58 (1980).

7. Kinetic Imbalance due to Suboccipital Strain Newborns. The Journal of Manual Medicine

8. Ikuyo Kou, Yohei Takahashi, Todd A Johnson, Atsushi Takahashi, Long Guo, Jin Dai, Xusheng Qiu, Swarkar Sharma, Aki Takimoto, Yoji Ogura, Hua Jiang, Huang Yan, Katsuki Kono, Noriaki Kawakami, Koki Uno, Manabu Ito, Shohei Minami, Haruhisa Yanagida, Hiroshi Taneichi, Naoya Hosono, Taichi Tsuji, Teppei Suzuki, Hideki Sudo, Toshiaki Kotani, Ikuho Yonezawa, Douglas Londono, Derek Gordon, John A. Herring, Kota Watanabe, Kazuhiro Chiba, Naoyuki Kamatani, Qing Jiang, Yuji Hiraki, Michiaki Kubo, Yoshiaki Toyama, Tatsuhiko Tsunoda, Carol A. Wise, Yong Qiu, Chisa Shukunami, Morio Matsumoto, and Shiro Ikegawa.

9. "Genetic variants in GPR126 are associated with adolescent idiopathic scoliosis"

10. Nature Genetics (2013)

11. Wynne–Davies R. "Familial (idiopathic) scoliosis. A family survey," J Bone Joint Surg [Br] 1968;50:24–30.

12. Cowell HR, Hall JN, MacEwen GD. "Genetic aspects of idiopathic scoliosis," Clin Orthop 1972;86:121–31.

13. Scoliosis & Epigenetics, Written by Dr. A. Joshua Woggon, Copyright 2012.

14. New York Times - http://health.nytimes.com/health/guides/disease/scoliosis/causes.html

15. Scoliosis as a Neurologic Condition: 4 Points on Two New Genes Making the Connection. Becker's Orthopedic, Spine and Pain Management Review. © Copyright ASC COMMUNICATIONS 2011.

16. Machida M, Dubousset J, Imamura Y, et al. "An experimental study in chickens for the pathogenesis of idiopathic scoliosis," Spine 1993;18:1609–15.

17. Scoliosis Associated With Typical Mayer-Rokitansky-Küster-Hauser Syndrome. Keri Fisher, PA-S, Richard H. Esham, MD, Ian Thorneycroft, PhD, MD, Departments of Physicians Assistant Studies, Medicine, and Obstetrics and GynecologyUniversity of South Alabama, Mobile. Posted: 02/01/2000; South Med J. 2000;93(2) © 2000 Lippincott Williams & Wilkins.

18. Arai S, Ohtsuka Y, Moriya H, et al. "Scoliosis associated with syringomyelia," Spine 1993; 18: 1591-2.

19. Emery E, Redondo A, Rey A. "Syringomyelia and Arnord Chiari in scoliosis initially classified as idiopathic: Experience with 25 patients," Eur Spine J 1997; 6: 158-62.

20. Harrenstein RJ. Die Skoliose bei, Sauglingen und ihre Behandlung. Z Orthop Chir 1 930;52:1.

21. Lloyd-Roberts GC, Pilcher MF. "Structural idiopathic scoliosis in infancy,". J Bone Joint Surg [Br] 1965;47-B:520-23.

22. Juvenile Idiopathic Scoliosis. Curve Patterns and Prognosis in One Hundred and Nine Patients. C. M. ROBINSON, B.MED.SCI., F.R.C.S.†; M. J. MCMASTER, M.D., F.R.C.S.†, EDINBURGH, SCOTLAND. The Journal of Bone & Joint Surgery.1996; 78:1140-8. Copyright © The Journal of Bone and Joint Surgery, Inc.

23. Cobb JR: Outline for the study of scoliosis. Instructional course lectures. American Academy of Orthopedic Surgeons 5:261–275, 1948

24. Pritchett JW, Bortel DT: "Degenerative symptomatic lumbar scoliosis," Spine 18:700–703, 1993

25. O'Brien MF, Newman, PO, "Nonsurgical Treatment of Idiopathic Scoliosis," Surgery of the Pediatric Spine, ed. Daniel H. Kim et al. (Thieme Medical Publishers, 2008), 580. books.google.com.

26. Good CR, "The Genetic Basis of Idiopathic Scoliosis," Journal of the Spinal Research Foundation, 2009:4:1:13-5, www.spinemd.com.

27. Pearsall, D.J., Reid, J.G., and D.M. Hedden. (1992). "Comparison of three noninvasive methods for measuring scoliosis," Physical Therapy 72(9):648-657.

28. Wong, H., Hui, J.H.P., Rajan, U., and H. Chia. (2005). "Idiopathic scoliosis in Singapore schoolchildren," SPINE 30(10):1188-1196.

29. Yawn, B.P., Yawn, R.A., Hodge, D., Kurland, M., Shaughnessy, W.J., Ilstrup, D., and S.J. Jacobsen. (1999). "A population-based study of school scoliosis screening," JAMA 282(15):1427-1432.

30. Screening for adolescent idiopathic scoliosis. Policy statement. US Preventive Services Task Force. JAMA. 1993;269:2664–6.

31. Yawn BP, Yawn RA, Hodge D, Kurland M, Shaughnessy WJ, Ilstrup D, et al. "A population based study of school scoliosis screening," JAMA. 1999;282:1427–32.

32. Karachalios T, Sofianos J, Roidis N, Sapkas G, Korres D, Nikolopoulos K. "Ten-year follow-up evaluation of a school screening program for scoliosis," Is the forward-bending test an accurate diagnostic criterion for the screening of scoliosis? Spine. 1999;24:2318–24.

33. Screening for adolescent idiopathic scoliosis. Policy statement. US Preventive Services Task Force. JAMA. 1993;269:2664–6.

34. Hagan, J.F., Shaw, J.S., and P.M. Duncan, eds. 2008. Bright Futures: Guidelines for Health

35. Bunnell, W.P. (2005). Selective screening for scoliosis. Clinical Orthopaedics and Related Research 434:40-45.

36. Negrini S, Minozzi S, Bettany-Saltikov J, et al. "Braces for idiopathic scoliosis in adolescents," Spine (Phila Pa 1976). 2010;35(13):1285-1293. 10.1097/BRS.0b013e3181dc48f4.

37. Karachalios, T., Sofianos, J., Roidis, N., Sapkas, G., Korres, D., and K. Nikolopoulos.

38. (1999). "Ten-year follow-up evaluation of a school screening program for scoliosis," SPINE 24(22):2318-2324.

39. Karachalios, T., Sofianos, J., Roidis, N., Sapkas, G., Korres, D., and K. Nikolopoulos. (1999). "Ten-year follow-up evaluation of a school screening program for scoliosis. SPINE 24(22):2318-2324.

40. An evaluation of the Adams forward bend test and the scoliometer in a scoliosis school screening setting. Grossman TW, Mazur JM, Cummings RJ. Department of Orthopaedics, Naval Hospital, Great Lakes, Illinois, USA. J Pediatr Orthop. 1995 Jul-Aug;15(4):535-8.

41. Amendt, L.E., Ause-Ellias, K.L., Eybers, J.L., Tadsworth, C.T., Nielsen, D.H., and S.L. Weinstein. (1990). "Validity and reliability testing of the scoliometer," Physical Therapy 70(2):108-117.

42. Spine: Affiliated Society Meeting Abstracts: 23–26 September 2009 - Volume 10 - Issue - p 204 Electronic Poster Abstracts. What Does a Scoliometer Really Measure?: E□Poster #73. Cahill, Patrick J. MD (Shriners' Hospital for Children); Ranade, Ashish MD; Samdani, Amer MD; Asghar, Jahangir MD; Antonacci, Darryl M. MD; Clements, David H. MD; MD; Betz, Randal R. MD. © 2009 Lippincott Williams & Wilkins, Inc.

43. Bunnell, W.P. (1984). "An objective criterion for scoliosis screening," J. Bone & Joint Surgery 66(9):1381-1387.

44. Reamy BV, Slakey JB. "Adolescent idiopathic scoliosis: review and current concepts," Am Fam Physician. 2001;64(1):111-116.

45. Lenssinck ML, Frijlink AC, Berger MY, Bierman-Zeinstra SM, Verkerk K, Verhagen AP. "Effect of bracing and other conservative interventions in the treatment of idiopathic scoliosis in adolescents: a systematic review of clinical trials," Phys Ther. 2005;85(12):1329-1339.

46. June 13, 2010: Interview with Dr. Alain Moreau, creator of Scoliosis blood test (http://www.scoliosis.org/forum/showthread.php?10705-Interview-with-Dr.-Alain-Moreau-creator-of-Scoliosis-blood-test)

47. Kane WJ. "Scoliosis prevalence: a call for a statement of terms," Clin Orthop. 1997;126:43–6.

48. Scoliosis Surgery, The Definitive Pateint's Reference. David K. Wolpen

49. Shea KG, Stevens PM, Nelson M, Smith JT, Masters KS, Yandow S. "A comparison of manual versus computer-assisted radiographic measurement: Intraobserver measurement variability for Cobb angles," Spine. 1998; 23:551-555.

50. Variability in Cobb angle measurements in children with congenital scoliosis, RT Loder; A Urquhart; H Steen; G Graziano; RN Hensinger; A Schlesinger;

MA Schork; and Y Shyr. 1995 British Editorial Society of Bone and Joint Surgery

51. Chen YL. Vertebral centroid measurement of lumbar lordosis compared with the Cobb technique. Spine, Sept. 1, 1999:24(17), pp1786-1790.

52. J Bone Joint Surg Am. 1984 Sep;66(7):1061-71.The prediction of curve progression in untreated idiopathic scoliosis during growth. Lonstein JE, Carlson JM.

53. Cobb, J.R.: Outlines for the study of scoliosis measurements from spinal roentgenograms. Physical Therapy, 59: 764–765, 1948.

54. Table Peterson, Nachemson JBJS 1995; 77A:823-7

55. Spine (Phila Pa 1976). 2009 Apr 1;34(7):697-700. Curve progression in idiopathic scoliosis: follow-up study to skeletal maturity.

56. The pathogenesis of adolescent idiopathic scoliosis. A systematic review of the literature Kouwenhoven JWM Castelein RM.

57. Bull Acad Natl Med. 1999;183(4):757-67; discussion 767-8. [Idiopathic scoliosis: evaluation of the results]

58. Several factors may predict scoliosis progression Wu H. Eur Spine J. doi:10.1007/s00586-010-1512-9.

59. Assessment of curve progression in idiopathic scoliosis. Soucacos PN, Zacharis K, Gelalis J, Soultanis K, Kalos N, Beris A, Xenakis T, Johnson EO. Source: Department of Orthopedic Surgery, University of Ioannina, School of Medicine, Greece. Eur Spine J. 1998;7(4):270-7.

60. Roach JW. Adolescent idiopathic scoliosis. Orthop Clin North Am. 1999;30:353–65.

61. Nykoliation JW, Cassidy JD, Arthur BE, et al: An Algorithm for the Managemment of Scoliosis. J. Manipulative Physiol Ther 9:1, 1986

62. Spine (Phila Pa 1976). 2006 Aug 1;31(17):1933-42. Progression risk of idiopathic juvenile scoliosis during pubertal growth.

63. Kesling KL, Reinker KA. Scoliosis in twins. A meta-analysis of the literature and report of six cases. Spine. 1997;22:2009–14.

64. Cho KJ, Suk SI, Park SR, Kim JH, Kim SS, Choi WK, et al. Complications in posterior fusion and instrumentation for degenerative lumbar scoliosis. Spine (Phila Pa 1976) 2007;32:2232–7.

65. Brooks HL, Azen SP, Gerberg E, Brooks R, Chan L. Scoliosis: a prospective epidemiological study. J Bone Joint Surg Am 1975;57:968–72.

66. Specific exercises in the treatment of scoliosis--differential indication. Weiss HR, Maier-Hennes A.Source: Asklepios Katharina Schroth Spinal Deformities Rehabilita.tion Centre, Korczakstr. 2, 55566 Bad Sobernheim, Germany. hr.weiss@asklepios.com

67. The postural stability control and gait pattern of idiopathic scoliosis adolescents. Po-Quang Chen, Jaw-Lin Wang, Yang-Hwei Tsuang, Tien-Li Liao,Pei-I Huang, Yi-Shiong Hang. Section of Spinal Surgery, Department of Orthopedic, National Taiwan University Hospital, Taipei, Taiwan, ROC.

68. Relations Between Standing Stability and Body Posture Parameters in Adolescent Idiopathic Scoliosis Nault, Marie-Lyne BSc,*†; Allard, Paul PhD, PEng,*†; Hinse, Sébastien MSc,*†; Le Blanc, Richard PhD,†; Caron, Olivier PhD,‡; Labelle, Hubert MD,§; Sadeghi, Heydar PhD*†.

69. "Influence of Different Types of Progressive Idiopathic Scoliosis on Static and Dynamic Postural Control," Gauchard, Gérome C. PhD*†; Lascombes, Pierre MD‡; Kuhnast, Michel MD§; Perrin, Philippe P. MD, PhD*†. Spine: 1 May 2001 - Volume 26 - Issue 9 - pp 1052-1058.

70. Weiss HR: "The effect of an exercise programme on VC and rib mobility in patients with IS," Spine 1991, 16:88-93.

71. Worthington V, Shambaugh P: "Nutrition as an environmental factor in the etiology of idiopathic scoliosis,"

72. J Manipulative Physiol Ther 1993, 16(3):169-73.

73. Heijmans BT, Tobi EW, Lumey LH, Slagboom PE: "The epigenome: archive of the prenatal environment," Epigenetics 2009, 4(8):526-31.

74. Correction of Spinal Curvatures by Transcutaneous Electrical Muscle Stimulation AXELGAARD, JENS MS, PhD; NORDWALL, ANDERS MD; BROWN, JOHN C. MD.

75. Surface Electrical Stimulation Versus Brace in Treatment of Idiopathic Scoliosis. DURHAM, JOHN W. MD; MOSKOWITZ, ALAN MD; WHITNEY, JOHN BS.

76. http://sciencestage.com/d/573038/transcutaneous-electrical-stimulation-tces-for-the-treatment-of-adolescent-idiopathic-scoliosis-prel.html

77. "Transcutaneous electrical muscle stimulation for the treatment of progressive spinal curvature deformities," 1984, Vol. 6, No. 1 , Pages 31-46. Rancho Los Amigos Rehabilitation Engineering Center, Rancho Los Amigos Hospital, University of Southern California.

78. Morningstar, Mark W. "Outcomes for adult scoliosis patients receiving chiropractic rehabilitation: a 24-month retrospective analysis," Journal of Chiropractic Medicine. January 2011; 10: 179-184.

79. Blount, W. P.; Moe, J. H.: The Milwaukee Brace. Baltimore, Williams & Wilkins, 1973.

80. Goldberg, C. J.; Moore, D. P.; Fogarty, E. E.; Dowling, F. E.: "Adolescent idiopathic scoliosis: the effect of brace treatment on the incidence of surgery," Spine, 26(1):42-47, 2001.

81. Braces for idiopathic scoliosis in adolescents Negrini S, Minozzi S, Bettany-Saltikov J, Zaina F, Chockalingam N, Grivas TB, Kotwicki T, Maruyama T, Romano M, Vasiliadis ES - See more at: http://summaries.cochrane.org/CD006850/braces-for-idiopathic-scoliosis-in-adolescents#sthash.8CQkzUrI.dpuf

82. Nachemson, A.; Peterson, L. E.; and members of the Brace Study Group of the Scoliosis Research Society: "Effectiveness of treatment with a brace in girls who have adolescent idiopathic scoliosis. A prospective, controlled study based on data from the Brace Study of the Scoliosis Research Society," J. Bone and Joint Surg., 77-A: 815-822, June 1995.

83. Effectiveness of the Charleston Night-time Bending Brace in the Treatment of Adolescent Idiopathic Scoliosis. Lee CS, Hwang CJ, Kim DJ, Kim JH, Kim YT, Lee MY, Yoon SJ, Lee DH. Scoliosis Center, Asan Medical Center, College of Medicine, University of Ulsan, Seoul, Korea.J Pediatr Orthop. 2012 Jun;32(4):368-72.

84. Rowe, D. E.; Bernstein, S.M.; Riddick, M. F.; Adler, F.; Emans, J. B.; Gardner-Bonneau, D.: "A meta-analysis of the efficacy of non-operative treatments for idiopathic scoliosis," JBJS, 79A-5:664-674, 1997.

85. The estimated cost of school scoliosis screening Spine 2000 Sep 15;25(18):2387-91 Yawn & Yawn. Department of Research, Olmsted Medical Center, Rochester, Minnesota 55904, USA. Spine (Phila Pa 1976). 2000 Sep 15;25(18):2387-91.

86. Patil CG, Santarelli J, Lad SP, et al. Inpatient complications, mortality, and discharge disposition after surgical correction of idiopathic scoliosis: a national perspective. Spine J. 2008 Mar 19 [Epub ahead of print]

87. Risks for Complications After Scoliosis Surgery Identified. Complications after scoliosis surgery more likely in nonambulatory patients, large pre-op curve. Spine. Publish date: Apr 1, 2011

88. The estimated cost of school scoliosis screening Spine 2000 Sep 15;25(18):2387-91 Yawn & Yawn. Department of Research, Olmsted

Medical Center, Rochester, Minnesota 55904, USA. Spine (Phila Pa 1976). 2000 Sep 15;25(18):2387-91.

89. http://www.europeanmedicaltourist.com/spine-surgery/scoliosis.html

90. Sharrock NE. Anesthesia. In: Callaghan JJ, Rosenberg AG, Rubash HE, eds. The Adult Hip Philadelphia: Lippincott - Raven Publishers, 1998.

91. [Anesthesia for scoliosis surgery: preoperative assessment and risk screening of patients undergoing surgery to correct spinal deformity]. Rev Esp Anestesiol Reanim. 2005 Jan;52(1):24-42; quiz 42-3, 47.

92. Engelhardt T, Webster NR. Pulmonary aspiration of gastric contents in anaesthesia. Br J Anaesth 1999; 83: 453–60

93. Genever EE. Suxamethonium☐induced cardiac arrest in unsuspected pseudohypertrophic muscular dystrophy. Br J Anaesth 1971; 43: 984–6

94. Kafer ER.Review article: Respiratory and cardio vascular functions in scoliosis and the principles of anesthetic management. Anesthesiology 1980; 52:339-351.

95. Peterson DO, Drummond DC, Todd MM. Effects of halothane, enflurane, isoflurane and nitrous oxide on somatosensory evoked potentials in humans. Anesthesiology 1986; 65: 35–40

96. Pelosi L, Stevenson M, Hobbs GJ, et al. Intraoperative motor evoked potentials to transcranial electrical stimulation during two anesthetic regimens. Clin Neurophysiol 2001; 112: 1076–87

97. Anterior approach to the thoracolumbar spine: technical considerations. Burrington JD, Brown C, Wayne ER, Odom J., Arch Surg. 1976 Apr;111(4):456-63.

98. Posterior vertebrectomy in kyphosis, scoliosis and kyphoscoliosis due to hemivertebra. Aydogan M, Ozturk C, Tezer M, Mirzanli C, Karatoprak O, Hamzaoglu A. Istanbul Spine Center, Florence Nightingale Hospital, Istanbul, Turkey. J Pediatr Orthop B. 2008 Jan;17(1):33-7.

99. Combined anterior and posterior instrumentation in severe and rigid idiopathic scoliosis, Viola Bullmann, Henry F. H. Halm, Tobias Schulte, Thomas Lerner, Thomas P. Weber, Ulf R. Liljenqvist. European Spine Journal April 2006, Volume 15, Issue 4, pp 440-448

100.Posterior only versus combined anterior and posterior approaches to lumbar scoliosis in adults: a radiographic analysis. Pateder DB, Kebaish KM, Cascio BM, Neubaeur P, Matusz DM, Kostuik JP. Department of Orthopaedic Surgery, Johns Hopkins Hospital, Johns Hopkins University School of Medicine, Baltimore, MD, USA.Spine[2007, 32(14):1551-1554]

101. Vendoscopic Anterior Surgery for Idiopathic Thoracic Scoliosis; Preliminary Report on Pre-operative CT Examination and Small Thoracotomy for Safe and Accurate Screw Insertion.Authors: KAMIMURA M (Shinshu Univ. School Of Medicine) KINOSHITA T (Shinshu Univ. School Of Medicine) ITOH H (Shinshu Univ. School Of Medicine) YUZAWA Y (Shinshu Univ. School Of Medicine) TAKAHASHI J (Shinshu Univ. School Of Medicine). Journal Title: Spinal Deformity. Journal Code: L0113A.

102. MECHANICAL COMPLICATIONS DURING ENDOSCOPIC SCOLIOSIS SURGERY. J.R. Crawford, M.T. Izatt, C.J. Adam,R.D. Labrom and G.N. Askin.

103. Thoracoplasty in thoracic adolescent idiopathic scoliosis. Thoracoplasty in thoracic adolescent idiopathic scoliosis.

104. Se-Il Suk, Jin-Hyok Kim, Sung-Soo Kim, Jeong-Joon Lee, Yong-Tak Han. Seoul Spine Institute, Inje University Sanggye Paik Hospital, Seoul, Korea.

105. U.S. Army Medical Department Center and School, Fort Sam Houston, Texas. Spine[1994, 19(14):1636-1642]. Geissele AE, Ogilvie JW, Cohen M, Bradford DS.

106. Surgical technique: modern Luqué trolley, a self-growing rod technique. Ouellet J. Division of Orthopaedic Surgery, McGill University Health Centre, Montreal Children Hospital, 2300 Tupper Street, Montreal, QC H3H 1P3, Canada. jean.ouellet@muhc.mcgill.ca. Clin Orthop Relat Res. 2011 May;469(5):1356-67.

107. Hardware complications in scoliosis surgery. Bagchi K, Mohaideen A, Thomson JD, Foley LC. Present address: 5302 Bishop's View Circle, Cherry Hill, NJ 08002, USA. Pediatr Radiol. 2002 Jul;32(7):465-75. Epub 2002 Apr 4.

108. Scoliosis surgery : correction not correlated with instrumentation, quality of life not correlated with correction or instrumentation. Rolf SOBOTTKE, Jan SIEWE, Jan HOKEMA, Ulf SCHLEGEL, Thomas ZWEIG, Peer EYSEL. The University of Cologne, Germany, and the University of Bern, Switzerland.

109. Segmental pedicle screw instrumentation in idiopathic thoracolumbar and lumbar scoliosis. Halm H, Niemeyer T, Link T, Liljenqvist U. Center for Spine Surgery and Scoliosis Center, Klinikum Neustadt, Germany. Eur Spine J. 2000 Jun;9(3):191-7.

110. Comparative analysis of pedicle screw versus hook instrumentation in posterior spinal fusion of adolescent idiopathic scoliosis. Kim YJ, Lenke LG, Cho SK, Bridwell KH, Sides B, Blanke K. Washington University School of

Medicine, Department of Orthopaedic Surgery and Shriners Hospitals for Children, St. Louis Unit, St. Louis, MO, USA. Spine (Phila Pa 1976). 2004 Sep 15;29(18):2040-8.

111. Pedicle screw instrumentation for adult idiopathic scoliosis: an improvement over hook/hybrid fixation. Rose PS, Lenke LG, Bridwell KH, Mulconrey DS, Cronen GA, Buchowski JM, Schwend RM, Sides BA. Spine (Phila Pa 1976). 2009 Apr 15;34(8):852-7; discussion 858. doi: 10.1097/BRS.0b013e31818e5962.

112. Pedicle screw instrumentation in adolescent idiopathic scoliosis (AIS), Se-Il Suk, Jin-Hyok Kim, Sung-Soo Kim, Dong-Ju Lim. European Spine Journal. January 2012, Volume 21, Issue 1, pp 13-22

113. Comparative analysis of pedicle screw versus hook instrumentation in posterior spinal fusion of adolescent idiopathic scoliosis. Kim YJ, Lenke LG, Cho SK, Bridwell KH, Sides B, Blanke K. Washington University School of Medicine, Department of Orthopaedic Surgery and Shriners Hospitals for Children, St. Louis Unit, St. Louis, MO, USA. Spine (Phila Pa 1976). 2004 Sep 15;29(18):2040-8.

114. Square-lashing technique in segmental spinal instrumentation: a biomechanical study. Eur Spine J. 2006 July; 15(7): 1153–1158.Published online 2006 February 10. doi: 10.1007/s00586-005-0010-y

115. Cobalt chromium sublaminar wires for spinal deformity surgery. Spine (Phila Pa 1976). 2006 Sep 1;31(19):2209-12. Cluck MW, Skaggs DL. University Hospitals of Cleveland Spine Institute, Cleveland, OH, USA.

116. Safety of sublaminar wires with Isola instrumentation for the treatment of idiopathic scoliosis. Girardi FP, Boachie-Adjei O, Rawlins BA. Scoliosis Service, Hospital for Special Surgery, New York, New York, USA.

117. Use of the Universal Clamp for deformity correction and as an adjunct to fusion: preliminary results in scoliosis. J Child Orthop. 2010 February; 4(1): 73–80. Published online 2009 November 28. doi: 10.1007/s11832-009-0221-6

118. Use of the Universal Clamp for deformity correction and as an adjunct to fusion: preliminary results in scoliosis. Jean-Luc Jouve, Jérôme Sales de Gauzy, Benjamin Blondel, Franck Launay, Franck Accadbled, Gérard Bollini. Journal of Children's Orthopaedics. February 2010, Volume 4, Issue 1, pp 73-80

119. Analysis of complications in scoliosis surgery. Xu RM, Sun SH, Ma WH, Liu GY, Gu YJ, Huang L, Ying JW, Jiang WY. Department of Orthopedics, the Sixth Hospital of Ningbog, Ningbo 315040, Zhejiang, China.

120. Scoliosis Research Society Morbidity and Mortality of Adult Scoliosis Surgery. Sansur, Charles A.; Smith, Justin S.; Coe, Jeff D.; Glassman, Steven D.; Berven, Sigurd H.; Polly, David W. Jr.; Perra, Joseph H.; Boachie-Adjei, Oheneba; Shaffrey, Christo.

121. Complications of scoliosis surgery in Prader-Willi syndrome. Accadbled F, Odent T, Moine A, Chau E, Glorion C, Diene G, de Gauzy JS. Spine (Phila Pa 1976). 2008 Feb 15;33(4):394-401. doi: 10.1097/BRS.0b013e318163fa24.

122. Results of surgical treatment of adults with idiopathic scoliosis. J Bone Joint Surg Am 1987 Jun;69(5):667-75

123. Sponseller PD, Cohen MS, Nachemson AL, Hall JE, Wohl ME.

124. Intraoperative blood loss during different stages of scoliosis surgery: A prospective study. Hitesh N Modi, Seung-Woo Suh*, Jae-Young Hong, Sang-Heon Song and Jae-Hyuk Yang

125. Complications and risk factors of primary adult scoliosis surgery: a multicenter study of 306 patients. Charosky S, Guigui P, Blamoutier A, Roussouly P, Chopin D; Study Group on Scoliosis. Spine (Phila Pa 1976). 2012 Apr 15;37(8):693-700. doi: 10.1097/BRS.0b013e31822ff5c1.

126. Complications of pedicle screw fixation in scoliosis surgery: a systematic review. Hicks JM, Singla A, Shen FH, Arlet V. Spine (Phila Pa 1976). 2010 May 15;35(11):E465-70. doi: 10.1097/BRS.0b013e3181d1021a.

127. Hardware complications in scoliosis surgery. Bagchi K, Mohaideen A, Thomson JD, Foley LC. Pediatr Radiol. 2002 Jul;32(7):465-75. Epub 2002 Apr 4.

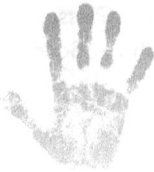

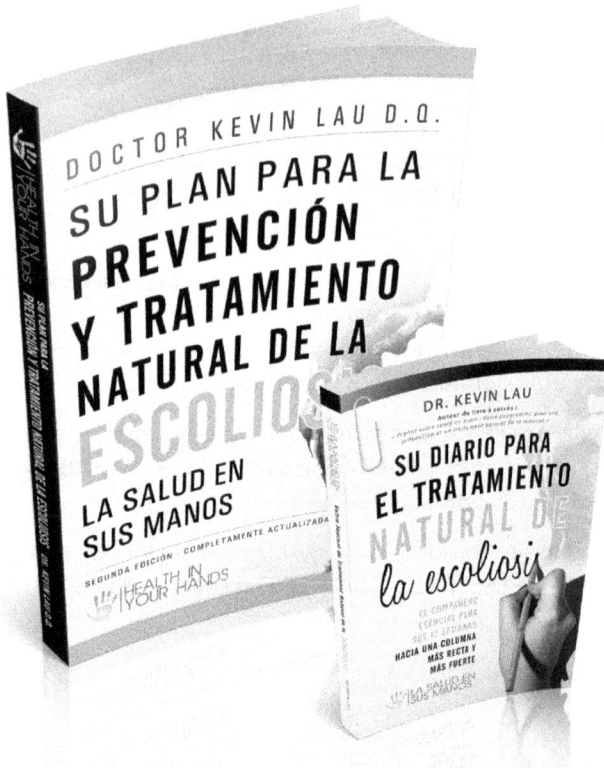

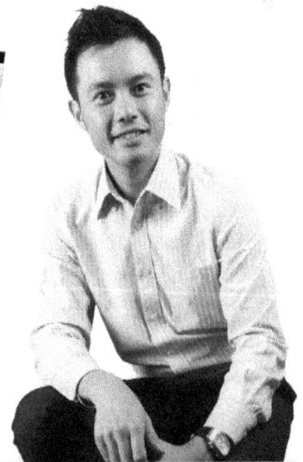

ScolioTrack

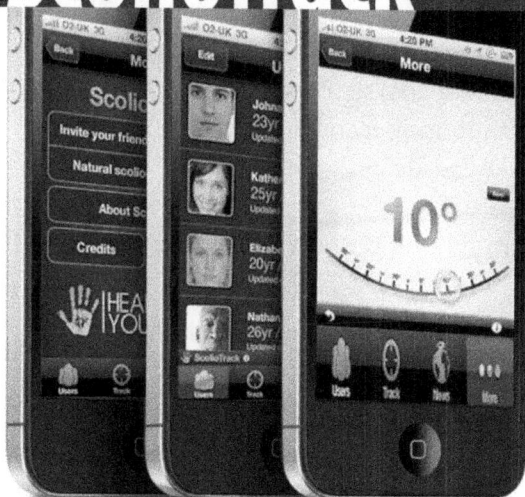

ScolioTrack es una forma segura e innovadora de hacer un seguimiento mes a mes del progreso de la escoliosis de una persona, usando el acelerómetro del iPhone de la misma manera que un medico usaría un escoliómetro. Un escoliómetro es un instrumento usado para calcular la desviacion de la columna vertebral de una persona. Puede ser usado como herramienta durante una exploración o para el seguimiento del progreso de la escoliosis, una deformidad donde la columna vertebral se curva de modo anormal.

Características del programa:

- Hace un seguimiento y guarda los datos del Ángulo de Rotación del Tronco (ATR) de una persona, una medida clave en la planificación del tratamiento de la escoliosis.

- La progresión de la escoliosis se traza en curvas sobre un gráfico, haciendo que los cambios de mes a mes de la escoliosis de una persona sean fáciles de ver.

- Puede ser usado por múltiples usuarios y guarda la información convenientemente en el iPhone, para consultas futuras

- Muestra las últimas noticias sobre la escoliosis, para que los usuarios estén siempre informados.

- Guías sencillas y fáciles de seguir , para que todo el mundo pueda seguirle la pista a su escoliosis cómodamente desde casa.

DVD de ejercicios

DVD de Ejercicios para la Escoliosis

¡Aprenda ejercicios adecuados para su escoliosis cómodamente desde casa!

DR. KEVIN LAU

EJERCICIOS PARA LA PREVENCIÓN Y CORRECCIÓN DE LA ESCOLIOSIS

INTERNATIONAL

Las ventajas de este DVD son:
- Ofrece una ampliación concisa de 60 minutos del libro del Dr. Lau por el mismo nombre,
- Salud en sus Manos: Su Plan para el Tratamiento y Prevención Natural de la Escoliosis.
- La sección de Equilibrio del Cuerpo en el DVD explora en detalle las técnicas de estiramiento correctas para que el enfermo con escoliosis alivie su rigidez.
- La sección de Construya su Núcleo se enfoca en el estiramiento de los músculos que dan estabilidad a su espina dorsal.
- Los ejercicios de alineamiento corporal mejorará la alineación total de su espina dorsal.
- Todos los ejercicios que aparecen en el DVD son adecuados para la rehabilitación pre y post quirúrgica de la escoliosis.

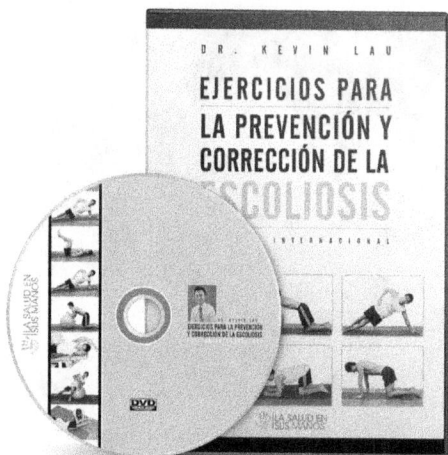

Mantengase conectada

Manténgase conectada con los últimos consejos de salud, noticias y actualizaciones del Dr. Lau mediante los siguientes sitios de medios sociales. Únase a la página de 'Health In Your Hands (Salud en sus manos)' en Facebook para tener la oportunidad de preguntarle al Dr. Kevin Lau sobre el libro y dudas generales en relación a la escoliosis, así como también sobre la aplicación Scolio Track para iPhone o el DVD de ejercicios:

facebook.   www.facebook.com/Escoliosis

You Tube   www.youtube.com/DrKevinLau

Blogger   www.DrKevinLau.blogspot.com

twitter   www.twitter.com/DrKevinLau

Linked in   http://sg.linkedin.com/in/DrKevinLau/es

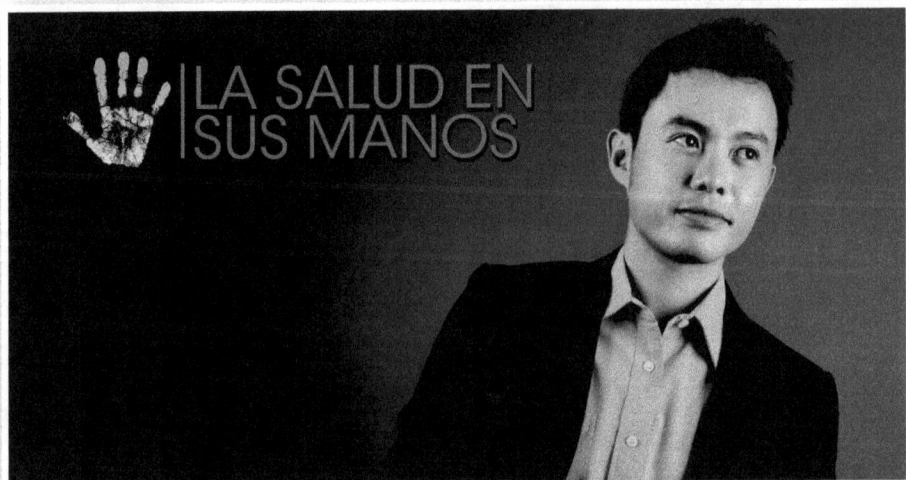

LA SALUD EN SUS MANOS

www.ingramcontent.com/pod-product-compliance
Lightning Source LLC
Chambersburg PA
CBHW060320200326
41519CB00011BA/1782